Renate Klöppel
Mentales Training für Musiker
Leichter lernen – sicherer auftreten

Renate Klöppel

Mentales Training für Musiker

Leichter lernen – sicherer auftreten

BOSSE VERLAG
MUSIK UND PÄDAGOGIK

5., revidierte Auflage 2010

Karikaturen: Bettina Stieber, Norbert Rinke
Fotos: Willi Wilson, Butzweiler, Renate Klöppel
Umschlaggestaltung: www.takeoff-ks.de, christowzik + scheuch, kassel
unter Verwendung eines Fotos von farbeffekte
ISBN 978-3-7649-2444-7

Inhalt

Vorwort

Mentales Training bedeutet *Üben im Geist* (abgeleitet von dem lateinischen Wort mens = Geist). Nicht nur für Sportler sondern auch für Musiker ist Mentales Training weit mehr als ein schlechter Ersatz, wenn körperliches Üben nicht möglich ist. Die geistige Arbeit ist ein Weg zum effektiven, konzentrierten Üben und Lernen von Bewegungen, denn Bewegungslernen durch die Kombination von geistiger und körperlicher Übung ist dem ausschließlichen körperlichen Training häufig überlegen. Dies weiß man u.a. aus Untersuchungen bei Leistungssportlern. Musiker machen sich diese Erkenntnis noch viel zu selten zunutze. Nun ist beim Musizieren nicht die richtige Ausführung einer Bewegung die wesentliche Zielvorstellung, sondern der daraus entstehende Klang. Mentales Training beim Üben auf dem Instrument, beim Dirigieren oder beim Singen ist denn auch viel mehr als nur das geistige Einüben von Bewegungen, weil die Klangvorstellung immer einbezogen werden soll. Eine differenzierte Klangvorstellung, das heißt ein genaues Bild von der angestrebten Wiedergabe einer Komposition, ist ein wesentlicher Schritt auf dem Weg zur Verwirklichung.

Mentales Üben ist kein Privileg einiger weniger Könner, die ihre vollständige Klang- und Bewegungsvorstellung unmittelbar Realität werden lassen können. Auch der weniger Fortgeschrittene profitiert vom geistigen Üben, sei es, dass die Bewegungen schneller und sicherer gelernt werden, sich die rhythmische Genauigkeit verbessert, das mehrstimmige Hören und Denken beziehungsweise das zusammenfassende Lesen der Noten geschult wird oder auf anderen Gebieten Verbesserungen auftreten. Das Buch wendet sich deswegen sowohl an engagierte Laien als auch an professionell Musizierende sowie an Unterrichtende und berücksichtigt das unterschiedliche Leistungsniveau.

Neben diesem direkten positiven Einfluss auf das Musizieren eröffnet das Mentale Training wirksame Möglichkeiten, Angst und Aufregung bei Vorspiel, Konzert oder Prüfung zu bewältigen sowie eine gute geistige und seelische Verfassung zu erlangen. Nicht das Verdrängen der Angst, sondern die sinnvolle und konstruktive Auseinandersetzung mit dieser und das Entwickeln von Strategien, um die Vorspielsituation gut und möglichst mit Freude und Kompetenz zu meistern, ist das Ziel des Mentalen Trainings. Hierzu gehört, Probleme schon im Vorfeld zu erkennen und soweit wie möglich zu lösen, einen großen Teil der Ängste vor dem Auftritt zu bewältigen und ungünstige Einstellungen zu erkennen und zu vermeiden.

Mentales Training ist kein Allheilmittel, auch die sonstigen Voraussetzungen für das Gelingen einer Aufführung müssen gegeben sein. Deswegen werden in diesem Buch neben der Anleitung zum Mentalen Training auch praktische Empfehlungen geben, zum Beispiel zum Umgang mit eingeschliffenen Fehlern oder zur Vorbereitung auf einen Auftritt. Eine Anleitung zu Entspannungsübungen und Abschnitte über Konzentration und Zielstrebigkeit runden das Thema ab.

Dieses Buch wäre nicht in der nun vorliegenden Form entstanden ohne Einfluss, Unterstützung und Mithilfe derer, denen ich hiermit danken möchte. An erster Stelle möchte ich die mittlerweile verstorbene Tatjana Orloff-Tschekorsky nennen. Ihre *Methode des Mentalen Trainings in der musikalischen Ausbildung* konnte ich anlässlich eines von ihr an der Hochschule für Musik in Trossingen gehaltenen Kurses mit einer unterrichtsbegleitenden wissenschaftlichen Studie näher kennenlernen. Ihrer Arbeitsweise, die hiermit erstmals in einem Buch beschrieben wird, ist ein eigenes Kapitel gewidmet. Mein Dank gilt auch den Teilnehmern dieses Kurses, die nicht nur engagiert mitgearbeitet haben, sondern auch mehrmals für Aufzeichnungen ihres Spiels zur Verfügung standen und mehrere, viele Seiten umfassende Fragebögen ausgefüllt haben. Ebenfalls danke ich Rainer Berger, Friedemann Breuninger und Hilkea Kuck, die ihre Erfahrungen mit dem Mentalen Training für mich schriftlich niedergelegt haben und Richard Grimm für die geduldige und sorgfältige Unterstützung bei der Beschaffung der Literatur. Bettina Stieber hat dankenswerter Weise wieder die Karikaturen gezeichnet. Die Karikatur auf Seite 152 stammt von Norbert Rinke.

Für die sorgfältige und kritische Durchsicht des Manuskriptes bzw. Teilen davon gilt mein Dank Martin Küssner, Reinhard Becker und Elke Lachenmaier, die mir viele gute Anregungen gegeben haben. Außer den hier namentlich genannten möchte ich den Kollegen und Studenten der Musikhochschule Trossingen und den anderen Musikern danken, die mit Anregungen und kritischen Anmerkungen ihren Teil zu diesem Buch beigetragen haben.

Mittlerweile liegt die 5. Auflage des 1996 erstmals erschienenen Buches vor. Ein paar kurze Ergänzungen wurden in dieser Auflage eingefügt, unter anderem zu der Frage, wie es gelingen kann, Klang und Bewegung beim mentalen Üben gleichzeitig vorzustellen. Die Empfehlungen zum Mentalen Training selbst haben sich weiterhin bewährt und konnten auch nach 14 Jahren unverändert beibehalten werden, lediglich bei den Formulierungen wurden einige Änderungen vorgenommen.

August 2010

Renate Klöppel

1. Was ist Mentales Training?

Wenn sich ein Musiker auf das Podium begibt um vor einem Publikum zu spielen, hat er zuvor zahllose Stunden geübt. Schon bei einem Schüler, der sieben Jahre Instrumentalunterricht nimmt und eine halbe Stunde pro Tag übt, summiert sich die Übezeit auf mehr als 1000 Stunden, und ein konzertierender Musiker hat ein Vielfaches dieses Pensums geleistet. Er hat in dieser Zeit nicht nur gelernt, auf seinem Instrument zu spielen, sondern er hat sich daneben noch mancherlei Kenntnisse und Fähigkeiten angeeignet: Er hat musiktheoretisches Wissen erworben, er hat sein Gehör verbessert, sein Rhythmusgefühl, seine Ausdrucksfähigkeit und seinen musikalischen Geschmack geschult, um nur einiges von dem aufzuzählen, was für gutes Musizieren nötig ist. Aber noch etwas ganz anderes hat er gelernt, nämlich seine individuelle Art, mit der Situation auf dem Podium umzugehen. Was dabei gelernt wurde, unterscheidet sich von Musiker zu Musiker erheblich. Der eine hat von Kindesbeinen an erfahren, dass es eine zwar anstrengende und aufregende aber befriedigende Tätigkeit ist, vor einem Publikum zu spielen und er nutzt gerne jede Möglichkeit, die sich bietet, sich dieser Herausforderung zu stellen. Ein anderer hat nach ein paar weniger glücklichen Versuchen gelernt, dass er sich sorgfältig vorbereiten muss und er dann den Auftritt gut meistern kann. Andere aber, und das sind nicht wenige, haben vor allem gelernt, Angst davor und dabei zu haben.

Musizieren bedeutet also, gelernt zu haben, meist als aktive körperliche Übung am Instrument, mal als Aneignen von Wissen und mal als Sammeln von Erfahrungen. All dies geschieht höchst unterschiedlich. Es soll Schüler geben, die, während sie brav ihre Fingerübungen absolvieren, nebenbei ein Buch lesen, und für viele, die täglich mehrere Stunden an ihrem Instrument verbringen, ist es normal, in Gedanken mit anderen Dingen als den gerade geübten Stücken beschäftigt zu sein, so dass ein vorgegebenes Pensum mehr oder weniger fehlerhaft abgespult wird.

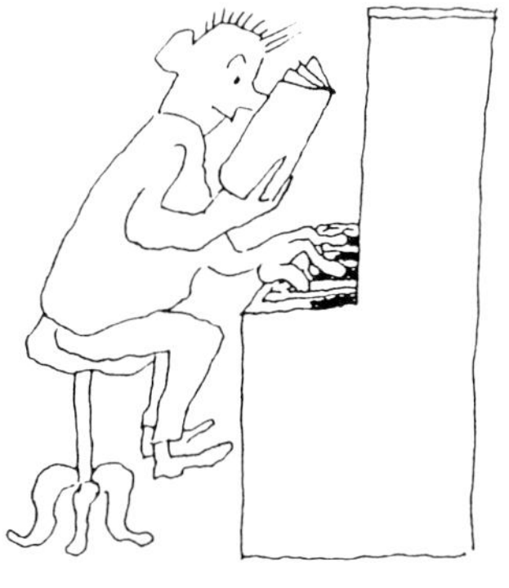

Daneben gibt es Musiker, die ein Musikstück auf verschiedene Weise üben. Transponieren der zu lernenden Passagen, Üben in unterschiedlichen Rhythmen sowie bewusstes Lenken der Aufmerksamkeit auf wechselnde Parameter sind Beispiele hierfür. Andere nutzen eine weitere Alternative: Das physische Üben kann für kurze oder längere Zeit unterbrochen werden, um den Notentext zu analysieren beziehungsweise die Musik oder die Bewegungen ganz genau innerlich vorzustellen, ehe das körperlich aktive Spiel fortgesetzt wird.

Auch wie Erfahrungen auf dem Podium gemacht, bewertet und verwertet werden, ist nicht bei allen Musikern gleich. Während der eine hilflos negativen Gefühlen ausgesetzt ist, entwickelt ein anderer sinnvolle Strategien, die Situation zu bewältigen. Hierzu gehört, negative Gefühle und Gedanken zu beherrschen und bewusste Kontrolle hierüber zu erlangen. Dieses Vorgehen ist vermutlich so alt, wie das Musizieren unter Leistungsdruck überhaupt. Heute wird man es, ebenso wie das Üben nur in der Vorstellung, als Mentales Training bezeichnen.

Im weitesten Sinne ist Mentales Training oder mentales Lernen eine Veränderung der Verhaltensmöglichkeiten, die, ohne dass eine Handlung tatsächlich ausgeführt wird, lediglich durch die verstandesmäßige Bearbeitung einer Aufgabe entsteht. Mit anderen Worten: Durch Mentales Training wird angestrebt, ein Verhalten zu lernen, ohne dass es körperlich geübt wird. Mit Verhalten sind dabei sowohl einfache oder komplizierte Bewegungen wie die Musizierbewegungen, als auch innere Einstellungen und komplexe Verhaltensweisen wie zum Beispiel der Auftritt bei einem Konzert gemeint.

Der Begriff Mentales Training ist keine Erfindung der letzten Jahrzehnte. Frühe wissenschaftliche Untersuchungen zum Mentalen Training, die sich vorwiegend auf das Bewegungslernen beziehen, stammen bereits aus den 30er Jahren des vergangenen Jahrhunderts und die Bezeichnung *mental practice* ist mehr als 60 Jahre alt. Heute wird das Mentale Training vor allem im Bereich des Leistungssports angewandt, wo es einerseits eingesetzt wird, um Bewegungen zu lernen, andererseits der psychischen Vorbereitung auf die Wettkampfsituation dient.

Mentales Training bei Musikern hat ebenfalls eine längere Tradition, ohne dass der Begriff *Mentales Training* bei denen, die so geübt haben, gebräuchlich gewesen wäre. Der Pianist Walter Gieseking schreibt in seiner Biographie:

> *Jedes komplizierte Werk lerne ich aber nicht am Instrument, sondern nur lesend. Ebenso repetiere ich länger nicht gespielte Werke, indem ich diese, mit dem Notenbuch in greifbarer Nähe, im Gedächtnis ablaufen lasse, wobei zur Erleichterung der Kontrolle die Finger, die jeweils zu spielen hätten, andeutungsweise bewegt werden können. Hierdurch werden die vom Kopf (von der musikalischen Vorstellung) ausgehenden Impulse sozusagen durchprobiert, um festzustellen, ob die Übertragung in die Finger einwandfrei funktioniert.*

Wenn diese Übertragung ohne Störung verläuft, ist kein Üben am Klavier mehr nötig. Dieses Lernen durch Lesen ist nicht nur die sicherste Art des Auswendiglernens, sondern auch eine praktische Verwendung der Zeit, die die Eisenbahnfahrten in Anspruch nehmen.[1]

Er ist nicht der einzige bedeutende Musiker, der sich dieser Methode bedient hat. Auch Arthur Rubinstein berichtet, er habe sich die *Variations symphoniques*, ein Werk für Klavier und Orchester von César Franck, während einer langen Busfahrt auf dem Weg nach Madrid anhand der Noten erarbeitet, die günstigsten Fingersätze zurechtgelegt und schwierige Passagen durchprobiert, um das Werk direkt nach seiner Ankunft aus dem Gedächtnis zu spielen[2]. Aber nicht nur Hochbegabte profitieren vom mentalen Üben, sondern auch viele andere Musiker haben die Erfahrung gemacht, dass das zeitweilige Üben nur im Kopf ihnen großen Gewinn bringt. So ist es auch für die meisten Dirigenten eine Selbstverständlichkeit, die Partitur ohne die Anwesenheit des Orchesters durchzugehen, sich die Musik möglichst genau vorzustellen und dabei in der Regel auch die eigenen Bewegungen zu denken und innerlich zu spüren, wodurch, gewollt oder ungewollt, sie auch eingeprägt werden.

Wissenschaftliche Untersuchungen zum Thema „Mentales Training für Musiker" gab es bereits vor mehr als 70 Jahren, die 1941 unter dem Begriff *mental overlearning* von Grace Rubin-Rabson veröffentlicht wurden. Sie stellte unter anderem fest, dass erwachsene Klavierschüler kurzfristig am Instrument geübte aber noch nicht vollständig beherrschte Stücke besser im Gedächtnis behielten, wenn sie sie mental geübt hatten.

Obwohl es auch in jüngster Zeit nicht an Berichten über die positiven Auswirkungen des Mentalen Trainings in der Instrumental- und Gesangsausbildung fehlt, hat es als empfohlene Übemethode an Musikschulen oder Hochschulen noch keine weite Verbreitung gefunden. Vielen Musikern ist die Methode zu fremd, zu abstrakt und durch übertriebene Versprechungen auf anderen Gebieten zu suspekt, um sich darauf einlassen zu können. Wenn Mentales Training heute in Kursen für Musiker angeboten wird, dann häufiger als Möglichkeit, Lampenfieber zu bewältigen, die Konzentration zu verbessern und die Vorspielsituation psychisch vorzubereiten als zum Erlernen der Musizierbewegungen.

[1] Walter Gieseking: *So wurde ich Pianist*, Wiesbaden[3] 1964, S. 94f.
[2] Arthur Rubinstein: *Mein glückliches Leben*, Frankfurt am Main 1980, S. 255f.

Mentales Training zum Bewegungslernen

Bewegungen werden normalerweise dadurch gelernt, dass sie immer wieder ausgeführt werden. Schon der Säugling in den ersten Lebensmonaten „übt" mit einer unendlichen Ausdauer, indem er einen beträchtlichen Teil der wachen Zeit damit verbringt, die selben Bewegungen immer und immer wieder auszuführen, bis es ihm schließlich gelingt, sich umzudrehen oder einen Gegenstand absichtlich zu berühren und festzuhalten. Die allermeisten unserer Bewegungen haben wir auf diese Weise mit mehr oder weniger Wiederholungen gelernt. Es gibt aber noch eine andere Art, Bewegungen zu lernen, als diese aktive, körperliche, nämlich die mentale, also nur in Gedanken vollzogene. Bewegungen können auf verschiedene Weise mental geübt werden:

- Durch Beobachten einer Bewegung: Der Tennisspieler sieht Roger Federer bei einem Match zu und kann dadurch möglicherweise Bewegungsabläufe bei sich selbst verbessern. Auch wenn der Instrumentalschüler die Bewegungen seines Lehrers beobachtet, um sie entsprechend auszuführen, ist das mentale Arbeit, die sich nicht nur über das Know-how, sondern auch direkt auf das Bewegungslernen auswirken kann.

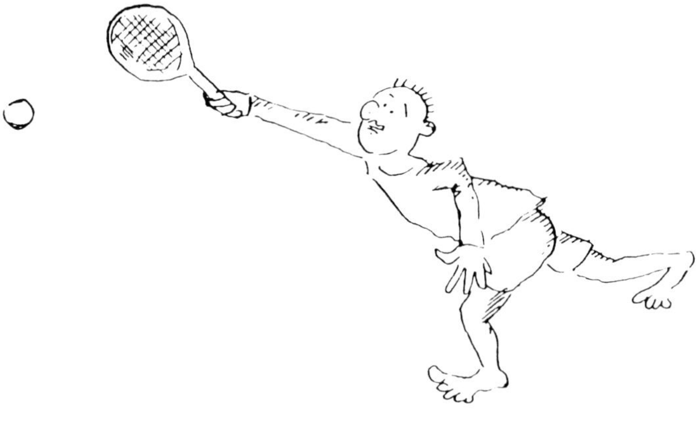

- Durch Vorstellen der räumlich-bildhaften Merkmale einer Bewegung: Der Pianist stellt sich beim Üben einen Sprung optisch anhand der räumlichen Verhältnisse der Tastatur vor, um seine Treffsicherheit zu verbessern.
- Durch Vorstellen der Bewegungsausführung: Der Musiker oder der Sportler stellt sich eine Bewegung nicht nur optisch vor, sondern er führt sie in Gedanken auch aus, wobei er sich die aus Vorerfahrungen bekannten Bewegungsempfindungen ins Bewusstsein rufen kann.
- Durch Verbalisieren, das heißt durch normalerweise inneres Aussprechen einzelner symbolisch verschlüsselter Bewegungsanteile: Wird das Spiel von

Akkordbrechungen bereits gut beherrscht oder kehrt die gleiche Bewegung immer wieder, können so die aufeinanderfolgenden Harmonien eingeprägt werden, zum Beispiel am Anfang der Etüde op. 25 Nr. 12 von Frédéric Chopin die Folge c-Moll, f-Moll mit Sexte, f-Moll, c-Moll und so weiter und, wenn noch der jeweilige Anfangston der rechten Hand eingeprägt wird, direkt ohne weiteren Blick in die Noten gespielt werden. Auch das analytische Durchdenken und verstandesmäßige Erarbeiten schwieriger Stellen oder ganzer Kompositionen sowie das Auswendiglernen anhand des Notenbildes kann in ähnlicher Weise helfen, die Bewegungen zu lernen.

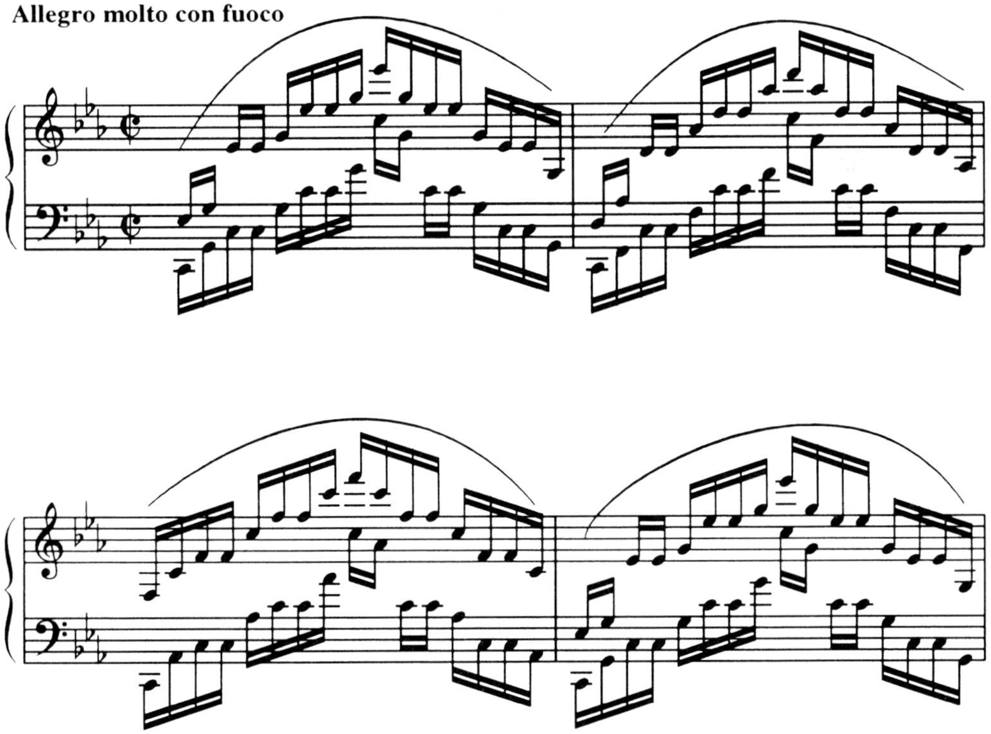

Frédéric Chopin, Etüde Opus 25 Nr. 12

- In der Musikausübung kommt, anders als im Sport, noch die Vorstellung des Klanges hinzu. Sie kann jedoch nur dann eine Auswirkung auf die Bewegungsausführung haben, wenn bereits gelernt wurde, durch welche Bewegungen ein bestimmter Klang hervorgerufen werden kann. Bei jemandem, der kein Instrument spielt, wird die genaue Vorstellung einer Melodie nicht dazu führen, dass sich die Fingerbewegungen, die diese Melodie hervorbringen würden, herausbilden oder verbessern. Ein Klavieranfänger, der noch nie die Bewegungserfahrung gemacht hat, wie eine Oberstimme hervorgehoben wird, muss erst einen Grundstock dieser Erfahrung haben, ehe die Klangvorstellung die Bewegung verbessern kann. Auch ein Vibrato auf dem Streichinstrument kann erst dann durch die Klangvorstellung verbessert werden, wenn die notwendige Bewegung bekannt ist. Wenn aber die Bewegungen grundsätzlich beherrscht werden, erleichtert und fördert die genaue musikalische Vorstellung die Bewegungsausführung ganz wesentlich.

Warum mentales Bewegungstraining?

Wenn ein Sportler den Sprung vom 10-Meter-Brett, die Skiabfahrt oder den Hochsprung mental übt oder der Rennfahrer die Strecke in der Vorstellung abfährt, haben sie offensichtliche Gründe, auf diese Übemethode zurückzugreifen. Ihre Sportarten sind zu anstrengend oder zu gefährlich, um sie beliebig häufig aktiv auszuüben. Sie würden sich durch häufiges Üben unnötig in Gefahr begeben oder ihre Leistung würde sich verschlechtern, wie die des Sprinters, der nur ein- oder höchstens zweimal hintereinander seinen Lauf physisch in Bestzeit absolvieren kann. Und der Musiker? Wenn er nicht unter Überlastungsschäden leidet, keine Nachbarn hat, die sich beschweren, wenn er übt, wann immer er möchte, und er sein Instrument bei sich haben kann, wenn er Zeit und Lust zum Üben hat, gibt es dann auch für ihn Gründe, mental zu üben? Ganz abgesehen davon, dass die eben aufgezählten günstigen Bedingungen für das aktive Üben wohl nur ausnahmsweise bestehen, gibt es zahlreiche Gründe, auf Mentales Training als Ergänzung zum motorischen Üben nicht zu verzichten:

- Um die Effektivität des Übens und die Konzentration zu verbessern und dadurch Zeit zu sparen
- um sorgfältiger und zielgerichteter zu üben
- um Bewegungen schneller zu lernen
- um die Koordination von unterschiedlichen Bewegungen zu verbessern
- um die Bewegungsabläufe von Anfang an richtig einzuüben, wenn ein neues Stück gelernt wird
- wenn einzelne Anteile der Bewegungen bewusst gemacht und (eventuell in Zeitlupe) isoliert geübt werden sollen
- wenn ein besseres Verständnis für die Bewegungsausführung angestrebt wird, ohne dass das aktive Spiel geistige Kapazität beansprucht
- wenn der Notentext und der formale Aufbau eines Stückes *verstanden* werden sollen, ohne dass durch die Bewegungsausführung und die begleitenden Klang- und Bewegungsempfindungen hiervon abgelenkt wird
- wenn die Bewegungen bereits automatisiert ablaufen, die bewusste Kontrolle aber wieder erlangt werden soll, zum Beispiel um eingeschliffene Fehler zu korrigieren oder die musikalische Gestaltung zu verändern

- um eine deutlichere und bewusstere Klangvorstellung zu bekommen und sich über die angestrebte Interpretation einer Komposition klar zu werden
- um zu überprüfen, ob ein auswendig gelerntes Stück auch vorstellungsmäßig sicher beherrscht wird, wenn nicht die beim aktiven Spiel großenteils automatisch ablaufenden Bewegungen mögliche Lücken überdecken
- um insgesamt sicherer zu werden
- um die Gelenke und Sehnen zu schonen
- um Wartezeiten sinnvoll zu nutzen
- um in Zeiten, in denen kein Instrument zur Verfügung steht, üben zu können oder durch Krankheit erzwungene Übepausen zu überbrücken
- um einen besseren Überblick und die Fähigkeit zu genauerem Mitdenken zu erreichen.

Einige dieser Effekte wurden von uns untersucht, als Tatjana Orloff-Tschekorsky, deren Methode des Mentalen Trainings ab Seite 98 dargestellt wird, einen Kurs mit zwölf Studierenden an der Musikhochschule Trossingen durchführte[3]. Die Ergebnisse wurden zum einen über Fragebögen erfasst, zum anderen wurde das Spiel über einen speziellen Flügel aufgezeichnet und elektronisch gespeichert. Das eindrucksvollste Ergebnis der Studie waren die Fortschritte bei seit längerer Zeit mit herkömmlichen Übemethoden nicht befriedigend gelösten Problemen. Die Abbildungen auf den folgenden Seiten stammen aus dieser Untersuchung.

Wie wirkt Mentales Training?

Die Wissenschaftler, die den Nutzen des Mentalen Trainings bei vielen verschiedenen Bewegungsaufgaben beobachten konnten, sind auch der Frage nachgegangen, wie dieses Bewegungslernen nur durch die Vorstellung zu erklären ist.

Die erste von verschiedenen Deutungen gilt vor allem für Aufgaben, die nicht nur den Körper, sondern auch den Verstand stark fordern (die Wissenschaftler nennen dies Bewegungsaufgaben mit einem hohen kognitiven Anteil). Man unterscheidet zwischen eher kognitiven Bewegungsaufgaben, für deren Ausführung ein hoher Anteil an Wissen oder Erkenntnis notwendig ist, und eher motorische Aufgaben. An einem Beispiel aus dem Sport wird deutlich, was gemeint ist: Das Durchlaufen eines Labyrinthes ist eine Aufgabe mit hohen kognitiven Anteilen, während das Balancieren auf einem Balken oder eine Kraftleistung vorwiegend

[3] Renate Klöppel: *Mentales Bewegungstraining für Pianisten*, in: *Musikphysiologie und Musikermedizin*, 3 (3 und 4)/1996, S. 71–81.

motorische Aufgaben sind. Beim Instrumentalspiel sind in der Regel viele kognitive Anteile vorhanden. Besonders ausgeprägt ist dies bei den Stellen, die man gemeinhin als kompliziert bezeichnet, eher motorisch sind einfache Triller oder Tonleiterbewegungen.

Bei Bewegungen, die viel Wissen erfordern, ist es verständlicherweise hilfreich, sich die Abläufe verstandesmäßig genau klarzumachen und mit Hilfe dieser Erkenntnis die Bewegungen zu steuern. Hierdurch kann leichter eine Verbesserung erreicht werden, als wenn ohne dieses Verständnis geübt wird. Demnach nützt das Mentale Training bei solchen Bewegungsfolgen auf jeden Fall dadurch, dass das für die Aufgabe bedeutsame Wissen und das Verständnis gezielt erworben werden kann. Es hat sich dementsprechend auch herausgestellt, dass Mentales Training bei Bewegungen, bei denen der kognitive Teil wichtig ist, besonders nützt und gerade hier die Kombination von geistiger und aktiver Übung der nur körperlichen häufig überlegen ist.

Wissen und Verstehen spielt beim Musizieren nach Noten, so wie es an unseren Musikschulen und Hochschulen üblicherweise gelernt und bei der texttreuen Wiedergabe von Kompositionen benötigt wird, eine große Rolle. Es entsteht bei der nur mentalen Beschäftigung mit dem Notentext ein klareres Bild, als wenn die Aufmerksamkeit durch die Bewegungsausführung, die Bewegungsempfindungen und den entstehenden Klang abgelenkt wird. Das aktive Spiel ist wie eine gleichzeitig zu bewältigende zusätzliche Aufgabe, die in der Regel die Kapazität vermindert, die für die geistige Arbeit zur Verfügung steht.

Beim folgenden Beispiel ist die Übertragung einer Erkenntnis und einer klaren Vorstellung auf die Bewegung wahrscheinlich wesentlich verantwortlich für die verbesserte Ausführung.

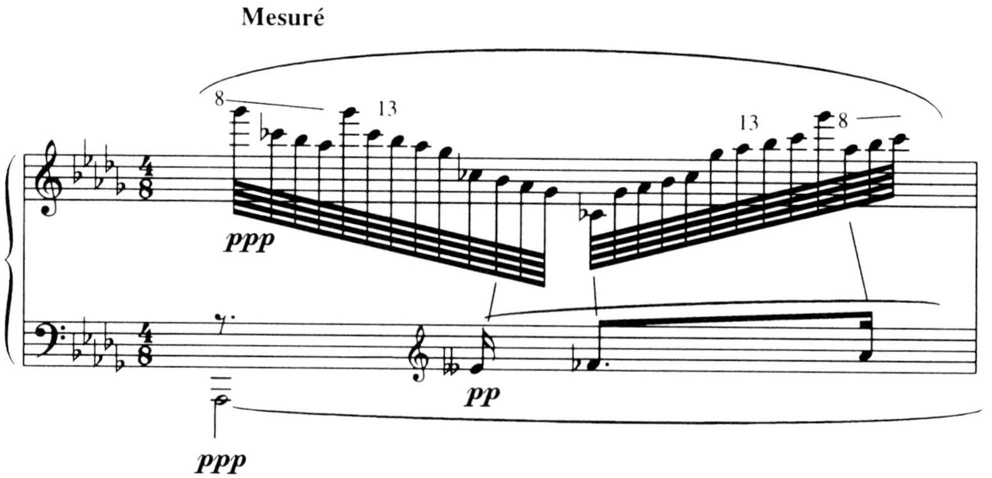

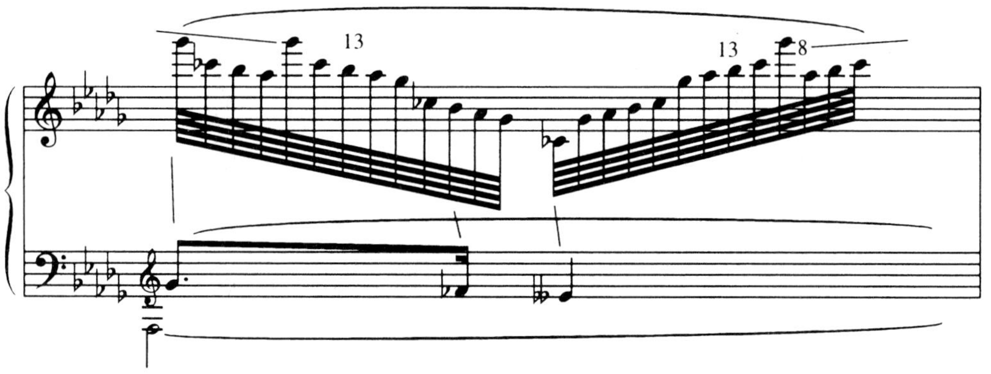

Claude Debussy, Reflets dans l'eau (Takt 25/26)

Die folgenden Abbildungen sind grafische Darstellungen von Aufzeichnungen, die während der erwähnten kursbegleitenden Studie mit Musikstudenten an einem MIDI-Flügel[4] durchgeführt wurden. Eine Studentin hatte das Stück „Reflets dans l'eau" von Claude Debussy geübt und sich vor dem Kurs an der abgebildeten Stelle (Takt 25/26) vergeblich darum bemüht, beide Hände präzise zusammen zu spielen, was gleichbedeutend ist mit rhythmischer Genauigkeit in der linken Hand bei Gleichmäßigkeit der rechten.

[4] Bei dem mit einer Abtastapparatur ausgestatteten *Steinway*-Flügel werden u.a. für jeden gespielten Ton Tonhöhe, Zeitpunkt von Anfang und Ende und die Dynamik erfasst und als *MIDI*-Daten („*Musical Instruments Digital Interface*) einem Computer zugeleitet, wo sie zur weiteren Auswertung zur Verfügung stehen.

So war das Ergebnis der Aufnahme vor dem Kurs:

Reflets dans l'eau, Takt 25/26, 1. Aufnahme

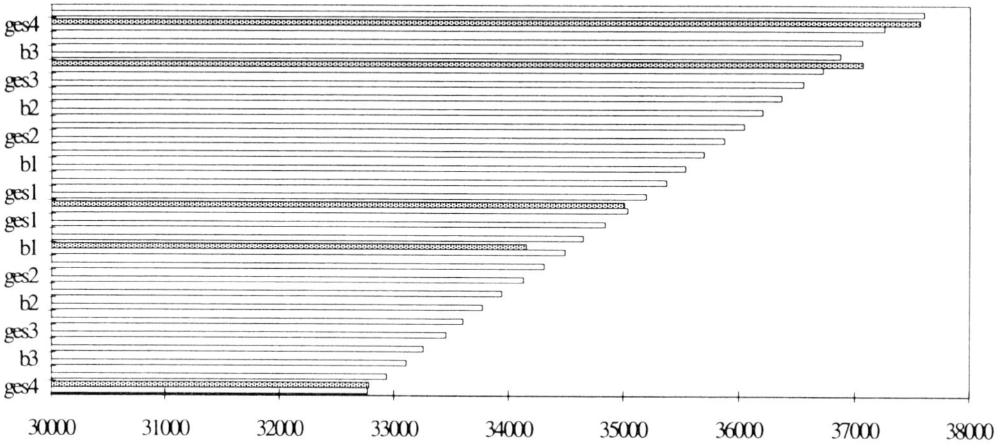

Millisekunden

Abbildung 1

Die waagerechte Achse ist die Zeitachse, das heißt, die Töne des Notenbeispiels beginnen links unten auf der Abbildung. Die 33 wiedergegebenen Töne erklingen also bei der ersten Aufnahme innerhalb von weniger als fünf Sekunden (etwa von der 33. bis 38. Sekunde der Aufnahme), bei der zweiten Aufnahme in etwas mehr als drei Sekunden. Helle Balken und die Notennamen auf der senkrechten Achse zeigen die Töne der rechten Hand (nur jeder 2. Notenname ist aufgeführt), dunkle Balken die der linken Hand. Die dunklen Balken sind an den Stellen zwischen den Tönen der rechten Hand eingefügt, wo die Studentin sie hatte spielen wollen. Vor dem Kurs (Abbildung 1) zeigen sich grobe Abweichungen von dem, was angestrebt wurde. Nur der erste Ton der linken Hand, das tiefe As und der dritte Ton, das fes1 auf dem zweiten Taktschwerpunkt werden zum gewollten Zeitpunkt gespielt. Die übrigen Töne erklingen zu früh oder zu spät. Dies ist nicht nur in der Computerdarstellung auffällig, sondern die angehende Pianistin fand auch das musikalische Ergebnis unbefriedigend.

Und so sieht die Aufzeichnung aus, nachdem die Stelle während des Kurses mit dem gleichen Zeitaufwand wie vorher in der Kombination von Mentalem Training und aktiven Üben erarbeitet wurde:

Reflets dans l'eau, Takt 25/26, 2. Aufnahme

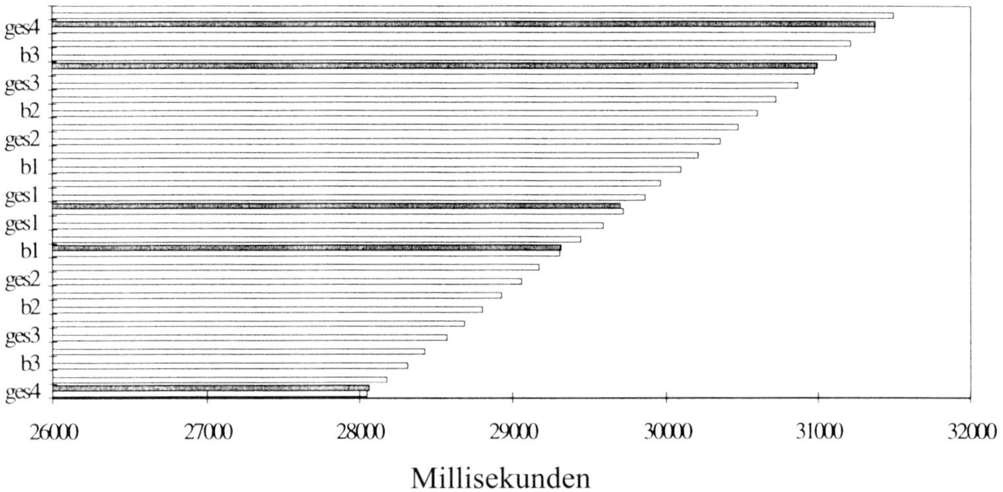

Abbildung 2

Das Tempo ist bei dieser zweiten Aufnahme noch dazu deutlich höher: Beim ersten Mal werden weniger als sechs Töne pro Sekunde von der rechten Hand gespielt, beim zweiten Mal mehr als acht. Beide Male wurde die Stelle im großen Zusammenhang aufgenommen.

Der Gewinn durch Mentales Training wird aber nicht nur mit dem besseren Verständnis für eine Aufgabe erklärt, sondern offenbar besteht auch ein unmittelbarer Einfluss auf das Bewegungslernen.

Schon seit mehr als 135 Jahren ist bekannt, dass sich die konzentrierte gedankliche Vorstellung von Bewegungen bis zu den Muskeln auswirkt. Damals (1873) stellte der englische Arzt W.B. Carpenter fest, dass durch intensives Vorstellen oder Beobachten von Bewegungen die Tendenz entsteht, diese auszuführen und dadurch die entsprechenden Muskelgruppen innerviert werden, ohne dass sichtbare Bewegungen auftreten müssen. Man nannte diesen Effekt nach seinem Entdecker „Carpenter-Effekt". Später wurde von dem bedeutenden amerikanischen Experimentalpsychologen William James erkannt, dass dies eine psychologische Gesetzmäßigkeit ist, die seither als „ideomotorisches Gesetz" bekannt ist. Erst 1926, also rund 50 Jahre nach seiner Entdeckung, konnte der Carpenter-Effekt schließlich mit exakten Messmethoden einwandfrei nachgewiesen werden.

Untersuchungen haben gezeigt, dass auch bei Musikern schwache elektrische Ströme in den für die Musizierbewegungen benötigten Muskeln ausgelöst werden, wenn sie in Gedanken die Bewegungen ausführen. Zum Beispiel bei Trompetern zeigten die für die Ventilbewegungen zuständigen Fingerbeugemuskeln des Unterarmes spezifische Aktivitätsmuster, wenn die Versuchspersonen Noten lasen oder Musikstücke hörten.[5]

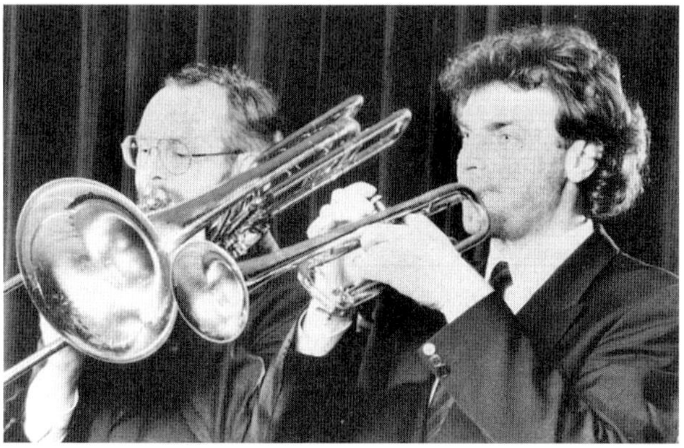

Beim erfahrenen Sänger bewegen sich beim stummen Rollenstudium die Stimmlippen im Kehlkopf ähnlich wie beim wirklichen Singen, allerdings auch mit charakteristischen Abweichungen vom stimmlichen Ablauf: Mit einer Fiberglasoptik aufgenommene Videofilme des Kehlkopfinneren zeigen, dass sich die unter den Stimmlippen gelegenen Taschenfalten beim stummen Singen wesentlich stärker an den Bewegungen beteiligen als beim hörbaren Gesang[6].

Es wurde verschiedentlich gefolgert, dass beim mentalen Bewegungslernen aus den Bewegungsempfindungen, die bei der Vorstellung entstehen, gelernt wird. Wie dies geschehen könnte, blieb dabei allerdings völlig unklar. Der Zusammenhang zwischen Carpenter-Effekt und mentalem Bewegungslernen besteht offenbar mehr darin, dass dieser Effekt eine messbare Folge derjenigen Prozesse im Gehirn ist, die auch für die Wirkung des Mentalen Trainings verantwortlich sind. Dieser Zusammenhang wird auch im Leistungssport genutzt: Es ist möglich, die elektrische Muskelaktivität zu messen, während ein Sportler seine Übungen geistig ausführt. Aus den aufgezeichneten Muskelaktivitäten lässt sich ablesen, ob es ihm gelungen ist, in der Vorstellung die richtigen Muskeln zu aktivieren.

Wie aber nun die Bewegungen mit dem Mentalen Training gelernt werden, ist damit noch nicht erklärt. Die zurzeit plausibelste Erklärung beruht auf der Erkenntnis, dass einer Bewegung mehrere vorbereitende Schritte im Nervensystem vorausgehen. Man spricht in diesem Zusammenhang von der Bereitstellung von Bewegungsprogrammen, die die notwendigen Kommandos für eine Bewegung

[5] E.I. Holdsworth: *Neuromuscular Activity and Covert Musical Psychomotoric Behaviour: An Electromyographic Study*. Unveröffentl. Manuskript der Music Educators National Conference, Omaha/USA 1975 (zit. nach R. Shuter-Dyson: *Psychologie musikalischen Verhaltens*, S. 212).
[6] Günther Habermann: *Stimme und Sprache*, Stuttgart [3]2001, S. 135.

enthalten. Diese entstehen für willkürliche Bewegungen unter anderem in bestimmten Teilen der Hirnrinde. Wie man aus Messungen der Hirnaktivität weiß, werden diese Gebiete auch dann aktiv, wenn Bewegungen nur vorgestellt werden, während das Hirngebiet, das als letzte Instanz für die Aussendung des Kommandos zu den Muskeln verantwortlich ist, sich nur geringfügig beteiligt, wenn die Bewegungen nicht tatsächlich ausgeführt werden[7]. Die Bewegungen werden durch die Vorstellung also „programmiert", das heißt, die Kommandos werden zusammengestellt („geübt"), wie bei tatsächlich ausgeführten Bewegungen, aber nicht oder nur stark abgeschwächt an die Muskulatur weitergegeben.

Mentales Üben erschließt im Vergleich zum nur motorischen Üben zusätzliche Wege, sich Noten, Musik oder Bewegungen einzuprägen und erlaubt Wahrnehmungen und Erkenntnisse, die beim körperlich aktiven Üben nicht zur Verfügung stehen. Auf diese Weise kann ein großer Teil der oft endlosen Wiederholungen durch die gedankliche Arbeit ersetzt werden. Auch neue Ideen zur musikalischen Gestaltung oder zur technischen Ausführung (wie Fingersätze für schwierige Passagen) stellen sich ein, wenn den Gedanken ohne Inanspruchnahme durch das Spiel freier Lauf gelassen werden kann. Durch all dies ist das Mentale Training mehr als nur ein schlechter Ersatz, wenn physische Übung nicht möglich ist.

Entspannt lernen mit Mentalem Training?

Anfang der 60er Jahre begannen sowjetische Pädagogen, die Auswirkungen von körperlicher und psychischer Entspannung sowie von Hypnose und Schlaf auf das Lernen zu untersuchen. Diese Versuche lernte der bulgarische Pädagoge Georgi Lozanov, der sich schon früher mit suggestiven Lernmethoden beschäftigt hatte, in der Sowjetunion kennen und entwickelte eine eigene Methode, die er 1971 in seinem Buch *Suggestologia* in Sofia veröffentlichte. Als 1978 in New York die Übersetzung ins Englische *(Suggestology and Outlines of Suggestopedy)* erschien, breitete sich seine Lehre rasch im Westen aus. Neben einer besonderen Lehrer-Schüler-Beziehung, einer ausgeklügelten Darbietung des Lernmaterials und anderen Besonderheiten ist die körperliche und geistige Entspannung des Lernenden ein Teil dieser Methode. Schon bald nachdem diese neue Art zu lernen den Westen erreicht hatte, wurde sie von verschiedenen Seiten aufgegriffen und verändert. Am bekanntesten wurde das Buch *Superlearning* von den Amerikanerinnen Nancy und Sheila Ostrander und Lynn Schroeder, das 1979 erschien und in viele Sprachen übersetzt wurde. Schon Lozanovs eigene Untersuchungen der Lernerfolge waren, vom wissenschaftlichen Standpunkt aus gesehen, methodisch

[7] Alvaro Pascual-Leone et al.: *Modulation of Muscle Responses Evoked by Transcranial Magnetic Stimulation during the Acquisition of Fine Motor Skills*, in: *Journal of Neurophysiology*, 74 (3/ 1995) S. 1037–1045.

fragwürdig. Die Versprechungen, die die drei Autorinnen an das Lernen im entspannten Zustand knüpften, waren jedoch teilweise so übertrieben, dass die Methode weiter an Seriosität einbüßte.

Auch heute noch werden Lernprogramme unter dem Begriff „Superlearning“ häufig mit übertriebenen Versprechungen angeboten. Insgesamt sind die glaubwürdigen Untersuchungen zum Thema Lernen in Entspannung spärlich und die verfügbaren beziehen sich auf spezielle Fragestellungen.

So wie Entspannung im Folgenden verstanden wird, bedeutet entspannt lernen konzentriert lernen, ohne dass die Gedanken abwandern. Auch die beim Üben hinderliche Angst vor Prüfungen oder Konzerten oder das Grübeln über berufliche oder private Probleme ist mit Entspannung nicht vereinbar. Zwar kann Angst anregen, durch verstärkte Übeaktivität einen drohenden Misserfolg zu verhindern, beim Lernen selbst wirken sich Angst und Aufregung jedoch spätestens dann nachteilig aus, wenn sie ein bestimmtes Maß überschreiten. Manch einer braucht die Angst, um überhaupt seine Leistungsreserven zu mobilisieren, bei anderen dagegen blockiert sie frühzeitig das Lernen.

Der zum Lernen günstige Zustand wird häufig mit dem von Lozanov verwendeten Begriff der wachen Ruhe umschrieben, ein Bewusstseinszustand, der sich von der ebenfalls entspannten aber lernungünstigen Dösigkeit oder trägen Ruhe unterscheidet und bei Lozanovs Methode durch das Hören von Musik beim Lernen unterstützt wird. Mit Entspannung ist hier nicht eine geistige und körperliche Schlaffheit gemeint, sondern was angestrebt wird, ist, die Gedanken zur Ruhe kommen zu lassen, äußere Störreize auszublenden und muskuläre Verkrampfungen abzubauen. Wache Ruhe ist ein Zustand, der als angenehm und angstfrei erlebt wird und die Konzentration, die normalerweise selbst als angenehm empfunden wird, auf eine bestimmte Aufgabe fördert.

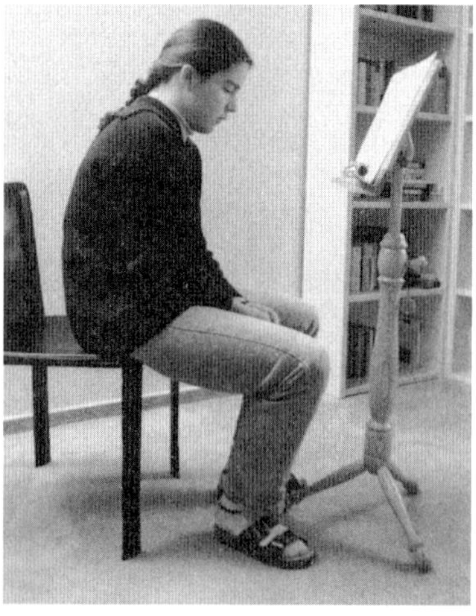

Oft werden beim entspannten Lernen subjektiv eine verbesserte Aufnahmefähigkeit empfunden und beim Mentalen Training nach vorausgegangener Entspannung die vorgestellten Inhalte deutlicher wahrgenommen. Viele Sportler kombinieren deswegen das Mentale Training mit Entspannungsübungen, um einen noch besseren Lerneffekt zu erreichen. Auch ein großer Teil der Musiker, die mental üben, indem sie sich die Bewegungen und die dabei entstehende Musik vorstellen, hat diese Erfahrung gemacht und hält das geistige Üben ohne Entspannung für weniger effektiv. Bewusst entspanntes Üben auf dem Instrument hilft auch, die bei schwierigen Stellen drohende muskuläre Überspannung und auch geistige Übererregung, die einer gezielten Konzentration hinderlich ist, zu vermeiden. Tritt diese ungünstige Überaktivität, bei der die Gedanken davonlaufen und die Muskelspannung zu sehr ansteigt, später auf, wenn das Stück gelernt ist und unter Stress gespielt wird, kann dieser „überspannte" Zustand im Vergleich zum normalerweise vorhandenen günstigeren Niveau sofort wahrgenommen werden. Häufig gelingt es dann durch die erlernte Fähigkeit zur Entspannung, die verstärkte Anspannung rasch wieder abzubauen.

Welche Methode angewendet wird, um eine körperliche und geistige Entspannung zu erreichen, ist zweitrangig. Die ersten Kursteilnehmer von Orloff-Tschekorsky hatten das Psychohygiene-Training nach Hannes Lindemann gelernt. Aber auch das von Johannes Heinrich Schultz entwickelte Autogene Training oder andere Methoden wie die Progressive Muskelentspannung sind geeignet. Am leichtesten können diese Entspannungsverfahren in entsprechenden Kursen an Volkshochschulen, bei Krankenkassen, Psychologen oder in privaten Instituten gelernt werden. Anleitungen für Entspannungsübungen finden Sie auch ab Seite 130.

Wenn man in einem entspannten Zustand lernen möchte, ist es nötig, diesen relativ schnell zu erreichen, weil sonst sehr viel Zeit beim Üben für die Vorbereitung in Anspruch genommen wird. Die Fähigkeit zur raschen Entspannung und zur Entspannung überhaupt sollte regelmäßig geübt werden, weil sie sonst nach einiger Zeit wieder verlorengeht. Auch wenn ein konzertierender Musiker den entspannten Zustand nicht zum leichteren Lernen anstrebt, sollte er eine Entspannungsmethode beherrschen, um Angst, Aufregung, Anspannung und möglicherweise Schlaflosigkeit besser zu bewältigen. Die Fähigkeit zur willentlichen Entspannung hat noch einen weiteren Vorteil: Besonders durch die Progressive Muskelentspannung nach Jacobson wird gelernt, die Muskelspannung sehr genau zu empfinden und regulieren zu können. Hierdurch können unnötige Muskelspannungen entdeckt und vermieden werden, was Überlastungsschäden vorbeugt oder vorhandene bessern kann. Viele Musiker spannen ohne es zu merken beim Spielen Muskeln an, die gar nicht benötigt werden: hochgezogene Schultern und verspannte Nackenmuskulatur verursachen Schmerzen, gleichzeitige Anspannung der gegensinnig wirkenden Muskeln an Händen und Armen behindern sowohl leichte als auch kraftvolle Bewegungen und zu starke muskuläre Anspannung stellt immer ein Risiko für Überlastung von Sehnen und Gelenken dar.[8] Bei einer Befragung von 1432 deutschen Orchestermusikern stellte sich denn auch heraus, dass diejenigen, die ihre Entspannung bewusst förderten, wesentlich weniger körperliche Beschwerden beim Musizieren hatten als die übrigen.[9]

Mentales Training zum Bewältigen von Ängsten

Mentales Training hat sich nicht nur beim Lernen komplizierter Bewegungsfolgen bewährt, sondern es ist ebenfalls hilfreich, wenn komplexe Verhaltensweisen und innere Einstellungen neu erworben oder alte verändert werden sollen. Dies kann häufig nicht ausreichend in der konkreten Situation erfolgen, sondern die gedankliche Vorwegnahme und das Nachvollziehen von gemachten Erfahrungen ermöglichen zusätzliche Erkenntnisse. Außerdem hat mentales Üben den Vorteil, dass es auch ohne Konfrontation mit der Realität beliebig häufig durchgeführt werden kann. Es ist dadurch besonders geeignet, Vorspielsituationen psychisch vorzubereiten, Ängste zu vermindern und Bewältigungsstrategien zu entwickeln.

Viele Menschen schränken aus Angst Tätigkeiten ein, die ihnen eigentlich Freude machen und bei denen sie ihre Persönlichkeit und ihre Fähigkeiten entfalten könnten. Dies ist sicher sinnvoll, wenn reale Gefahren drohen: Eine gefährliche Bergtour bei drohendem Wettersturz aus Angst vor einem Unfall zu unterlassen, ist eine möglicherweise sogar lebensrettende Konsequenz, das Musizieren vor Publikum aus Angst vor Fehlern einzustellen dagegen eine meist unnötige Beeinträchtigung der Selbstentfaltung.

Mentale Übungen haben sich in der Psychotherapie der Angst seit geraumer Zeit bewährt. In diesem Bereich wird der Begriff „Mentales Training“ zwar nur selten benutzt, aber das „kognitive Bewältigungstraining“, die „systematische Desensibilisierung“ und die „(Selbst-)hypnose“ (um nur einige der unterschiedlichen Therapieformen zu nennen), gleichen teilweise manchen der im Kapitel über Angstbewältigung dargestellten mentalen Übungen.

Beim kognitiven Bewältigungstraining wird mit Unterstützung eines Therapeuten gelernt, ungünstige Selbstgespräche zu erkennen, bei denen eine innere Stimme mit negativen Sätzen wie: *„Ich bin ein Versager, ich bin der Situation nicht gewachsen* „oder *„Ich werde mich fürchterlich blamieren*“ die Selbstsicherheit untergräbt. Diese Negativismen werden durch positive Selbstinstruktionen

[8] Siehe auch Renate Klöppel: *Das Gesundheitsbuch für Musiker. Anatomie, berufsspezifische Erkrankungen, Prävention und Therapie*, Kassel [3]2008.
[9] Jochen Blum (Hg.): *Medizinische Probleme bei Musikern*, Stuttgart/New York 1995, S. 40.

ersetzt, die sich schließlich in konkreten Situationen bewähren müssen. Abgesehen davon, dass beim selbstständigen Mentalen Training kein Therapeut die positive Entwicklung induziert und überwacht, ist dieses Vorgehen nicht viel anders als bei den ab Seite 118 dargestellten Selbstverbalisationen.

Eine andere in der Psychotherapie vielfach bewährte Methode zur Angstbewältigung ist die systematische Desensibilisierung. Hierbei lernt der Furchtsame zunächst, sich in einen Zustand wohliger Entspannung zu versetzen (meist mit der auf Seite 130 beschriebenen Progressiven Muskelentspannung). In diesem angenehmen entspannten Zustand werden unter Anleitung durch einen Therapeuten zunächst relativ wenig ängstigende, später zunehmend stark angstbesetzte Situationen konkret und möglichst plastisch vorgestellt, bis es gelingt, den vorgestellten Schreckensbildern innerlich ruhig zu begegnen. Die Erfahrung zeigt, dass es im Allgemeinen wenig Schwierigkeiten bereitet, die gelassenere Einstellung auf die konkreten Lebenssituationen zu übertragen. Das wirksame Prinzip ist dabei das schrittweise Annähern an die beängstigende Situation in einem entspannten Zustand. Ein ähnliches Vorgehen wird ab Seite 166 beschrieben.

Auch in der musikpädagogischen Literatur sind entsprechende Empfehlungen gegeben worden. Der Dresdner Klavierpädagoge Günter Philipp[10] stellte eine Desensibilisierungsreihe für einen Pianisten auf, der sich vor öffentlichem Solospiel mit Orchester und Rundfunkübertragung fürchtete. Auch hier soll anfangs die Vorstellung der angstauslösenden Situation die realen Gegebenheiten ersetzen, die erst allmählich eingeführt werden: Aufsuchen des leeren Konzertraumes, Blick von der Bühne in den Zuschauerraum, Spiel auf dem Flügel. Ebenso wie bei dem oben beschriebenen therapeutischen Verfahren ist auch hier das schrittweise Vorgehen wichtig, das auf jeder höheren Belastungsstufe einen weitgehend angstfreien und entspannten Zustand erreichen lässt. Wesentliches Ziel einer solcher Übung muss es sein, Erfahrungen zu ermöglichen, die zu positiven Einschätzungen von ängstigenden Situationen, zu Bewältigungsmöglichkeiten und dadurch zum Vermeiden oder zum Abbau von übersteigerten negativen Emotionen führen. Das schrittweise Vorgehen sieht dann folgendermaßen aus, wobei sich eine Reihenfolge ergibt, die zum Teil in ähnlicher Weise bei vielen Musikern im Laufe ihrer Karriere von selbst auftritt:

- Spiel im Unterrichtszimmer allein
- Vorspiel im Unterrichtszimmer vor dem Lehrer
- Vorspiel im Unterrichtszimmer im Beisein anderer Schüler
- Vorspiel im Unterrichtszimmer im Beisein eines anderen Lehrers
- Vorspiel im Unterrichtszimmer mit Aufnahmegerät

[10] Günter Philipp: *Klavier, Klavierspiel, Improvisation*, Leipzig 1984 S. 208f.

- Spiel allein im Konzertsaal
- Vorspiel im Konzertsaal vor dem Lehrer
- Vorspiel im Konzertsaal vor Mitschülern
- Spiel eines anderen Pianisten mit Orchester
- Besprechung mit Dirigenten/Spiel mit Dirigenten am zweiten Klavier
- Spiel mit Orchester ohne Zuhörer
- Spiel mit Orchester vor einem übelwollenden Kritiker
- Spiel mit Orchester vor Publikum
- Spiel mit Orchester mit Funk und Publikum.

Sind Versagensängste schon stark verfestigt oder liegen längerfristig bestehende Beeinträchtigungen der Persönlichkeit den Ängsten zugrunde, wird Selbsthilfe wahrscheinlich nicht mehr ausreichen, sondern wesentliche Besserungen können nur mit Unterstützung eines ausgebildeten Psychotherapeuten erreicht werden.

Auch Entspannungsübungen selbst, zum Beispiel die Progressive Muskelentspannung von Edmund Jacobson, können ohne das schrittweise vorstellungsmäßige oder reale Annähern an eine beängstigende Situation Ängste vermindern. Jacobson, der als Physiologe an der Harvard University arbeitete, stellte fest, dass bei Angst die Muskeln mit größter Wahrscheinlichkeit eine verstärkte Anspannung aufweisen. Weiterhin beobachtete er, dass ein Mensch lernen kann, eine minimale Zunahme und ebenfalls eine minimale Abnahme der Muskelspannung zu bemerken. Hat er diese genaue Wahrnehmung erworben, ist er auch in der Lage zu lernen, seine Muskelspannung vorsätzlich zu steuern. Nun folgt eine weitere Beobachtung, die die Progressive Muskelentspannung zu einer Methode macht, mit deren Hilfe Angst bewältigt werden kann: Gelingt es, die Muskelspannung zu verringern, nimmt in der Regel damit auch die Nervosität ab. Eine Anleitung zu dieser Entspannungsmethode folgt auf Seite 130.

Manche Formen des Mentalen Trainings haben Beziehung zur (Selbst)hypnose. Bei der Hypnose wird durch verschiedene Techniken versucht, einen veränderten Bewusstseinszustand, die sogenannte Trance zu erreichen. Dies geschieht üblicherweise durch verbale Suggestion oder durch Fixieren eines Gegenstandes. Die Trance, ein besonderer Ruhezustand mit tiefer Entspannung, ist unter anderem gekennzeichnet durch eine verstärkte Empfänglichkeit für Suggestion, die genutzt werden kann, Gedanken fester zu verankern, als es im normalen Wachsein der Fall ist. Dieser Zustand kann auch ohne Anwesenheit eines Hypnotiseurs erreicht werden, wenn die Fähigkeit zur Selbsthypnose erlernt worden ist. Das autogene Training, das vom Berliner Nervenarzt Johannes Heinrich Schultz entwickelt wurde, ist eine Form der Selbsthypnose, die nicht nur der Entspannung und dem Erreichen körperlicher Veränderungen dient, sondern von Fortgeschrittenen auch mit „formelhaften Vorsatzbildungen“ kombiniert werden kann. Hierdurch sollen die unterschiedlichsten Probleme beeinflusst werden, Schlafstörungen zum Beispiel durch Formeln wie *Schlaf gleichgültig, Ruhe wichtig, durch Gelassenheit und Abstand* oder Prüfungsangst durch den Satz *Ich schaffe es mit Mut, Abstand und Gelassenheit.*

Hypnose hat in der Öffentlichkeit einen zweifelhafteren Ruf, als sie verdient. Dabei ist sie ist eine der ältesten Formen der Behandlung seelischer Störungen, und ihre Wirksamkeit ist durch neue wissenschaftliche Untersuchungen nachgewiesen worden.[11] Der Erfolg hängt unter anderem von der Tiefe des Trancezustandes ab und vom Vertrauen, das dieser Methode geschenkt wird. Der Trancezustand der (Selbst)hypnose ist auch ein Bindeglied zu manchen Formen des Superlearnings, bei dem die Entspannung nicht nur als günstiger geistiger Zustand zum Aneignen von Wissen gesehen wird sondern auch der Suggestion von neuen Einstellungen und Verhaltensweisen dienen soll.

Mentales Training zur psychischen Vorbereitung eines Konzertes oder einer Prüfung kann auch Beziehungen zur Technik des positiven Denkens haben, wenn es die positiven Aspekte einer Herausforderung und der eigenen Leistungsfähigkeit sowie die bestmögliche Vorbereitung in den Brennpunkt der Aufmerksamkeit rückt, anstatt, wie es viele Menschen tun, vor allem die Schwächen ins Bewusstsein zu rufen. Die positive Einschätzung der eigenen Kompetenz, ein Gefühl der Sicherheit und gutes Selbstvertrauen sind nötig, Angst vor Versagen zu überwinden. Eine solche Einstellung zur eigenen Leistung und ein positives Selbstkonzept sind ebenso wichtige Voraussetzungen, gute Leistungen zu erbringen, wie regelmäßiges Üben.

Die Fähigkeit, Aufregung auf ein gewisses Maß zu begrenzen, ist Voraussetzung sowohl für die gute Ausführung der komplizierten Musizierbewegungen als auch für die musikalische Gestaltung und für das Zusammenspiel mit anderen Musikern. Diese Kontrolle der Erregung ist vor allem eine mentale Leistung. Sie gelingt meist nicht durch Unterdrückung und Verdrängung der Ängste, sondern braucht auch die Auseinandersetzung mit ihnen, damit sinnvolle Strategien entwickelt werden können, beängstigende Situationen besser zu meistern.

Das Spiel vor Publikum erfordert noch mehr als das Beherrschen des Instrumentes und die Kontrolle von Angst und Aufregung. Eine weitere wesentliche Voraussetzung ist Konzentrationsfähigkeit, auf die an anderer Stelle noch eingegangen wird (ab Seite 143).

Nur wenige derer, die als Kind wohlwollenden Zuhörern ihre Fortschritte demonstriert haben, kommen so weit, dass sie als Erwachsene vor ein kritisches Publikum treten können, an Wettbewerben teilnehmen oder ein Niveau errei-

[11] Klaus Grawe, Ruth Donati, Friederike Bernauer: *Psychotherapie im Wandel – Von der Konfession zur Profession*, Göttingen [3]1994, S. 626ff.

chen, dass ihnen erlaubt, ihr Hobby zum Beruf zu machen. Zielstrebigkeit hat meist einen besonderen Stellenwert, wenn Leistungen erbracht werden, die über das normale Maß hinausgehen. Auch diese Eigenschaft ist ebenso wenig wie Ängstlichkeit oder Konzentrationsfähigkeit ein unveränderbares Persönlichkeitsmerkmal, sondern die sinnvolle Auswahl von Etappenzielen kann helfen, die vorhandenen Fähigkeiten so gut wie möglich zu nutzen. Mehr dazu folgt ab Seite 169.

2. Musizieren lernen mit Mentalem Training

Mentales Üben als Ergänzung zum motorischen Üben setzt nicht nur die Bereitschaft zu hoher Konzentration voraus, sondern auch Vorkenntnisse und Vorerfahrungen. Wenn Sie beim Üben am Instrument dadurch Fortschritte machen wollen, dass Sie sich Ihre Bewegungen und die Töne genau vorstellen, ehe Sie aktiv werden, brauchen Sie die Erfahrung oder wenigstens die Anschauung, wie die nötigen Bewegungen ausgeführt werden oder wie die Musik klingen wird. Ohne diese Voraussetzung ist keine Vorstellung möglich, denn Vorstellung ist ein Wiedererinnern von Sinneswahrnehmungen. Klangvorstellung ist dabei zunächst nichts anderes als das Wiedererinnern einer bereits gemachten Klangwahrnehmung, Bewegungsvorstellung nichts anderes als das Wiedererinnern einer gesehenen oder ausgeführten Bewegung. Diese Erfahrungen können in der Vorstellung neu kombiniert werden: Es ist ohne Weiteres möglich, sich eine noch nie gehörte Melodie vorzustellen, wenn einzelne Töne vorgestellt werden können oder völlig neue Bewegungskombinationen aus bekannten Bewegungen in Gedanken zusammenzusetzen. Auch Klänge können in der Vorstellung neu kombiniert werden und Hörerfahrungen in Gedanken von einem Instrument auf ein anderes übertragen werden.

Sowohl bei der Fähigkeit zur Bewegungsvorstellung als auch bei der Klangvorstellung und bei der gleichzeitigen Vorstellung von Klang und Bewegung bestehen erhebliche individuelle Unterschiede und die Erfahrungen und Empfindungen eines Musikers sind anderen durch Worte nur mangelhaft zu vermitteln.

Die Bewegungsvorstellung

Damit Bewegungen, also auch die Musizierbewegungen, in gleicher oder ähnlicher Weise wiederholt werden können, müssen sie selbstverständlich im Gedächtnis verankert sein. Weniger selbstverständlich dagegen ist die Grundlage dieses Bewegungsgedächtnisses, das heißt, die Art und Weise, wie die Erinnerungen an Bewegungen gespeichert werden. Stellen Sie sich einmal vor, einen beliebigen Handlungsablauf durchzuführen, und überlegen Sie, wie Sie sich an diesen erinnern. Wahrscheinlich ist zunächst die optische Erinnerung am deutlichsten: Sie wissen, wie die Handlung aussieht. Wenn Sie sich hingegen eine Bewegungsfolge aus einer Fertigkeit vorstellen, die Sie in einem langen Überprozess erworben haben – beispielsweise Skilaufen oder das Spielen eines Musikstückes – können Sie sich möglicherweise an mehr erinnern als nur an das Aussehen der Bewegung. Vielleicht sind jetzt die Berührungsempfindungen erinnerlich, die durch die Bewegungsfolge entstehen, zum Beispiel dadurch, dass beim Musizieren die Fingerspitzen die Saiten niederdrücken müssen. Vielleicht können Sie noch etwas anderes erinnern, was weniger bewusst und schwerer in Worte zu fassen ist als die anderen Empfindungen: Bewegungen erzeugen ein Bewegungsgefühl, das im Gedächtnis bleibt und das dem Geübten meist deutlicher ist als dem Ungeübten. Es wird zumeist als Gefühl für die Veränderung der Spannung der beteiligten Muskeln und der Gelenkstellungen beschrieben. Alle mit der Bewegung einhergehenden Sinneseindrücke (Tasten, Fühlen, Sehen und beim Musizieren Hören) können behalten werden und schaffen die Voraussetzung für gedankliche Vorstellung und Wiederholung.[12]

Wenn Sie Musizierbewegungen mental üben wollen, müssen Sie sich eben diese Erinnerungen ins Gedächtnis rufen beziehungsweise aus vorhandenen Bausteinen die neuen Bewegungen in Ihrer Vorstellung zusammensetzen. Dazu muss die Bewegungsvorstellung unbedingt richtig sein, denn was Sie sich falsch vorstellen, werden Sie in der Regel auch so, nämlich falsch, spielen. Es ist deswegen empfehlenswert, den jeweiligen Abschnitt gleich anschließend zu spielen. Durch diese Kontrolle werden Vorstellungsfehler früher entdeckt, als wenn über einen längeren Zeitraum nur mental geübt aber nicht gespielt wird.

Probieren Sie die Bewegungsvorstellung mit einer einfachen Tonfolge aus:

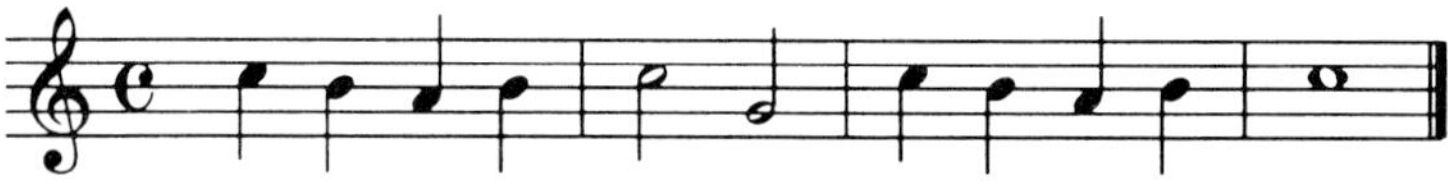

Stellen Sie sich vor, wie Sie diese Töne auf Ihrem Instrument spielen. Bei Streich- und Zupfinstrumenten beschränken Sie sich zunächst auf das Greifen mit der linken Hand und bei Blasinstrumenten nur auf die Fingerbewegungen. Wenn es Ihnen schwerfällt, sich konkret vorzustellen, wie Sie diese Bewegungen ausführen und was Sie dabei fühlen, beschränken Sie sich zunächst auf die optische Vorstellung (auf das Visualisieren). Erst wenn Sie die Bewegungen ganz genau vor ihrem inneren Auge sehen, versuchen Sie wieder, sich vorzustellen, wie Sie sie ausführen und spüren Sie dem dabei entstehenden Bewegungsgefühl und den Berührungsempfindungen nach. Dies können Sie zunächst in einem beliebig langsamen Tempo ausführen. Erst wenn es nach ein paar Versuchen leichter fällt, steigern Sie allmählich das Tempo in Ihrer Vorstellung. Versuchen Sie dabei, ein genau festgelegtes Tempo einzuhalten. Sie können dies auch mit Metronom

[12] Weitere Einzelheiten über das motorische Gedächtnis siehe in Renate Klöppel: *Die Kunst des Musizierens*, Mainz 1993, 5. überarbeitete Auflage 2009, u.a. S. 32f., S. 43ff., S. 103ff. In die folgenden Anregungen fließt zum Teil Gedankengut aus der von der Pianistin Tatjana Orloff-Tschekorsky entwickelten Methode des *Mentalen Trainings in der musikalischen Ausbildung* ein, die in einem gesonderten Kapitel dargestellt wird.

ausprobieren und haben damit eine Möglichkeit, das Tempo Ihrer Vorstellung ganz kontinuierlich zu steigern.

Die geübten Musiker unter den Lesern werden wahrscheinlich bemerkt haben, dass sie die bewegungsmäßig vorgestellten Töne auch innerlich hören. Diese gleichzeitige Vorstellung von Klang und Bewegung wird weiter unten noch ausführlicher dargestellt.

Bewegungsvorstellung ist im langsamen Tempo äußerst genau möglich und, wenn Sie schwierige Stellen durch mentales Bewegungstraining lernen oder verbessern wollen, auch nötig. Es kann dann erforderlich sein, sich die Stellung und Bewegung nicht nur der Fingergelenke sondern auch der Hand, des Ellenbogens und der Schulter vorzustellen. Bei Tasteninstrumenten kann es sogar nötig sein, in die Vorstellung mit einzubeziehen, an welcher Stelle der Finger die Taste berühren muss und neben den Berührungsempfindungen kann das Gefühl für den zu überwindenden Widerstand von Saiten, Ventilen, Klappen oder Tasten ins Bewusstsein gerufen werden.

Sobald Sie etwas Routine bei der Bewegungsvorstellung bekommen haben, dehnen Sie die Vorstellung auf beide Hände aus. Auf dem Klavier geschieht das am leichtesten mit einer hinzugefügten einfachen Basslinie, die zunächst nur von der linken Hand gespielt vorgestellt wird. Erst anschließend wird die Vorstellung auf beide Hände erweitert.

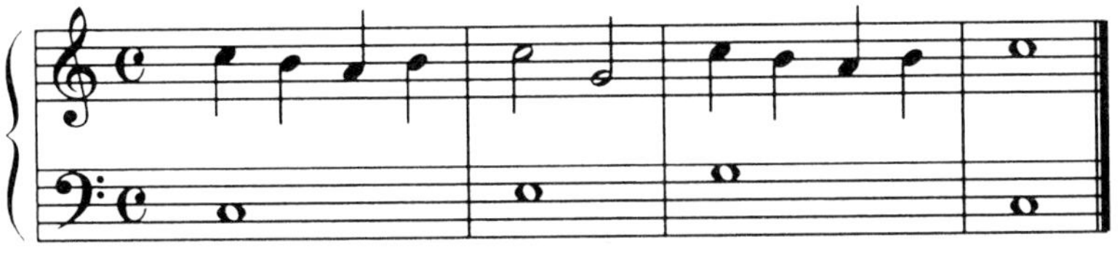

Die gleichzeitige Vorstellung beider Hände (oder einer Hand kombiniert mit anderen Muskelgruppen wie der Mundmuskulatur) fällt nicht jedem leicht. Falls Sie Schwierigkeiten damit haben, gehen Sie auf dem Klavier folgendermaßen vor:

Beginnen Sie wieder in einem ganz langsamen Tempo und versuchen Sie, von dem angegebenen Beispiel zunächst nur den Anfangston in Gedanken mit beiden Händen gleichzeitig anzuschlagen.

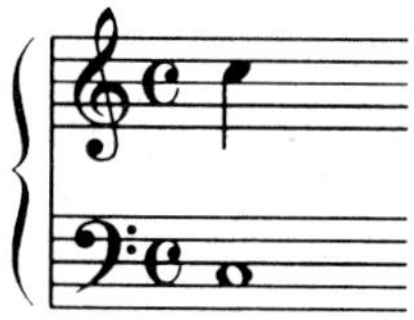

Ist Ihnen das gelungen, wiederholen Sie es noch einmal und spielen Sie in Gedanken dann die restlichen Töne des ersten Taktes.

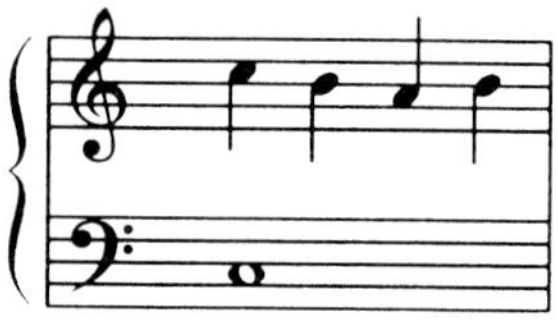

Üben Sie dann gedanklich den gleichzeitigen Anschlag der ersten beiden Töne des folgenden Taktes.

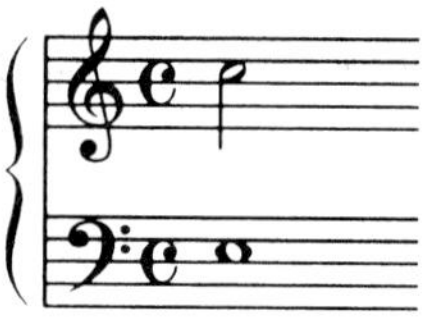

Spielen Sie danach in der Vorstellung vom Anfang bis zum zweiten Takt.

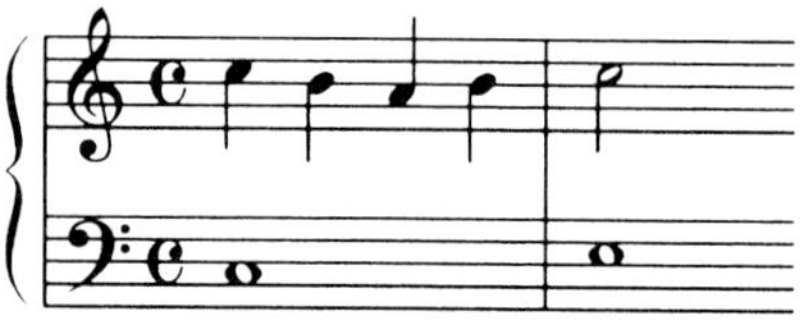

In dieser Weise versuchen Sie, das ganze Notenbeispiel zusammenzusetzen. Wenn Sie diesen mühevollen Weg einschlagen müssen, um die gleichzeitige Bewegungsvorstellung beider Hände zu erreichen, ist Ihre Konzentration mittlerweile wahrscheinlich restlos erschöpft. Wenn das so ist, sollten Sie derartige anstrengende Übungen jetzt nicht fortsetzen, sondern Sie beginnen besser zu einem späteren Zeitpunkt wieder aufs Neue.

Spielern von Streich- und Zupfinstrumenten wird die gleichzeitige Vorstellung der greifenden linken Hand und der streichenden oder zupfenden rechten im langsamen Tempo wahrscheinlich noch leicht fallen. Wenn nicht, können Sie auch hier den Schwierigkeitsgrad allmählich steigern:

Spielen Sie ein paar Töne einer Tonleiter zunächst in Gedanken mit beiden Händen einzeln. Danach stellen Sie sich nur für einen Ton das Zusammenspiel von greifender und zupfender beziehungsweise streichender Hand vor. Wenn das gelingt, spielen Sie in Gedanken weitere Töne und versuchen, das Tempo zu steigern.

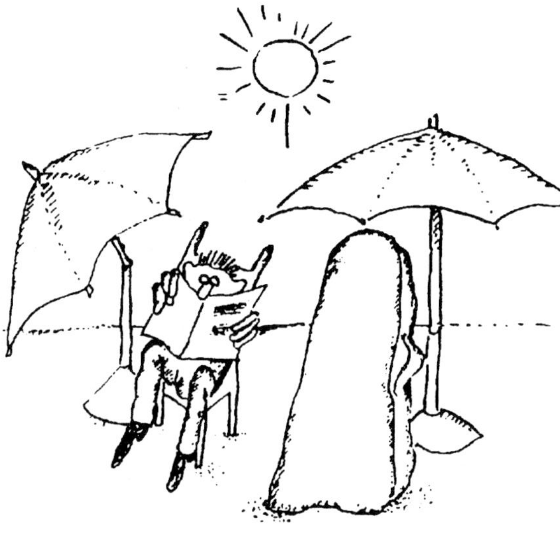

Auf anderen Instrumenten (und beim Singen) wird entsprechend vorgegangen. Wenn Sie ein Blasinstrument spielen, sollten Atmung sowie Mund- und Zungenbewegungen in die Vorstellung mit einbezogen werden.

Beginnen Sie am besten mit einzelnen langen Tönen und stellen Sie sich die Atmung und insbesondere das Gefühl für die Atemstütze genau vor[13]. Überprüfen Sie beides, indem Sie die Töne spielen. Danach gehen Sie zu einer Tonleiter oder zu einer einfachen Tonfolge über und führen Sie in Gedanken die Fingerbewegungen aus. Anschließend versuchen Sie, die für die Tongebung erforderliche Lippenspannung und -stellung in die Vorstellung einzubeziehen. Eventuell beschränken Sie sich vorübergehend nur auf die Vorstellung der Aktivität der Lippen. Wahrscheinlich ist die Vorstellung sofort mit Empfindungen des für die Artikulation erforderlichen Zungenstoßes und weiteren Mundbewegungen verbunden. Wenn nicht, rufen Sie sich diese zunächst isoliert ins Bewusstsein und kombinieren Sie sie danach mit den Finger- und Lippenbewegungen. Auch die Klangvorstellung wird sich wahrscheinlich gleichzeitig mit der Vorstellung der Tonbildung einstellen.

[13] Zu den körperlichen Grundlagen der Atemstütze siehe Renate Klöppel: *Das Gesundheitsbuch für Musiker*, Kassel [3]2008, S. 223.

Wenn Sie mit dieser Methode Stücke erarbeiten, müssen nicht immer alle Bewegungsanteile, also Atmung, Finger- und Mundbewegungen, in die Vorstellung einbezogen werden, sondern eine Beschränkung darauf, was speziell geübt werden soll, ist sinnvoll. Auch kann die Klangvorstellung die analysierende Vorstellung der Mundbewegungen häufig ersetzen.

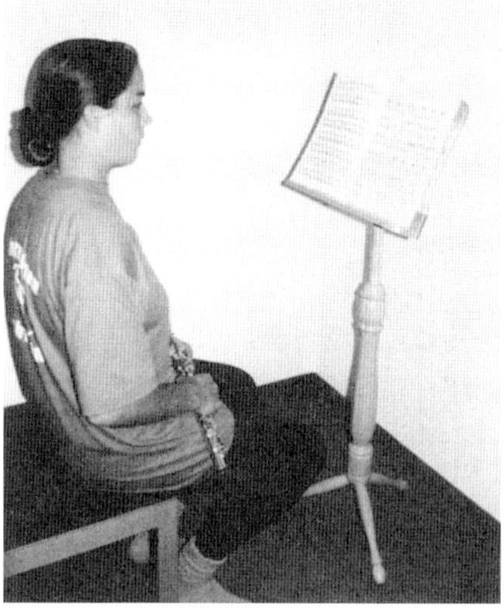

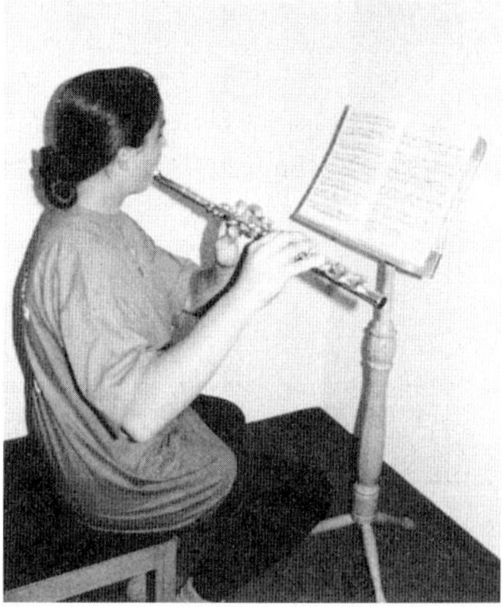

Der Kölner Flötist Rainer Berger, der die von der Pianistin Tatjana Orloff-Tschekorsky entwickelte Methode des Mentalen Trainings in der musikalischen Ausbildung auf Blasinstrumente übertragen hat, schreibt[14]:

Klang- und Atemvorstellung ist für mich eine Einheit. Der Atem ist das Fundament, die Seele des Tones. Der „Klang" ist die Zielvorstellung. Gehe ich von einem einzelnen Ton aus, so sind darin die sogenannte „Atemstütze", „Tonhöhen-" und „Griffvorstellung" enthalten. Insofern koppele ich Klang- und Atemvorstellung. Bei größeren Tonzusammenhängen wird die „Griffvorstellung" zu einer „(Finger-)Bewegungsvorstellung", das heißt, letzteres stelle ich mir immer vor. Das unterscheidet uns Bläser von den Sängern (wobei mein Klangideal ein „sängerisches" ist, insofern, dass die Griffvorstellung beziehungsweise Fingerbewegungsvorstellung nur ein Mittel zum Zweck ist.)

Meist fällt es schon nach kurzer Zeit wesentlich leichter, sich beide Hände gleichzeitig oder eine Hand und entferntere Muskelgruppen vorzustellen, so dass das Tempo dann gesteigert werden kann, wie es bei der ersten Aufgabe beschrieben wurde.

[14] Persönliche Mitteilung

Auch wird es bei der praktischen Anwendung des Mentalen Trainings nicht immer erforderlich sein, bei jeder geübten Passage alle benötigten Bewegungen vorzustellen, sondern es wird häufig ausreichen, sich auf einen Teil zu beschränken: Bei einer grifftechnisch schwierigen Stelle oder bei Problemen mit der sauberen Intonation auf dem Streichinstrument ohne Schwierigkeiten für den Bogenstrich kann dieser in der Vorstellung vernachlässigt werden und das Üben des Pedalgebrauchs auf dem Klavier erfordert nicht in jedem Fall die exakte Bewegungsvorstellung beider Hände.

Die von beiden Händen ausgeführten Bewegungen werden bei der gleichzeitigen Vorstellung von vielen mental übenden Musikern als Einheit empfunden. Sie beschreiben bei der beidhändigen Vorstellung ein Gesamtkörpergefühl und haben den subjektiven Eindruck, die Bewegungsimpulse beiden Händen gemeinsam zu übermitteln. Grenzen dieser Vorstellung werden bei vielen der sonst hierzu befähigten Musikern bei Polyrhythmik oder gegenläufige Betonungen in beiden Händen im hohen Tempo erreicht. Von mehreren Studenten, die während eines Kurses für Mentales Training an der Etüde Opus 25 Nr. 2 von Frédéric Chopin arbeiteten, berichtete nur einer, dass er sich die Achteltriolen der rechten Hand und die Vierteltriolen der linken mit den richtigen Betonungen in einem schnellen Tempo gleichzeitig vorstellen konnte. Dieser Student eines höheren Semesters studierte Kirchenmusik, hatte seit Jahren viel polyphone Musik gespielt und empfand es als einfach, sich zwei- und dreistimmige polyphone Sätze vorzustellen.

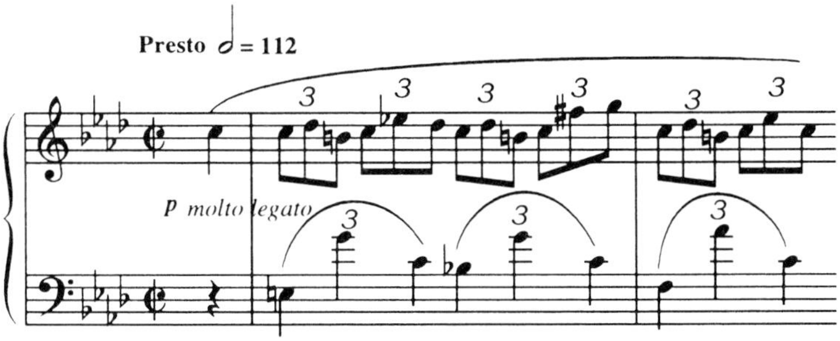

Fréderic Chopin, Etüde Opus 25 Nr. 2

Ein anderer Weg zur gleichzeitigen Vorstellung beider Hände ist die Aufteilung in Vordergrund und Hintergrund: Während die eine Hand im Mittelpunkt der Aufmerksamkeit steht wird die andere nur undeutlich wahrgenommen, wobei der Fokus beliebig von einer Hand zur anderen wechseln kann.

Die Kapazität der Aufmerksamkeit ist begrenzt und die Vorstellung vor allem bei geringer Übung sehr anstrengend. Auch wenn es gelingt, die beim Musizieren ausgeführten Bewegungen als Einheit vorzustellen, ist es nicht möglich, gleichzeitig alle Bewegungsanteile mit vollständiger Klarheit in Gedanken zu verfolgen. Oft ist es so, dass nur eine Einzelheit im Brennpunkt der Aufmerksamkeit steht. Wird die Vorstellung auf weitere Parameter ausgedehnt, verschiebt sich der Fokus auf das Neue und anderes läuft noch wahrnehmbar im Hintergrund ab. Jederzeit kann dann das eine oder das andere wieder in den Vordergrund gerückt werden. Dies geschieht besonders dann, wenn zusätzlich zur Bewegungsvorstellung noch die Interpretation mit einbezogen wird.

Auch das Tempo bestimmt, wie genau verschiedenen Einzelheiten Aufmerksamkeit geschenkt werden kann. Können im Zeitlupentempo die verschiedenen Bewegungsanteile zum Teil nacheinander beachtet werden, ist das im hohen Tempo nicht mehr möglich. Hier empfinden viele Musiker die Bewegungsvorstellung meist als ungenauer, großflächiger und summarischer. Häufig wird auch die gleichzeitige Vorstellung beider Hände zunehmend schwierig.

Viele versierte Musiker sind der Meinung, dass das, was in der Vorstellung möglich ist, auch gespielt werden kann, und zwar in dem Tempo, das vorstellungsmäßig erreicht wird. Um das Mentale Training hierfür zu nutzen und sich nicht nur darauf zu beschränken, die Kompositionen langsam zu durchdenken und gehörsmäßig durchzugehen oder die Bewegungen in Zeitlupe ablaufen zu lassen, muss die Vorstellung beschleunigt werden, wenn möglich, bis das benötigte Tempo erreicht ist. Dies kann zunächst recht gut an ganz kurzen, vertrauten Tonfolgen geübt werden, an wenigen Tönen einer Tonleiter oder einer wohl bekannten Verzierung wie einem Doppelschlag. Hier gelingt es am ehesten, die Bewegungen in der Vorstellung genügend rasch auszuführen.

Die musikalische Vorstellung

Wenn Sie mit dem Mentalen Training möglichst effektiv lernen wollen, sollten Sie nicht nur eine korrekte Bewegungsvorstellung, sondern auch eine genaue musikalische Vorstellung anstreben. Sie ist unter anderem Grundlage für die zuverlässige Verbindung von ausgeführter Bewegung und beabsichtigtem Klang. Im günstigen Fall erwirbt der Musiker die Fähigkeit, vorgestellte Töne (Tonhöhe, Tongebung, Dynamik, Artikulation, und bei entsprechenden Instrumenten den Zusammenklang mehrerer Stimmen) sofort und ohne auszuprobieren auf seinem Instrument hervorzubringen beziehungsweise zu singen. Diese Fähigkeit entsteht allmählich aus der immer wieder gemachten Erfahrung, dass eine bestimmte

Bewegung immer dasselbe Ergebnis zur Folge hat und wird gefördert durch die hierauf gerichtete Aufmerksamkeit.

Abbildung 3 stellt dar, dass Musizierbewegungen durch eine noch weitreichendere Vernetzung motorischer, kognitiver und musikalischer Fähigkeiten gelenkt werden können: So wie im Sprachgebrauch eines erwachsenen Menschen die Bewegung des Schreibens oder Sprechens eines Wortes, vorgestellter Wortklang oder Vorstellung des zugehörigen Schriftbildes sowie die begriffliche Zuordnung selbstverständlich verfügbar und gegenseitig austauschbar sind, bezieht auch das umfassende Können des Musikers die Verfügbarkeit der Musik als musikalische Vorstellung, Musizierbewegung und Notenschrift ein: Aus gesehenen Noten entsteht Klang- und Bewegungsvorstellung, gehörte oder vorgestellte Musik kann in Notenschrift festgehalten werden und begriffliches Denken ermöglicht ein übergeordnetes intellektuelles Verständnis der Musik.

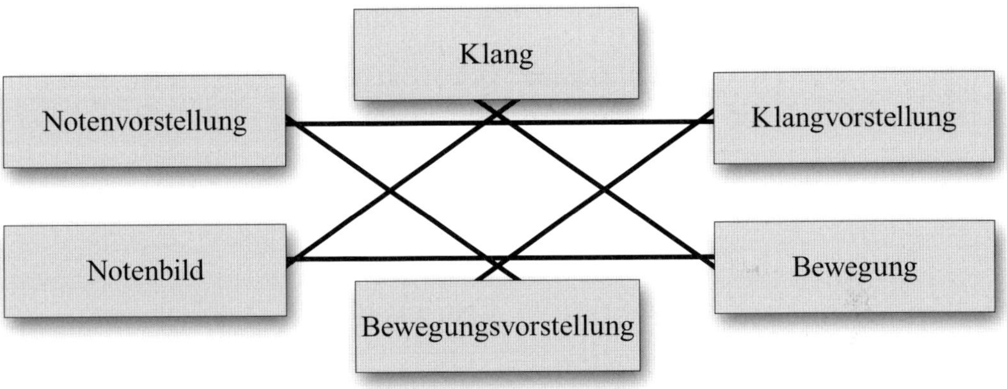

Abbildung 3[15]

Die Fähigkeit, die für einen vorgestellten Klang notwendigen Bewegungen unmittelbar auszuführen, erleichtert das mentale Üben und das Musizieren überhaupt. Ist diese Verbindung von Klangvorstellung und Bewegung (noch) nicht vorhanden, müssen die richtigen Bewegungen für die beabsichtigte Dynamik, Klangfarbe und alle Toneigenschaften jeweils nach dem Prinzip von Versuch und Irrtum erarbeitet werden, während sonst die genaue Vorstellung automatisch die notwendigen Bewegungen hervorruft. Auch die Tonhöhe als wichtige Information zum Treffen der richtigen Töne steht hierfür dann nicht ausreichend zur Verfügung. Das Bewegungsgedächtnis wird in diesem Fall zwar vom optischen aber nicht ausreichend vom musikalischen Gedächtnis unterstützt. Das erschwert das

[15] Aus Renate Klöppel: *Die Kunst des Musizierens*, Mainz ^{5}2009, S. 97.

Lernen unter anderem bei ähnlich wiederkehrenden Tonfolgen ganz erheblich, besonders wenn auswendig musiziert wird oder die Tonfolge so schnell ist, dass das Notenbild im richtigen Tempo nicht vollständig erfasst werden kann.

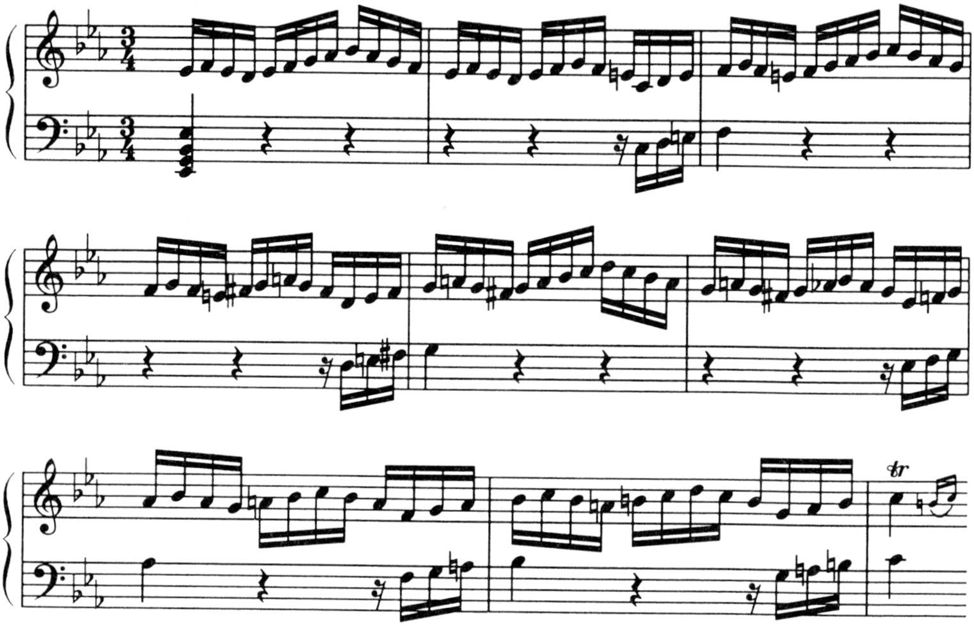

Ludwig van Beethoven, Klaviertrio op. 1 Nr. 3 in c-Moll, Takt 98 bis 106

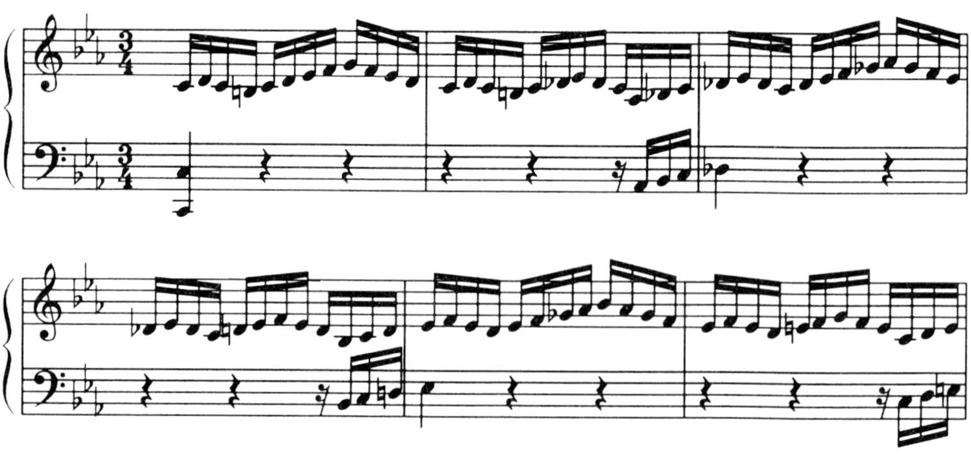

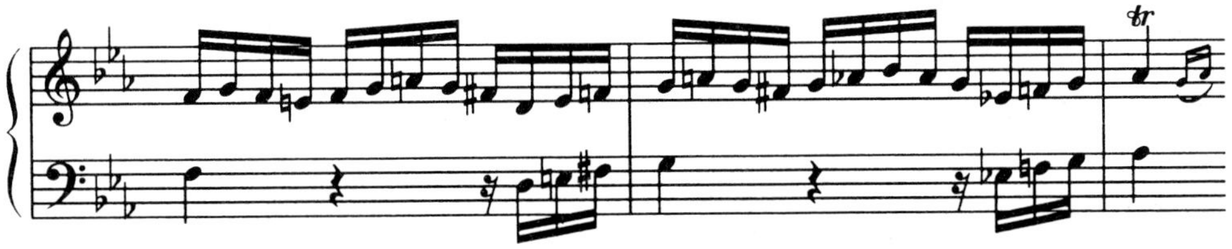

Takt 312 bis 320

In diesen beiden Läufen aus dem Klaviertrio op. 1 Nr. 3 von Ludwig van Beethoven ähneln sich einerseits die Tonfolgen innerhalb eines Laufes, andererseits sind auch die Unterschiede zwischen dem ersten und dem zweiten Lauf gering. Die nötigen Bewegungen unterscheiden sich also kaum voneinander. Ist die Tonhöhenvorstellung nicht genau und unterstützt nicht das musikalische Gedächtnis die richtige Bewegungsausführung, ist es sehr mühevoll, die notwendigen Bewegungen sicher einzuprägen, sowohl mental als auch durch motorisches Üben.

Auch bei diesem schnellen Lauf mit sich ähnelnden Notengruppen aus dem zweiten Satz des Blockflötenkonzertes F-Dur von Georg Philipp Telemann ist die richtige Tonvorstellung wichtig:

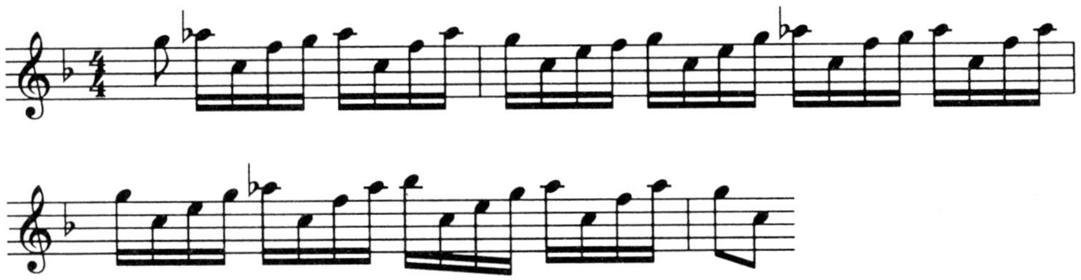

Georg Philipp Telemann, Blockflötenkonzert F-Dur, 2. Satz

Für die genaue Intonation auf Streich- und Blasinstrumenten sind eine korrekte Tonhöhenvorstellung und die automatische Verbindung zur ausgeführten Bewegung unverzichtbar. Spätestens, wenn eine Saite verstimmt ist oder sich die Tonhöhe des Blasinstrumentes beim Spielen noch verändert, ist es unmöglich, allein auf der Grundlage des motorischen Gedächtnisses sauber zu musizieren, denn das nachträgliche Berichtigen der falsch klingenden Töne wird auch vom Hörer bemerkt und ist bei schnellen Passagen nicht möglich. Eine befriedigende Korrektur ist nur dadurch zu erreichen, dass sofort, wenn die falsche Stimmung bemerkt wird, die folgenden Bewegungen gleich berichtigt ausgeführt werden. (Paganini soll über die Fähigkeit verfügt haben, noch auf einer völlig verstimmten Geige sauber zu spielen.)

Es wird manchmal bezweifelt, dass eine gleichzeitige genaue Vorstellung von Klang und Bewegung überhaupt möglich ist, weil die volle Aufmerksamkeit immer nur auf einen Vorgang pro Zeiteinheit gelenkt werden kann. Die Erfahrung zeigt jedoch, dass es den meisten Musikern keine grundsätzlichen Schwierigkeiten bereitet. Dies ist deswegen möglich, weil bei der intensiven Bewegungsvorstellung die Klangvorstellung beim geübten Musiker gleichsam automatisch im Hintergrund erscheint, Bewegungs- und Klangvorstellung also direkt miteinander verbunden sind. Dadurch werden auch umgekehrt bei der bewussten Klangvorstellung die Bewegungen gefühlt, und viele Musiker spüren die entsprechenden Bewegungen, wenn sie ein auf ihrem Instrument gespieltes Stück hören, selbst wenn sie normalerweise nicht zuverlässig absolut hören. Eine Verbindung zwischen den für das Hören zuständigen Bereichen im Gehirn und den für Bewegungen verantwortlichen Nervenzellverbänden kann sich sehr schnell einstellen: Beim Erlernen des Klavierspiels kam es bereits nach drei Wochen nachweislich zur unbewussten gleichzeitigen Aktivierung beider Hirnareale[16].

Wer daran zweifelt, dass derartige gleichzeitige Vorstellungen oder Wahrnehmungen möglich sind, sollte es am besten gleich ausprobieren:

> *Spielen Sie auf Ihrem Instrument einen Ton in gut singbarer Lage und stellen sie sich anschließend vor, wie Sie die Finger bewegen, um die nächsten Töne der auf diesem Ton aufbauenden Tonleiter zu spielen. Wahrscheinlich werden Sie bei dieser Bewegungsvorstellung ohne weitere Anstrengung die Töne automatisch mehr oder weniger genau mithören. Wenn Ihnen dies nicht gelingt, stellen Sie sich zunächst nur die Tonfolge gehörsmäßig (aber nicht die Bewegungen) ein- oder mehrmals vor. Wiederholen Sie dann die Bewegungsvorstellung zunächst in einem langsamen Tempo, notfalls in Zeitlupe, und achten sie darauf, möglichst gleichzeitig mit der Bewegungsvorstellung den Ton innerlich zu hören. Dann beschleunigen Sie den Ablauf allmählich.*

Große individuelle Unterschiede bestehen in der Genauigkeit und im Tempo, das bei gleichzeitiger Vorstellung von Bewegung und Klang erreicht werden kann. Oft fällt es noch leicht, sich beides bei einer Tonleiter in einem gemäßigten Tempo vorzustellen, aber in einem mehrstimmigen Satz kann oft nur noch das Auf und Ab der Oberstimme oder die Bassführung vorgestellt werden. Manchmal werden die Grenzen der genauen Tonhöhenvorstellung auch dann erreicht, wenn die Töne weit auseinander oder außerhalb des singbaren Bereiches liegen. Die gleichzeitige Vorstellung von Klang und Bewegung kann aber, wo sie noch nicht ausreichend vorhanden ist, mit allmählich schwierigeren Übungen trainiert wer-

[16] Marc Bangert, Eckard O. Altenmüller: *Mapping Perception to Action in Piano Practice: A longitudinal DC-EEG-study*, in: *BMC Neuroscience*, 4/2003, S. 26–36.

den. Wenn es Gewohnheit wird, gelesene Noten so gut wie möglich innerlich zu hören und die Bewegungen, die zum Spielen dieser Noten nötig sind, in Gedanken auszuführen und zu fühlen, schult dies auch die Fähigkeit zum Vom-Blatt-Spiel.

Die musikalische Vorstellung ist nicht nur hilfreich beim Lernen der Musizierbewegungen, sondern auch wichtig für die sinnvolle musikalische Gestaltung. Diese erfordert, dass dem Spielenden klar ist, was er wie spielen will, mit anderen Worten, er braucht ein ganz genaues Bild davon, wie die Musik, die er gleich spielen will, klingen soll. Auf diesen wichtigen Teil des Mentalen Trainings wird auf Seite 85 eingegangen.

Eine gewisse Fähigkeit, sich Musik vorzustellen, haben die meisten Menschen. Dies bedeutet, dass sie sich gehörte Melodien ins Gedächtnis rufen können. Wie genau die Vorstellung ist, zeigt sich oft schon daran, ob die vorgestellten Töne mit der Stimme wiedergegeben werden können. Wer gelernt hat, einen in günstiger Stimmlage vorgespielten Ton ohne nachfolgende Korrektur sofort richtig zu singen (das dürfte bei den meisten Musikern der Fall sein), sollte dies auch bei genau vorgestellten Tonfolgen können. Kann hingegen das Auf und Ab der Melodie nur ungefähr wiedergeben werden oder stimmt sogar nicht einmal der Rhythmus, so ist anzunehmen, dass auch die Vorstellung nicht genau ist.

Wenn ein Schüler erstmals Noten liest, lernt er zunächst nur deren Namen beziehungsweise, wie die Note auf dem Instrument wiedergegeben wird. Erst allmählich und nicht einmal in jedem Fall erwirbt er eine Vorstellung davon, wie die Noten klingen würden, wenn er sie auf seinem Instrument spielt oder sie singt. Auch wenn bereits seit einiger Zeit musiziert wird, ist die den Bewegungen vorauseilende musikalische Vorstellung häufig nicht vorhanden. Es wird angefangen und drauflos gespielt, und der Spieler lässt sich davon überraschen, wie seine Musik gleich klingen wird. Zum Tempo nicht passende Auftakte, starke Temposchwankungen bei den ersten Tönen oder ein völlig unklares Metrum sind sichere Indizien dafür, dass diese unbedingt notwendige Vorstellung nicht vorhanden ist. Auch das von Kindern, die gemeinsam mit anderen spielen wollen, häufig praktizierte Einzählen, ohne dass das Zähltempo auch nur im geringsten mit dem dann ausgeführten Tempo übereinstimmt, ist ein Zeichen für die fehlende dem eigenen Spiel vorausgehende Vorstellung.

Mit Kindern und anderen Anfängern kann die Vorstellung von Metrum und Rhythmus geübt werden, indem zunächst bei einem leichten Stück beim Spielen einzelne Takte ausgelassen und nur gedacht werden. Eventuell kann zunächst als zusätzliche Hilfe ein Metronom verwendet werden. Besonders im Gruppenunterricht mit schon etwas geübten Kindern lässt sich dies spielerisch üben: Ein Kind beginnt nach Noten zu spielen und unterbricht nach einem vereinbarten Zeichen. Alle denken das Stück weiter und nach einem neuen Zeichen beginnt ein anderes Kind an der dann erreichten Stelle zu spielen. In der Regel fällt das Unterbrechen des Spiels und das Weiterdenken leichter als die Vorstellung des Anfangs. Dies kann zu einem späteren Zeitpunkt geübt werden.

Viele Musizierende, insbesondere Spieler von Instrumenten, bei denen die saubere Intonation beim Spielen nicht mehr beeinflusst werden kann, erwerben niemals eine exakte Tonhöhenvorstellung. Ihre Vorstellung umfasst lediglich den Rhythmus und den ungefähren Verlauf der Melodie. Noch häufiger bereitet die Vorstellung eines Akkordes erhebliche Schwierigkeiten ebenso wie die Vorstellung verschiedener Stimmen gleichzeitig. All dies ist jedoch in einem gewissen Rahmen auch beim Erwachsenen trainierbar und entwickelt sich zunehmend beim regelmäßigen und sorgfältigen Üben.

Wenn auch das Mentale Training, so wie es hier dargestellt wird, grundsätzlich geeignet ist, die Klangvorstellung zu verbessern, wird dies aber nur dann der Fall sein, wenn die Genauigkeit der Vorstellung immer wieder überprüft und ein noch besseres Vorstellungsvermögen angestrebt wird. Die folgenden Beispiele können dazu dienen, die Rhythmus- und Klangvorstellung zu überprüfen und an ähnlichen Übungen weiterzuentwickeln. Dies hat aber nur dann einen spürbaren Nutzen, wenn regelmäßig, das heißt möglichst täglich und über einen längeren Zeitraum, geübt wird.

Die Vorstellung des Rhythmus

Weil die Fähigkeit zur musikalischen Vorstellung individuell so immens unterschiedlich ist, werden dem einen manche Übungen, die ihren Platz vor allem im Anfängerunterricht haben, lächerlich einfach erscheinen, während ein anderer kaum glauben kann, dass es möglich ist, sich ganze Harmoniefolgen oder polyphone Stücke genau vorzustellen.

Am einfachsten gelingt in der Regel die Vorstellung des Rhythmus:

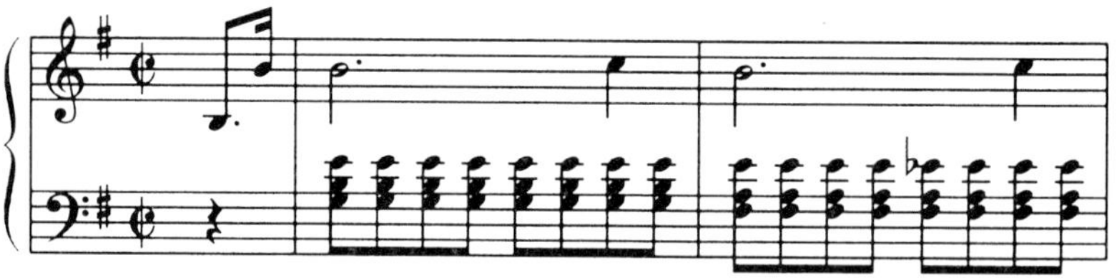

Frédéric Chopin, Prélude op. 28 Nr. 4

Sehen Sie sich das Notenbeispiel an und stellen Sie sich den Rhythmus der rechten Hand genau vor. Anschließend spielen Sie den Abschnitt oder singen die Oberstimme.

Für routinierte Musiker dürfte es hierbei vermutlich keine Schwierigkeiten geben. Weniger Fortgeschrittene haben bei solchen Auftakten mit einem punktierte Achtel und einer Sechzehntelnote, auf die keine Viertel oder gleichbleibende Punktierungen folgen, häufig Schwierigkeiten, sofort das richtige Tempo zu finden, selbst wenn, wie in diesem Beispiel, die linke Hand anschließend gleichmäßige Achtelnoten spielt. Ihnen hilft, zunächst entweder die durchgehende Viertelbewegung genau vorzustellen

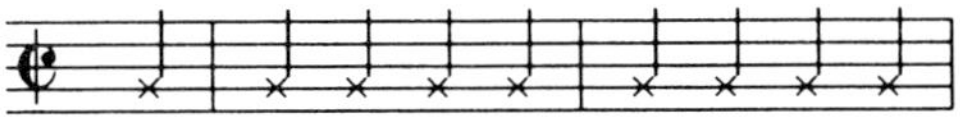

und dann den Auftakt im richtigen Tempo einzufügen,

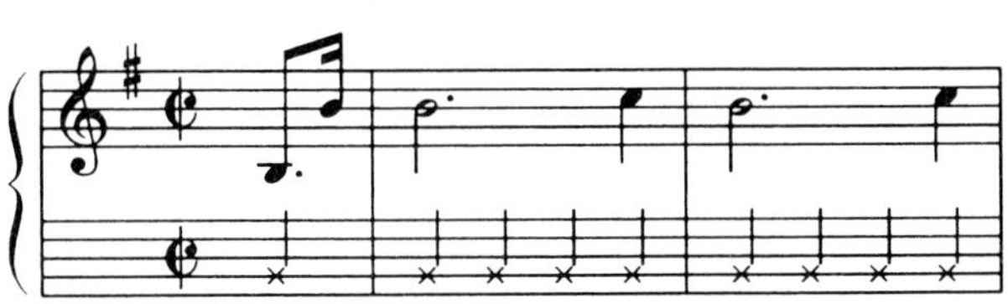

oder aber die Achtelbewegung zu denken, wobei das auf die Zählzeit „vier und" des Auftaktes fallende Achtel besonders genau vorgestellt wird.

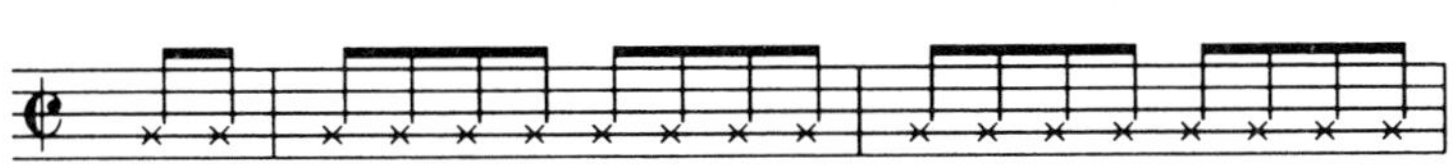

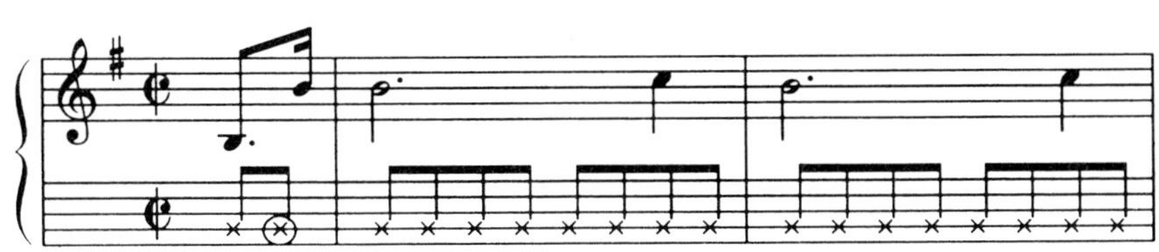

Gelingen beide Möglichkeiten nicht, kann die Sechzehntelnote in der Vorstellung zunächst weggelassen werden und der Auftakt nur als Viertel gedacht werden. In einem zweiten Arbeitsgang wird die Vorstellung von Punktierungen geübt, bis schließlich die korrekte Vorstellung und Ausführung des originalen Notentextes gelingt. (Dass der Auftakt schließlich durch beabsichtigte Agogik wieder von der metronomischen Genauigkeit abweichen kann, erübrigt nicht das Verständnis für die genaue Ausführung.)

Auch der Rhythmus des folgenden Beispiels wird für den geübten Musiker leicht vorstellbar und spielbar sein.

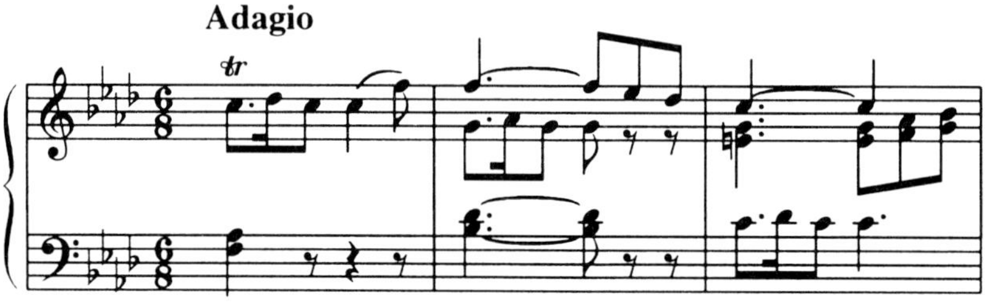

Wolfgang Amadeus Mozart, 2. Satz der Klaviersonate KV 280 F-Dur

Der weniger Geübte hat bei der rhythmisch richtigen Ausführung und vorausgehenden korrekten Vorstellung wahrscheinlich Schwierigkeiten, weil sein Gefühl für das Metrum durch den Triller auf der ersten Note verzerrt wird. Dabei besteht die Tendenz, nicht den Anfang des Trillers sondern dessen Ende als „eins“ zu empfinden oder aber das Metrum vollständig zu verlieren. Es ist in diesem Fall nötig, zunächst den ersten Takt ohne Triller genau vorzustellen und zu spielen.

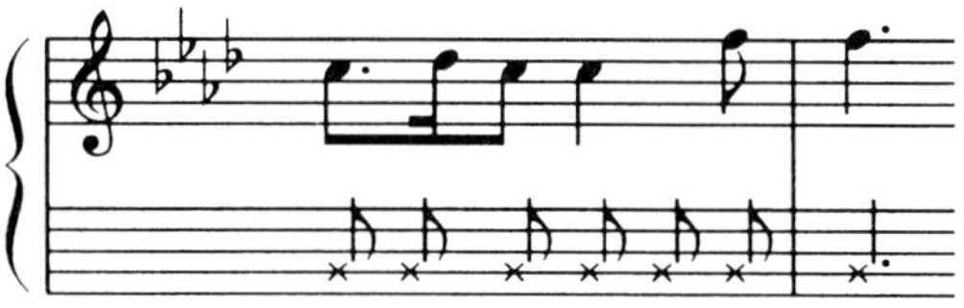

Wenn dies einwandfrei möglich ist, kann dazu übergegangen werden, im langsamen Tempo den Triller und die folgenden Noten mit bewusster Betonung auf der ersten Zählzeit mit drei oder vier Trillernoten vorzustellen und dabei als durchgehendes Metrum Achtel zu empfinden.

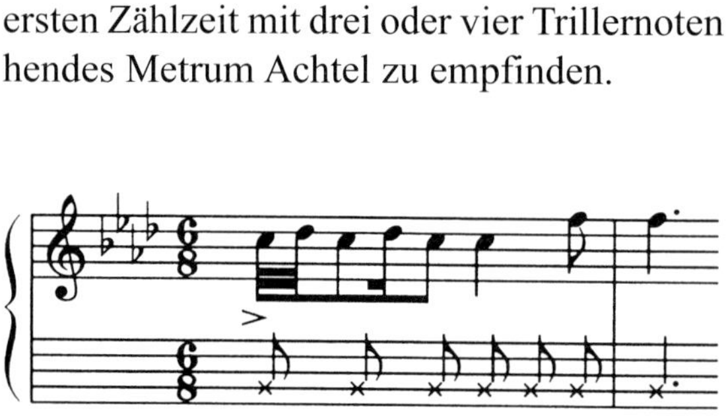

oder

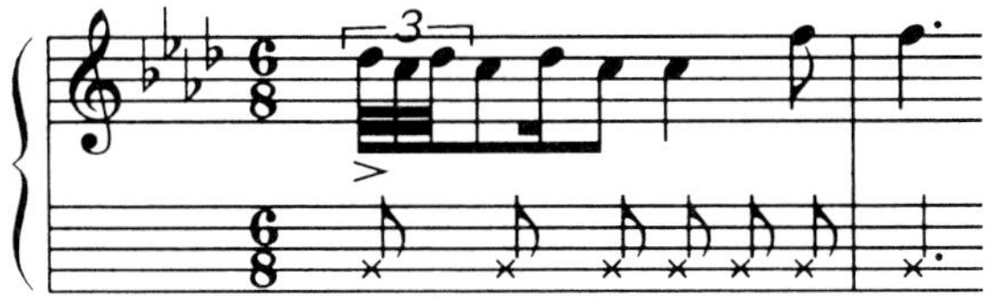

Schließlich wird es wahrscheinlich gelingen, das Tempo in der Vorstellung zu steigern und eventuell, falls das Adagio in einem sehr langsamen Tempo gespielt wird, die Anzahl der Trillernoten zu erhöhen. Wenn die Ausführung eines Trillers ausreichend sicher beherrscht wird, steht der rhythmisch richtigen Wiedergabe der Noten dann nichts mehr im Wege. (Die ausgeschriebene Notation des Trillers wird einen Schüler möglicherweise verwirren, so dass die richtige Vorstellung im Unterricht eher durch Demonstration am Instrument und Vorsprechen des Rhythmus als anhand der Noten vermittelt werden kann, das Vorgehen im Übrigen aber so ist, wie beschrieben.)

Je komplizierter der Rhythmus ist und je schwerer er sich technisch ausführen lässt, umso wichtiger ist die genaue Vorstellung und das mentale Üben. Es besteht immer die Gefahr, dass durch die Schwierigkeiten bei der Ausführung der Rhythmus verzerrt wird und sich der fehlerhafte Rhythmus beim Üben einprägt. Dieser Fehler wird häufig nicht entdeckt, weil die Aufmerksamkeit mit der Bewegungsausführung und den verschiedensten Wahrnehmungen (Notentext, Tonhöhen und anderes) ausgelastet ist. Später, wenn hierfür nicht mehr die volle Aufmerksamkeit benötigt wird, kann der falsche Rhythmus unbemerkt erhalten bleiben, weil eine Gewöhnung an den Fehler eingetreten ist. Die Ungenauigkeiten werden dann erst wieder bemerkt, wenn die rhythmische Genauigkeit gezielt und eventuell mit einer Tonaufnahme kontrolliert wird. Eine spätere Korrektur ist dann unter Umständen nur schwer möglich, aber selbst bei eingefahrenen Fehlern gelingt es, wenn die technischen Voraussetzungen für die richtige Ausführung vorhanden sind, durch den konsequenten Wechsel zwischen Vorstellung und Spiel den Fehler zu verbessern. Die falsche Ausführung muss dabei über einen längeren Zeitraum möglichst vollständig vermieden werden, was erforderlich machen kann, ein relativ langsames Tempo über längere Zeit beizubehalten.

Die richtige rhythmische Vorstellung kann bereits dann gelingen, wenn die Ausführung noch technische Schwierigkeiten bereitet. Dadurch kann das mentale Üben der rhythmischen Verzerrung vorbeugen beziehungsweise helfen, durch den Vergleich von Vorstellung und Ausführung Ungenauigkeiten zu bemerken, ehe sie eingeschliffen sind.

Bei dem ersten der beiden folgenden Beispiele aus der Celloliteratur, der Suite Nr. 1 von Johann Sebastian Bach, bereitet die gleichmäßige Ausführung der Sechzehntelnoten durch die unregelmäßigen Saitenwechsel Probleme, während in Takt 60 und den folgenden der Sonate e-Moll für Klavier und Violoncello von Johannes Brahms die korrekte Ausführung der Punktierungen durch die weiten Lagenwechsel erschwert ist.

Praeludium

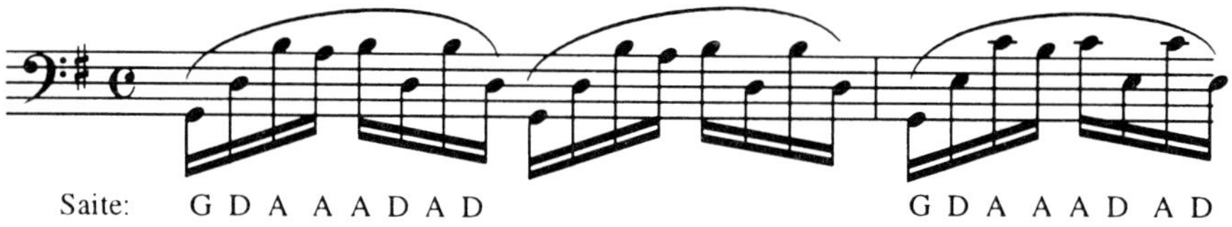

Johann Sebastian Bach, Suite I für Violoncello G-Dur

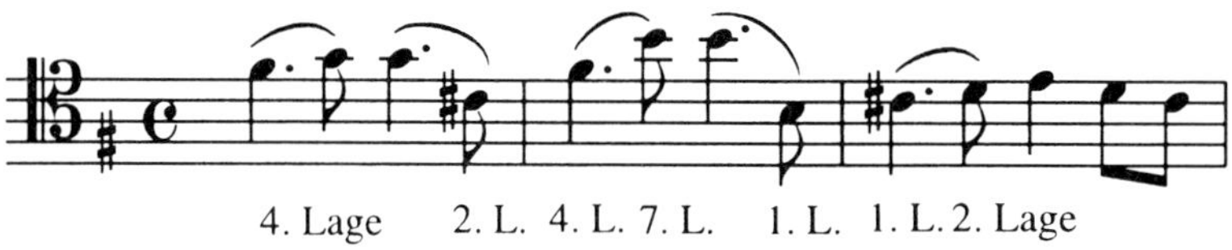

Johannes Brahms, Sonate e-Moll für Klavier und Violoncello, ab Takt 60

Andere technische Schwierigkeiten bei der Ausführung von Punktierungen gibt es auf vielen Instrumenten und besonders auch auf dem Klavier, wo das Stück *Fremder Mann* aus dem *Album für die Jugend* von Robert Schumann ein typisches Beispiel aus der Unterrichtsliteratur ist.

Besonders wichtig ist die vorausgehende richtige Vorstellung, wenn nicht nur die Ausführung technisch schwierig ist, sondern auch der Rhythmus selbst. Durch das mentale Üben können Sie das Problem in zwei getrennte Bereiche (Rhythmus und Bewegungsausführung) aufteilen, die Sie einzeln erarbeiten können. Dabei festigen Sie den Rhythmus zunächst nur in der Vorstellung, während Sie die Töne zunächst in gleichbleibenden Notenwerten oder beliebigen Rhythmisierungen üben. Wird auf diese Weise beides einzeln beherrscht, sind Sie der richtigen Ausführung ein großes Stück näher gekommen als durch das häufige Wiederholen im verzerrten Rhythmus.

Die Vorstellung des Rhythmus ist in der Regel schon zu einem frühen Zeitpunkt der musikalischen Ausbildung möglich, wenn Bewegungs- und Klangvorstellung erst in Ansätzen gelingen, so dass auch der weniger Fortgeschrittene mit dieser Hilfe effektiver lernen kann. Ein Beispiel: Einem erwachsenen Blockflötenschüler (fünfzigjähriger Arzt, der als Kind nicht musiziert hatte), war über mehrere Wochen die rhythmisch korrekte Ausführung der folgenden, fingertechnisch relativ einfachen Stelle nicht möglich, obwohl er bereits Stücke im Sechsachteltakt bewältigt hatte.

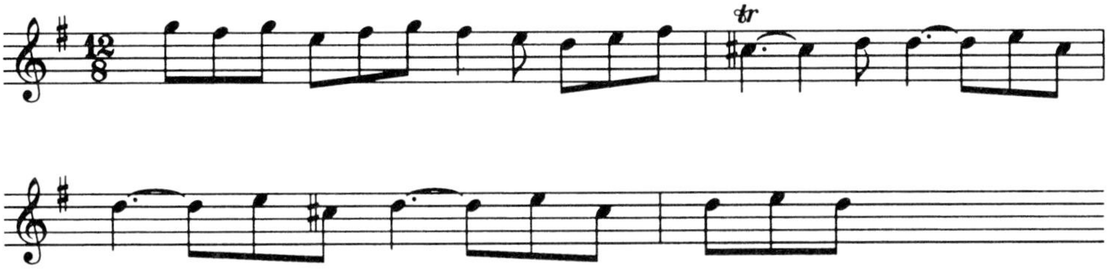

Benedetto Marcello, Flötensonate in G-Dur, 4. Satz ab Takt 9

Auch Vorübungen wie Klatschen oder Zählen und der Versuch, den Takt zur Festigung des Rhythmusgefühls beim Spielen mit dem Fuß zu treten, brachten keine durchgreifende Verbesserung. Erst nach solchen vergeblichen Bemühungen war die Motivation vorhanden, den anstrengenderen Weg der vorausgehenden Vorstellung zu gehen: Zunächst festigte der Schüler die Vorstellung für einen Zwölfachteltakt, indem er sich den Rhythmus (als kurz oder lang gesprochenes „a") mit deutlicher Betonung des ersten Achtels der Triolengruppe und weniger Aufmerksamkeit für die unbetonten Achtel vorstellte.

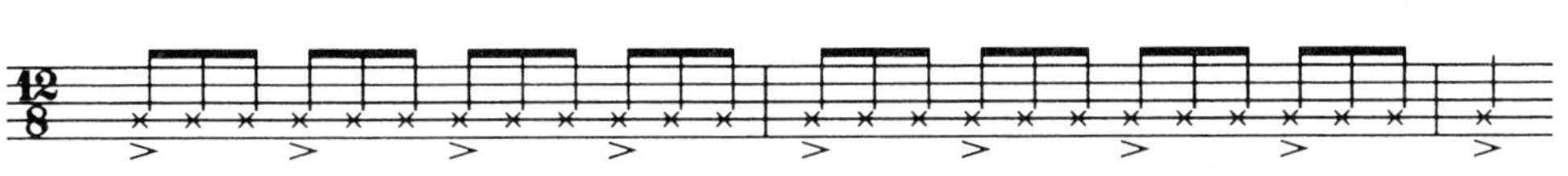

Anschließend stellte er sich in entsprechender Weise (immer mit Betonung der vier Taktschwerpunkte) den Rhythmus der bislang nicht beherrschten Takte langsam vor und spielte in diesem Tempo.

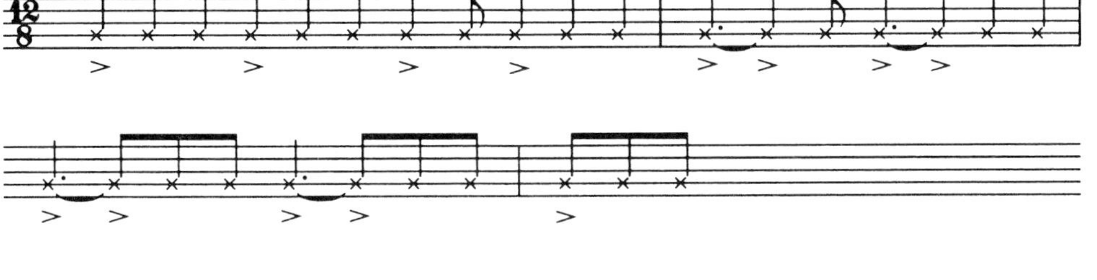

Danach wurde der Ablauf beschleunigt. Als Vorstellen und Spielen dieser Stelle im richtigen Tempo gelang, wurde der zu spielende Abschnitt vergrößert und wieder jeweils zunächst der Rhythmus der kritischen Takte vorgestellt, bevor im Zusammenhang gespielt wurde. Das Ergebnis war schon nach wenigen Tagen eine rhythmisch korrekte Ausführung auch im großen Zusammenhang. Das vorausgehende Vorstellen dieser Stelle vor dem Spielen des Satzes wurde beibehalten, solange die Sonate geübt wurde.

Durch dieses Erfolgserlebnis wuchs die Bereitschaft, grundsätzlich häufiger den Notentext zu durchdenken und sich die musikalischen Abläufe vorzustellen. Wochenlange frustrierende vergebliche Versuche, eine Stelle rhythmisch richtig zu spielen, die an sich keine Überforderung darstellt, kamen danach nicht mehr vor.

Ähnliche Übungen, die rhythmische Vorstellungsfähigkeit und gleichzeitig meist auch die der Artikulation fördern, sind im (Blockflöten)anfängerunterricht allgemein üblich, sei es durch das Unterlegen von Worten, ganzen Sätzen oder von Silben (der Blockflötensilben dö-döt oder der Ta-te-Rhythmussprache).

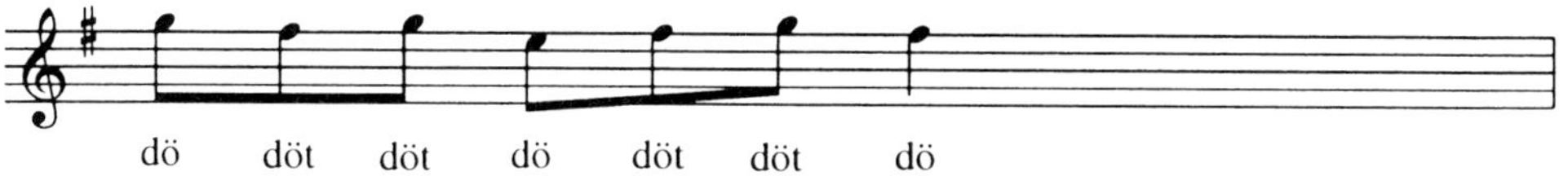

Die Tonhöhenvorstellung

Wenn die Vorstellung des Rhythmus keine grundsätzlichen Schwierigkeiten mehr bereitet, wird die Tonhöhenvorstellung mit einbezogen. Ihre Genauigkeit lässt sich leicht überprüfen:

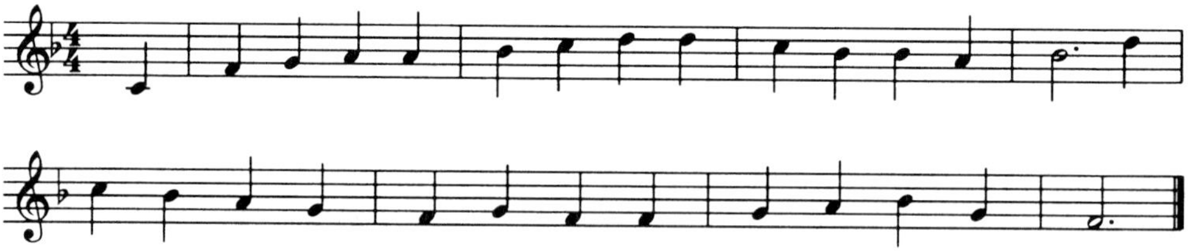

Spielen Sie die ersten Töne dieser einfachen und gut singbaren Tonfolge auf Ihrem Instrument oder singen Sie sie und stellen Sie sich den weiteren Verlauf vor. Nach einem längeren oder kürzeren Abschnitt überprüfen Sie Ihre Vorstellung, indem Sie die zuletzt vorgestellte Note erst singen und dann zur Kontrolle auf dem Instrument spielen. Wenn Sie nicht erfolgreich waren, wählen

Sie noch kürzere Abschnitte. Stimmte der gesungene Ton mit dem tatsächlich erwarteten überein, nehmen sie zunehmend schwierigere und längere Tonfolgen und dehnen Sie die Übung allmählich über den singbaren Bereich aus, wobei Sie den jeweils zu singenden Ton oktaviert in Ihrer normalen Stimmlage wiedergeben.

Bei tonalen Tonfolgen hilft die Beziehung zum Grundton, der meist recht gut erinnert werden kann. Fehlt diese Orientierung und weichen die Töne von der diatonischen Tonleiter ab, stellt die richtige Vorstellung eines längeren Abschnitts wesentlich höhere Anforderungen wie bei dem folgenden Beispiel aus der 1. Kammersymphonie von Arnold Schönberg, das auch durch den größeren Tonumfang und Intervalle wie den Tritonus und die übermäßige Oktave schwierig ist.

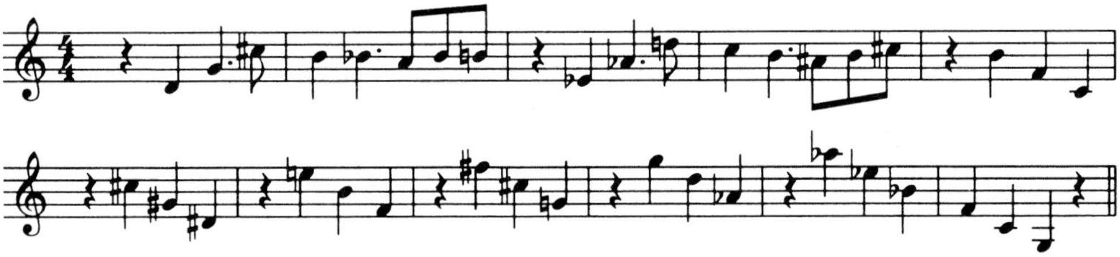

Arnold Schönberg, 1. Kammersymphonie op. 9 ab Takt 299

Übungen wie die eben aufgeführten empfehlen sich besonders dann, wenn die Klangvorstellung als sehr undeutlich empfunden wird und es Schwierigkeiten bereitet, vorgestellte Tonfolgen oder eine bekannte Melodie ohne Noten auf dem Instrument zu spielen, ohne nach den Tönen zu suchen. Auch Letzteres sollte häufig geübt werden.

Für geübte Sänger ist die dem Singen vorauseilende genaue Tonhöhenvorstellung eine Selbstverständlichkeit. Die für die Stimmproduktion verantwortlichen Stimmbänder werden dadurch schon eine Zwanzigstel- bis eine Zehntelsekunde vor Beginn eines Tones richtig eingestellt. Ist die richtige Vorstellung nicht vorhanden und erklingt der Ton erst unsauber, ist die nachfolgende Veränderung immer unbefriedigend. Eine Korrektur nach dem Gehör ist manchmal auch gar nicht möglich, nämlich immer dann, wenn Instrumente oder andere Singstimmen die eigene Stimme übertönen. Die Fähigkeit, einen vorgestellten Ton gleich richtig zu treffen, ist erlernt, und sollte bei Musikern vorhanden sein (ansonsten bedarf sie dringend der Übung). Woran es aber häufig bei nicht professionellen Sängern fehlt, ist die genaue dem Singen vorauseilende Vorstellung, in welcher Tonhöhe die Töne erklingen sollen. Hierauf sollte beim Üben besonderes Augenmerk gerichtet werden, denn wenn die richtige Vorstellung vorhanden ist, wird das Treffen der richtigen Töne wesentlich leichter.

Ähnlich wie auf Seite 41 für die Vorstellung von Rhythmus und Metrum beschrieben, lässt sich auch die Tonhöhenvorstellung von gelesenen und noch nicht gespielten Noten mit Schülern üben. Hierfür werden die ersten Töne eines Stückes nach Vorgabe des Anfangstons gesungen, dann einige Noten nur gedacht, ehe an der gedanklich erreichten Stelle weitergesungen wird. Dies setzt allerdings die Bereitschaft zum Singen und eine gewisse Übung voraus.

Die mehrstimmige Vorstellung

Dem erfahrenen Hörer bleibt es nicht verborgen, wenn bei der Wiedergabe einer mehrstimmigen Komposition auf einem Tasteninstrument der Ausführende nur eine Stimme (meist die Oberstimme) gehörsmäßig verfolgt, während die anderen Stimmen weitgehend unbeachtet mitlaufen. Auch Spieler von Melodieinstrumenten dürfen sich nicht immer auf das einstimmige Hören beschränken. Einerseits weisen manche Kompositionen für ein Melodieinstrument ihrer Struktur nach eine latente Zweistimmigkeit auf (Töne mit ähnlicher Tonhöhe werden gehörsmäßig zu zusammenhängenden Melodien zusammengefasst, wodurch zwei selbstständige Stimmen wahrgenommen werden können, wie in den abgedruckten Takten aus der Telemann-Suite). Andererseits ist spätestens dann die Fähigkeit zum mehrstimmigen Hören und Denken gefordert, wenn gemeinsam mit anderen musiziert wird.

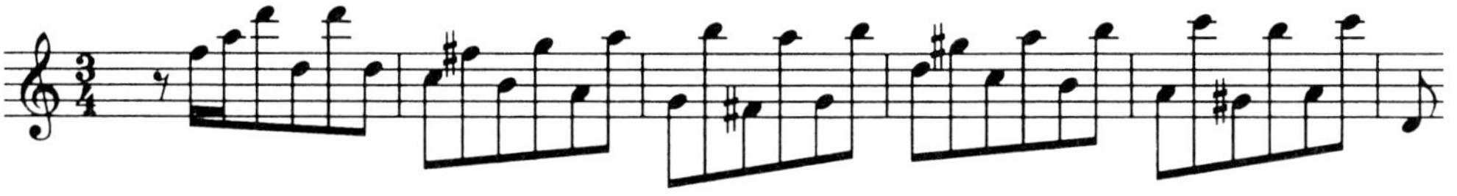

Georg Philip Telemann, 2. Fantasie für Querflöte, Vivace ab Takt 27

Auch die ab Seite 98 beschriebene Methode von Tatjana Orloff-Tschekorsky beruht bei polyphonen Kompositionen auf der gleichzeitigen Vorstellung mehrerer Stimmen. Diese Fähigkeit kann auch der Erwachsene ebenso wie die Tonhöhenvorstellung noch trainieren, mit dauerhaftem Erfolg allerdings nur, wenn ausreichend regelmäßig über einen längeren Zeitraum geübt wird und das bewusst mehrstimmige Hören und Denken zur Gewohnheit wird.

Besonders gut können Sie das mehrstimmige Hören und die Vorstellung üben, wenn Sie ein Tasten- oder Zupfinstrument beherrschen oder ein Xylophon oder Ähnliches zur Verfügung steht.

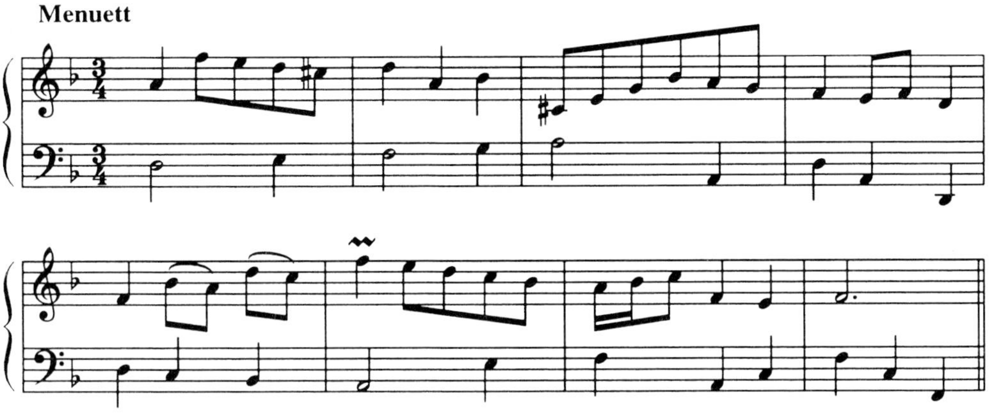

Menuett aus dem Notenbüchlein der Anna Magdalena Bach

Spielen Sie ein leichtes zunächst nur zweistimmiges Stück (zum Beispiel aus dem Notenbüchlein der Anna Magdalena Bach wie das oben stehende Menuett) und hören Sie, während Sie mit beiden Händen spielen, die Stimmen zunächst nacheinander so genau wie möglich mit. Hilfreich ist dabei, erst die eine, dann die andere Stimme lauter zu spielen als die zweite. Wenn möglich, singen Sie danach eine Stimme in ihrer Stimmlage, während sie die andere spielen. Schließlich stellen Sie sich beim Spiel einer Stimme die andere vor und singen nur gelegentlich einen Ton zur Kontrolle.

Spielen sie dann wieder beide Stimmen auf dem Instrument und wechseln Sie mit ihrer Aufmerksamkeit rasch zwischen Ober- und Unterstimme und versuchen Sie, die Abschnitte vor ihrem inneren Ohr zu möglichst durchgehenden Linien zusammenzufügen. Richten Sie Ihre Aufmerksamkeit zwischendurch immer wieder auch auf das vertikale Hören, also auf die im Zusammenklang entstehenden Harmonien. Schließlich versuchen Sie, ohne zu spielen, sich beide Stimmen zusammen vorzustellen und überprüfen Sie die Genauigkeit, indem Sie zwischendurch einen Ton singen und zur Kontrolle auf dem Instrument spielen. Wenn Sie diese Übungen beherrschen, was viele Wochen oder Monate in Anspruch nehmen kann, dehnen Sie sie auf dreistimmige Stücke aus und verfahren Sie analog, indem Sie zunächst wieder nur jeweils zwei Stimmen spielend, hörend und singend in der Vorstellung kombinieren. Sobald Ihnen dies gelingt, versuchen Sie, das Gleiche mit allen drei Stimmen zu tun.

Das Vorstellen und eventuell Singen einer Stimme, während die andere gespielt wird, ist natürlich auch auf Melodieinstrumenten möglich. Außerdem kann durch gezielte Hörübungen und bereits durch das Hören von polyphoner Musik die Wahrnehmungs- und Vorstellungsfähigkeit verbessert werden, wenn dabei bewusst die Mehrstimmigkeit verfolgt wird. Für den Anfang werden wieder zweistimmige Kompositionen ausgewählt, zum Beispiel die zweistimmigen Inventionen von Johann Sebastian Bach. Erst wenn dies gelingt, wird zu mehrstimmigen Stücken übergegangen. Gut geeignet, das dreistimmige Hören zu üben, sind dreistimmige Fugen aus dem Wohltemperierten Klavier, aber auch verschiedene Variationen aus den Goldbergvariationen ebenfalls von Bach (besonders anhand der äußerst plastischen Aufnahmen mit Glenn Gould).

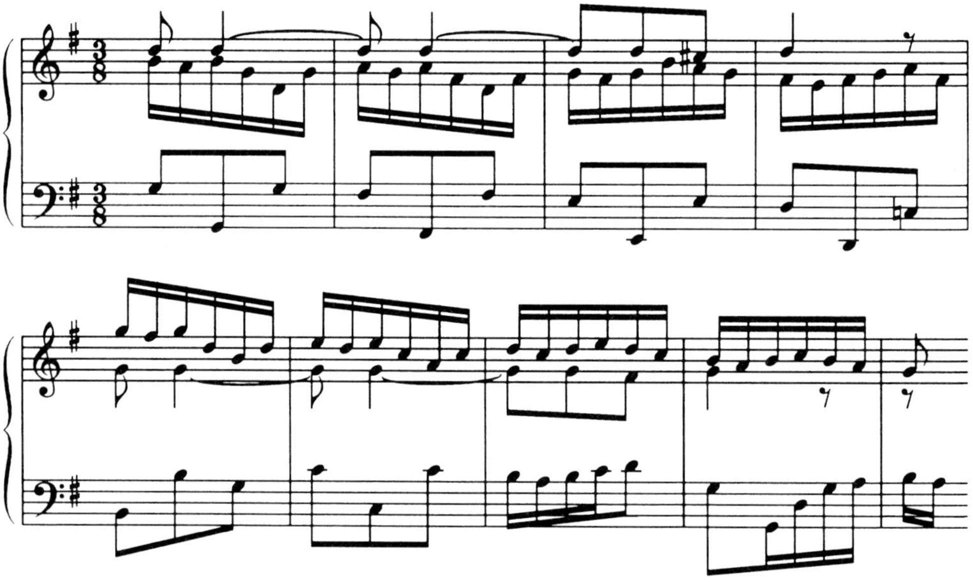

Johann Sebastian Bach, Variation 19 der Goldbergvariationen, BWV 988

Verfolgen Sie beim Hören (eventuell mit Blick in die Noten) zunächst jede Stimme einzeln, was bei diesem Beispiel recht einfach ist. Wechseln Sie danach beim Hören wieder mit Ihrer Aufmerksamkeit zwischen den Stimmen, so wie es oben beschrieben wurde, und versuchen Sie, erst zwei, dann alle drei Stimmen zunehmend vollständig zu hören. Wenn Ihnen das gelingt, wenden Sie sich nur den Noten zu und gehen Sie dazu über, sich die drei Stimmen (wieder zunächst nur zwei, schließlich alle drei) so genau und kontinuierlich wie mög-

lich vorzustellen. Wenn nötig, beginnen Sie damit wieder in einem langsamen Tempo. Singen sie zur Kontrolle immer wieder einzelne Töne und überprüfen Sie die Tonhöhe auf dem Instrument.

Um tatsächlich nennenswerte Verbesserungen im mehrstimmigen Hören und Denken zu erreichen, müssen die sich allmählich herausbildenden neuen Hörgewohnheiten immer wieder angewendet und dadurch Gewohnheit werden, sonst geht die neu erworbene Fähigkeit allmählich wieder verloren.

Auch wenn Ihnen mehrstimmige Vorstellung nicht in großer Vollendung möglich ist, können Sie die vorhandenen Ansätze sinnvoll nutzen. Das erste Beispiel bezieht sich auf das Ensemblespiel. Im Idealfall ist ein Musiker in der Lage, sich anhand der Partitur alle Stimmen zusammen vorzustellen. Auch wenn dies nicht gelingt und auch das gleichzeitige genaue Hören mehrerer Stimmen schwerfällt, ist gemeinsames Musizieren auf einem befriedigendem Niveau möglich. Ist die eigene Stimme so sicher gelernt, dass Sie keiner ständigen Aufmerksamkeit bedarf, kann beim gemeinsamen Spiel eine andere Stimme verfolgt werden und prägt sich zunehmend ins Bewusstsein ein. Allmählich werden dann der eigene Part und die jeweils am deutlichsten wahrgenommene Stimme als Einheit empfunden. Vor allem bei Einsätzen in schnellen Sätzen, wenn andere Stimmen bereits spielen, kann diese Art zu hören und zu spielen auf Grenzen stoßen, wenn die dem Spiel vorauseilende Vorstellung davon fehlt, wie sich die eigene Stimme in das Ganze beim Einsatz einfügen wird.

Dieses Problem lässt sich recht gut durch mentales Üben bewältigen, vorausgesetzt, dass die Noten der anderen Stimmen vorhanden sind oder nach dem Gehör erinnert werden können und eine ausreichende Vorstellungsfähigkeit vorhanden ist.

Als Beispiel wurde der Einsatz der 2. Solovioline in Takt 52 des Konzertes für zwei Violinen und Orchester von Johann Sebastian Bach ausgewählt.

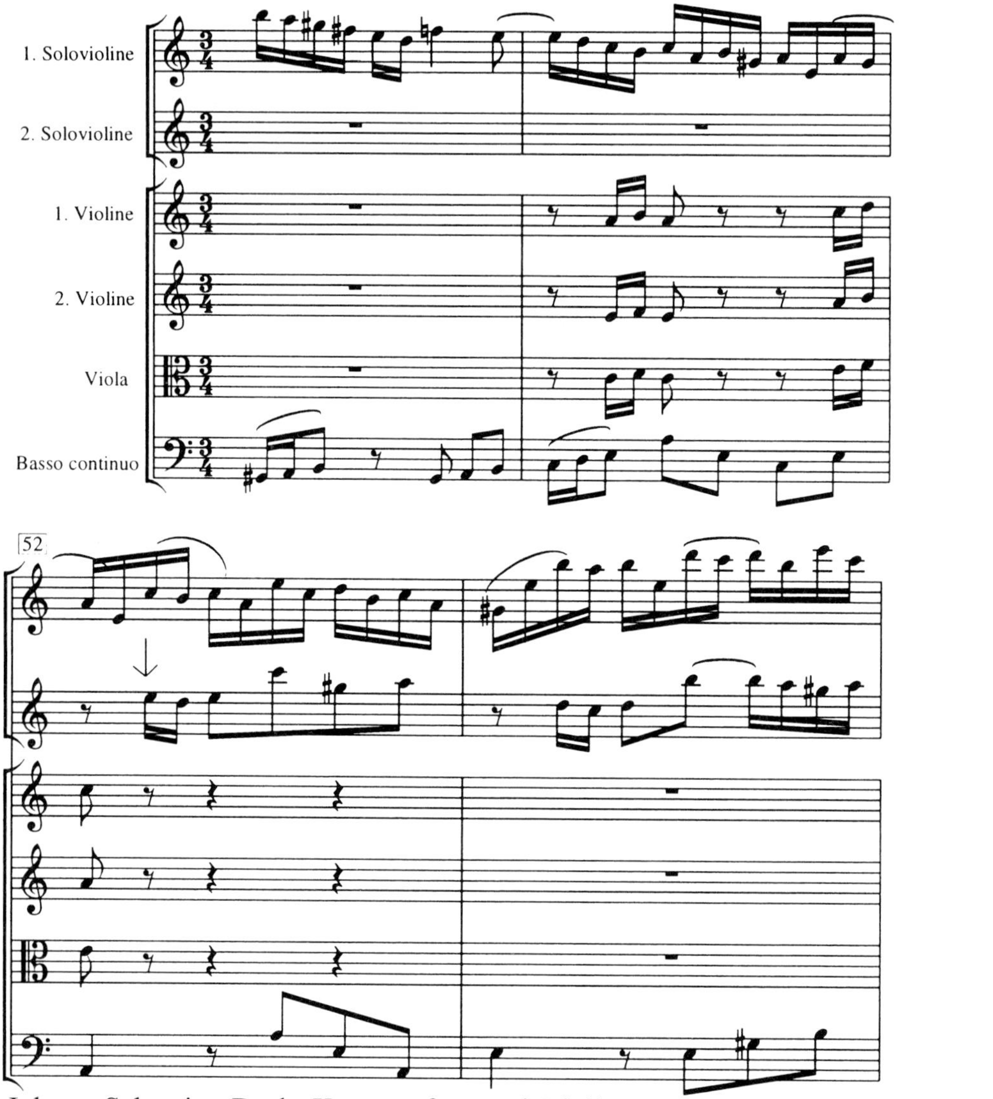

Johann Sebastian Bach, Konzert für zwei Violinen und Orchester BWV 1043
Takt 50 bis 53

Stellen Sie sich zumindest eine Stimme vor, die bereits spielt, wenn Sie einsetzen müssen. Im angegebenen Beispiel bietet sich die klare Linie der Bassstimme an, eventuell ergänzt durch die letzten zwei Sechzehntel der hohen Streicher in Takt 51. Sobald Ihnen diese Stimmen ausreichend deutlich und rhythmisch exakt vorstellbar sind, lassen Sie sie in Gedanken ablaufen und spielen Ihren Einsatz, wenn Sie an der richtigen Stelle angekommen sind. Das rhythmische Muster, das Ihren Einsatz vorbereitet und Ihre Fortführung sind dann folgendermaßen:

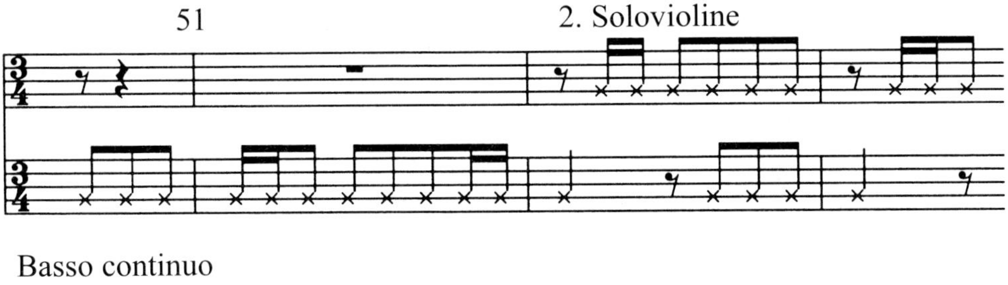

Die Vorstellung und das Einsetzen anhand der Passage der ersten Solovioline ist dagegen deutlich schwieriger.
Lassen Sie es sich beim Üben zur festen Gewohnheit werden, bei nacheinander erfolgenden Einsätzen zumindest zeitweilig eine der bereits spielenden Stimmen innerlich zu hören. Wenn Sie bislang für den richtigen Zeitpunkt des Einsatzes nur gezählt haben, versuchen Sie, die gehörsmäßige Vorstellung anderer Stimmen zu integrieren, eventuell, indem das Zählen und die musikalische Vorstellung in Vordergrund und Hintergrund der Aufmerksamkeit aufgeteilt werden. (Gelegentlich kann allerdings auch die Beschränkung auf das Zählen Vorteile haben.)
Wenn Ihnen die genaue Tonhöhenvorstellung nicht möglich ist und Sie auf Ihrem Instrument ohnehin keinen Einfluss auf die genaue Intonation haben, kann es ausreichen, sich den rhythmischen Ablauf genau vorzustellen, die Tonhöhe aber nur ungefähr.

Ein spezielles Problem stellt der Einsatz des Orchesters im Solokonzert nach der Kadenz dar. Wie im folgenden Beispiel aus dem 5. Klavierkonzert von Ludwig van Beethoven geht diesem Einsatz häufig ein schneller Schlusslauf voraus, dessen Endpunkt beim Orchestereinsatz nicht leicht zu treffen ist.

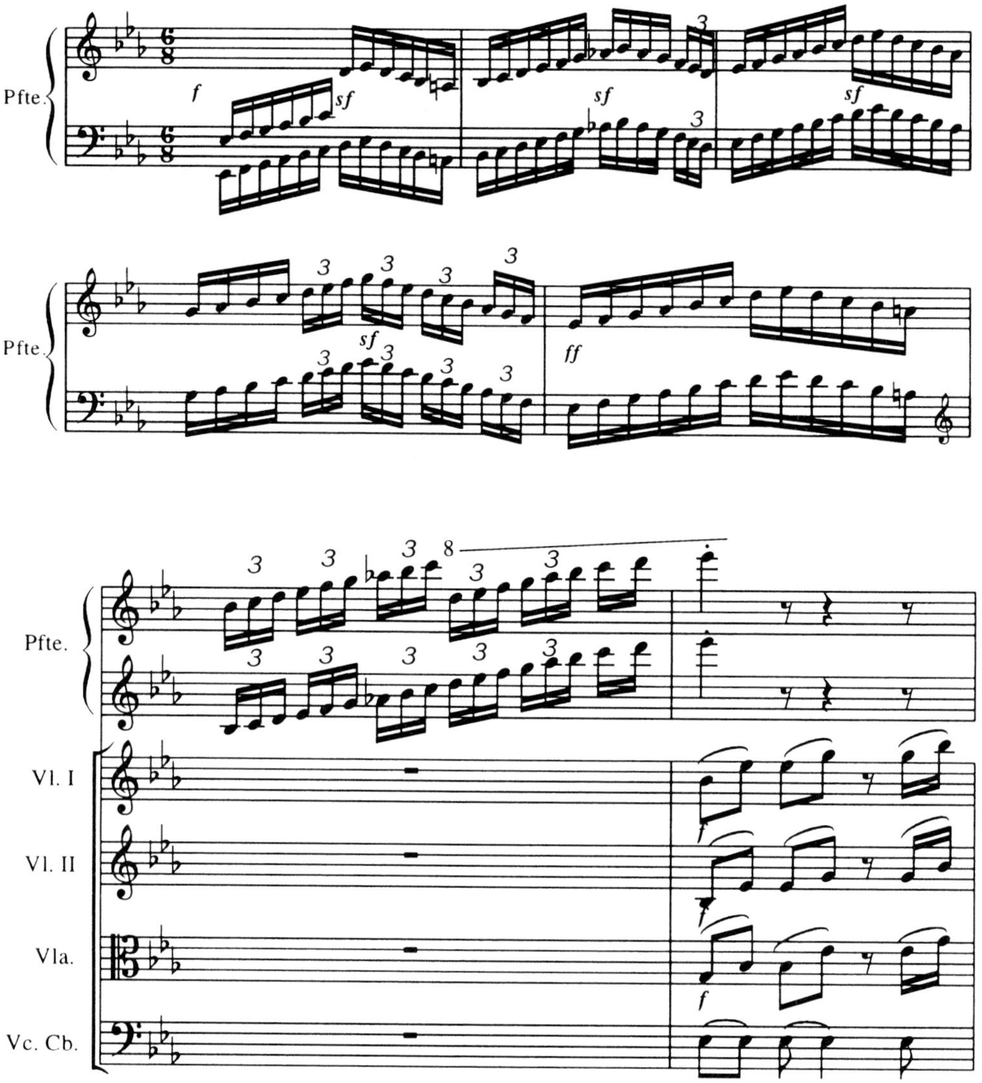

Ludwig van Beethoven, Klavierkonzert Nr. 5 Es-Dur, 3. Satz, Schlusskadenz

Der richtige Einsatz ist nur möglich, wenn eine genaue Vorstellung des Schlusslaufs vorhanden ist. Die eigenen Bewegungen müssen vorgeplant werden, und der Dirigent muss mit seiner Bewegung schon beginnen, wenn der Pianist noch Triolen spielt.

Versuchen Sie einmal, auch wenn sie kein Dirigent sind, einem gedachten Orchester das Zeichen zum Einsatz zu geben. Stellen Sie sich zumindest die letzten zwei Takte dieser recht bekannten Passage zunächst in einem gemä-

ßigten Tempo vor. Beginnen Sie (in der Vorstellung oder real) genau in dem Augenblick mit der den Einsatz vorbereitenden Bewegung, dass Sie sie passend zum anschließenden Tempo ausführen können, das Orchester also über das folgende Tempo im vorab informiert wird, und Sie außerdem mit dem Abschlag genau die letzte Note des Klaviers treffen. Sie müssen also nicht nur eine vorauseilende Vorstellung von Schlusslauf und Schlusston des Klaviers haben, sondern auch das Tempo der folgenden Takte im Voraus wissen. Versuchen Sie dies (Vorstellung und Bewegung) zu beschleunigen bis Sie schließlich den Einsatz im richtigen Tempo geben können. Vielleicht haben Sie eine Aufnahme von dem Klavierkonzert, so dass Sie den Einsatz beim Hören ausprobieren können. Einem Orchester unmissverständlich mitzuteilen, wie die ersten Noten nach dem Solo gespielt werden sollen, ist allerdings wesentlich schwieriger, als beim Hören einer Aufnahme die Dirigierbewegungen im richtigen Tempo auszuführen.

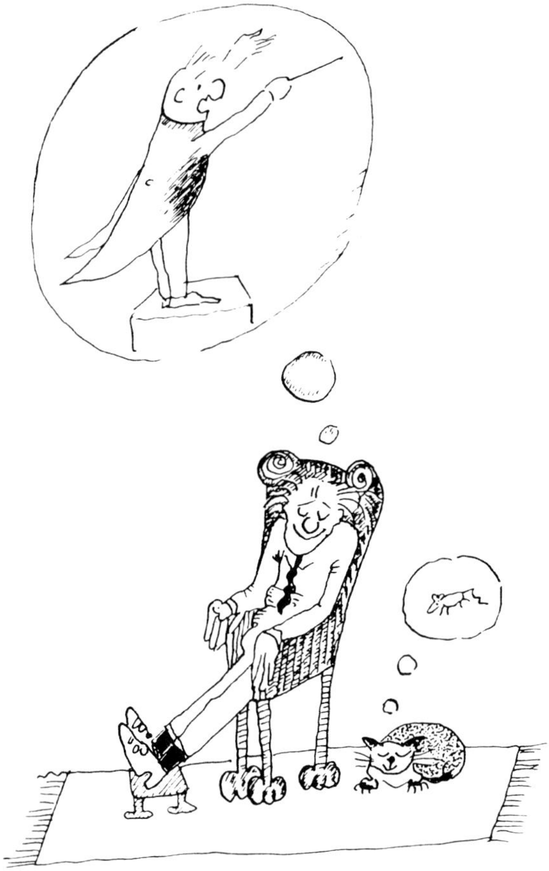

Bei Stellen, an denen das Zusammenspiel schwerfällt, hilft die Vorstellung einer oder mehrerer der anderen Stimmen, wenn Sie ohne Ihre Mitspieler üben. Zum Beispiel im 3. Satz des 6. Brandenburgischen Konzertes, Takt 11 und 12 von Johann Sebastian Bach ist es nicht leicht, die übergebundenen Achtel beim gemeinsamen Spiel rhythmisch exakt auszuführen, und eine genaue Vorstellung davon, wie sich die Stimme in das Ganze einfügt, ist sehr wichtig.

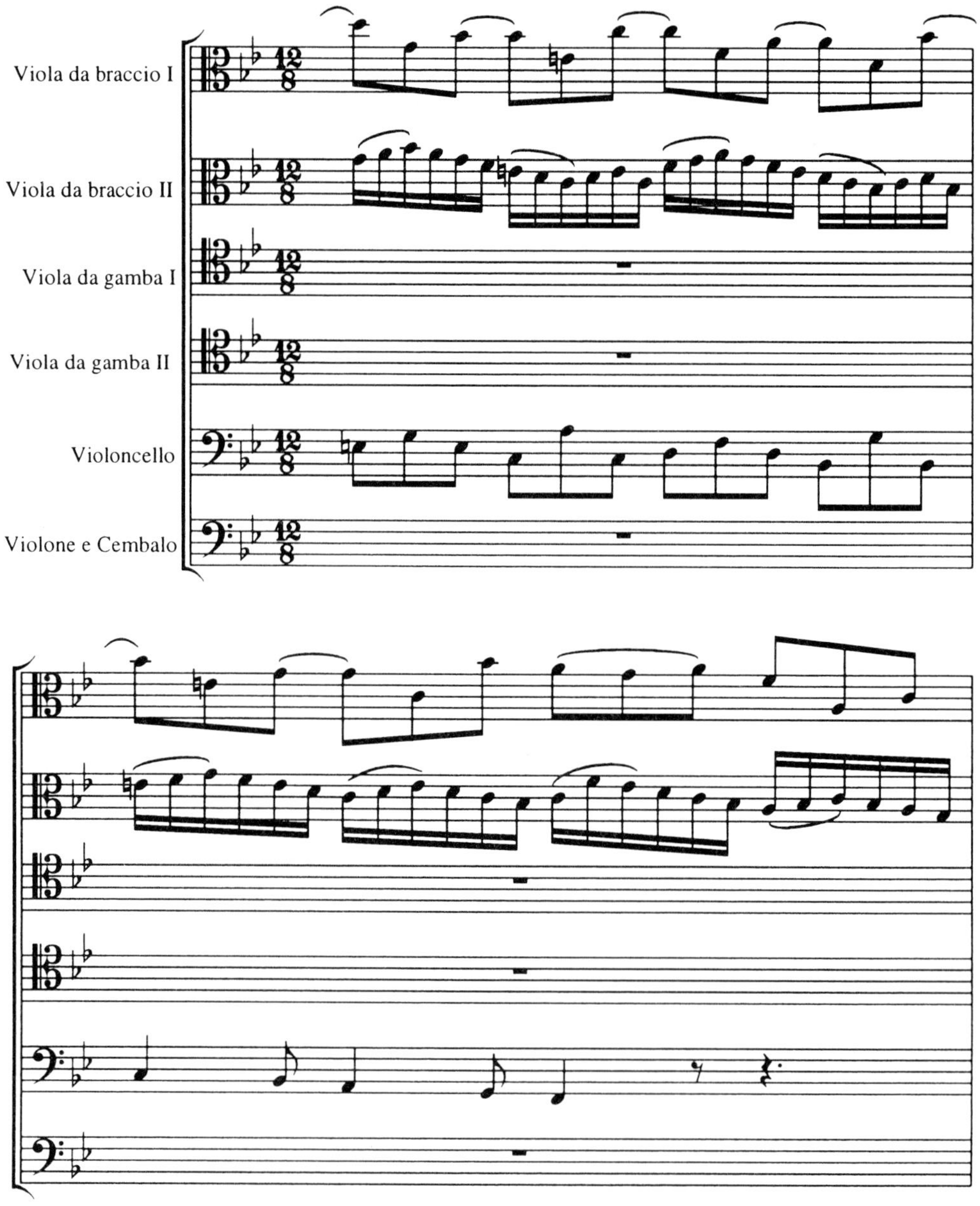

Stellen Sie sich eine beim Zusammenspiel deutlich wahrnehmbare Stimme möglichst genau vor (eventuell spielen Sie sie vorher auf Ihrem Instrument). Wenn Sie die 1. Bratsche spielen, bietet sich im angegebenen Beispiel hierfür zunächst die Cellostimme an. Wenn es Ihnen möglich ist, stellen Sie sich anschließend diese Stimme zusammen mit Ihrer eigenen vor. Sollte dies eine Überforderung sein, spielen Sie Ihren eigenen Part (zunächst langsam dann schneller, bis das erforderliche Tempo erreicht ist), während Sie zumindest den Rhythmus, möglichst aber auch die Tonhöhe und den harmonischen Aufbau der anderen Stimme innerlich mithören. Achten Sie dabei auch auf das gemeinsame Ergebnis von vorgestellter und gespielter Stimme. Es empfiehlt sich, dieselbe Vorstellungsübung auch mit der anderen beziehungsweise gegebenenfalls mit weiteren Stimmen durchzuführen. In diesem Beispiel sollte eine genaue Vorstellung von der 2. Bratsche vorhanden sein, damit Achtel- und Sechzehntelbewegung in guter Übereinstimmung gespielt werden können. Lassen Sie das Mitdenken anderer Stimmen zur Gewohnheit werden, wenn Sie Stücke üben, die Sie mit anderen Musikern zusammen spielen wollen!
Versuchen Sie auch das umgekehrte: Spielen Sie eine oder mehrere andere Stimmen und stellen Sie sich die eigene dabei nur vor. Diese genaue Vorstellung von der eigenen Stimme ist dann ganz besonders wichtig, wenn Ihr Part teilweise von anderen Instrumenten überdeckt wird und nicht kontinuierlich gehörsmäßig verfolgt werden kann.

Die Ausführung von Synkopen gegen eine Begleitstimme oder das Durchhalten dieser Stimme fällt manchen Musikern schwer, wenn das Zusammenspiel in einem hohen Tempo über mehrere Takte aufrechterhalten werden muss. Während beim langsamen Spiel die Synkopen noch als Reaktion auf das Hören der Töne der anderen Stimme gespielt werden können, reicht die Reaktionszeit bei einer Beschleunigung schließlich nicht mehr aus. Die sonst so erfolgreiche Methode, das Tempo beim Üben kontinuierlich zu steigern, ist in diesem Fall häufig zum Scheitern verurteilt, weil ein bestimmtes Tempo nicht überschritten werden kann. Bei einer zunehmenden Beschleunigung besteht beim gemeinsamen Spiel die oft schwer zu überwindende Tendenz, die rhythmische Verschiebung zwischen den Stimmen allmählich aufzugeben, so dass die Töne beider Stimmen schließlich zusammenfallen. Langsames Üben ist aber nicht sinnlos, wenn die richtige Strategie angewendet wird.

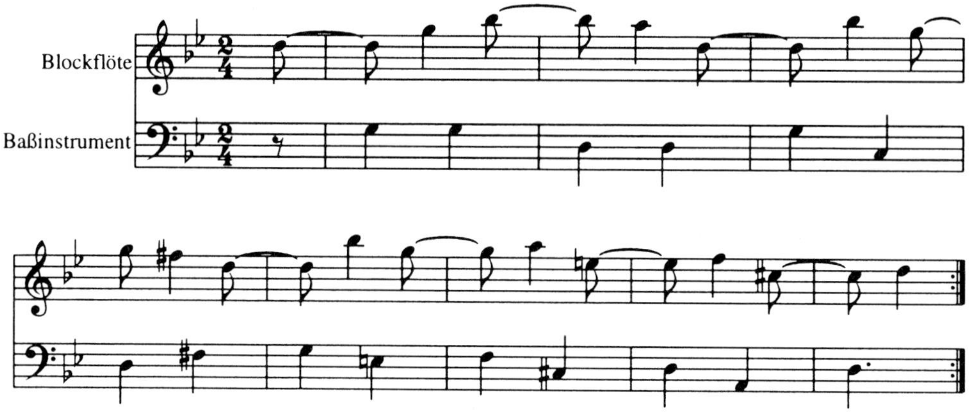

Francesco Barsanti, Sonata in g-Moll, Gavotta ab Takt 17

Stellen Sie sich die andere Stimme langsam in ihrem richtigen Bezug zu den Taktschwerpunkten so genau wie möglich vor (eventuell nachdem Sie sie zuvor gespielt haben). Spielen Sie jetzt zusätzlich ihren eigenen Part, hören Sie das gemeinsame Ergebnis innerlich genau mit und verdeutlichen Sie es eventuell, indem Sie die Achtel auf beliebige Silben mitsprechen oder (teilweise oktaviert) mitsingen.

Wahrgenommen wird, vereinfacht dargestellt, dann Folgendes (die Bassstimme wurde oktavversetzt und die tatsächliche Notenlänge der Übersichtlichkeit halber nicht berücksichtigt):

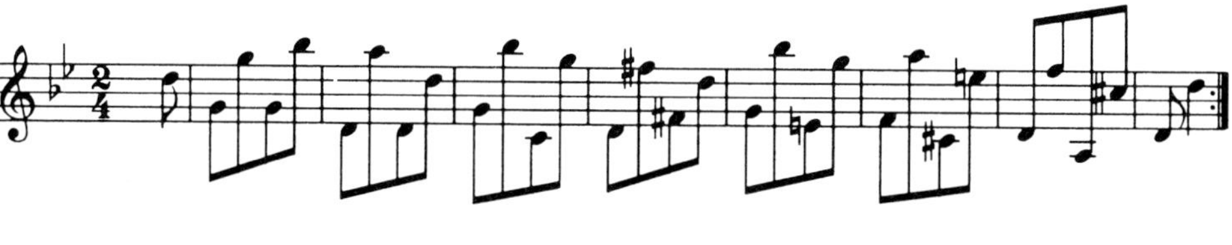

Auf diese Weise steigern Sie das Tempo, was wahrscheinlich bei dieser Art zu hören (keine nachfolgende Reaktion auf die andere Stimme sondern ein Mit- und Voraushören des gemeinsamen Ergebnisses) gut möglich ist. Es empfiehlt sich, bei jedem Üben solcher Synkopen die andere Stimme in der Vorstellung mitlaufen zu lassen, damit sie fester Bestandteil der musikalischen Vorstellung wird. Wenn Sie dann zusammen spielen, achten Sie nicht isoliert auf die eigene oder die andere Stimme sondern auf das gemeinsame Ergebnis, das Ihnen ja aus der Vorstellung bekannt ist. Gelingt das nicht sofort, beginnen Sie wieder langsam und verfolgen Sie dabei von vornherein beide Stimmen bewusst als Einheit der übergebundenen Achtelnoten.

Auch bei der Wiedergabe einer polyphonen Komposition auf dem Klavier lässt sich durch mentales Üben das Mithören und die Darstellung der einzelnen Stimmen verbessern, auch wenn eine vollständige Vorstellung aller Stimmen nicht möglich ist. Das folgende Notenbeispiel aus der vierstimmigen Fuge in g-Moll aus dem zweiten Teil des Wohltemperierten Klaviers von Johann Sebastian Bach erfordert eine genaue gehörsmäßige Vorstellung unter anderem für den Einsatz des Themas in Takt 20. Die Lage in einer Mittelstimme und die Pausen zwischen den im Vergleich zu den Sechzehnteln der anderen Stimmen langen Noten des Themas erschweren das Hören sowohl für den Spieler selbst als auch für den außenstehenden Zuhörer. Folgendermaßen können Sie vorgehen, um dieses Problem besser zu bewältigen, auch wenn die gleichzeitige Vorstellung und gehörsmäßige Wahrnehmung aller Stimmen nicht gelingt. (Das Erarbeiten einer Fuge mit mentalem Üben nach der Methode von Tatjana Orloff-Tschekorsky wird ab Seite 106 beschrieben)

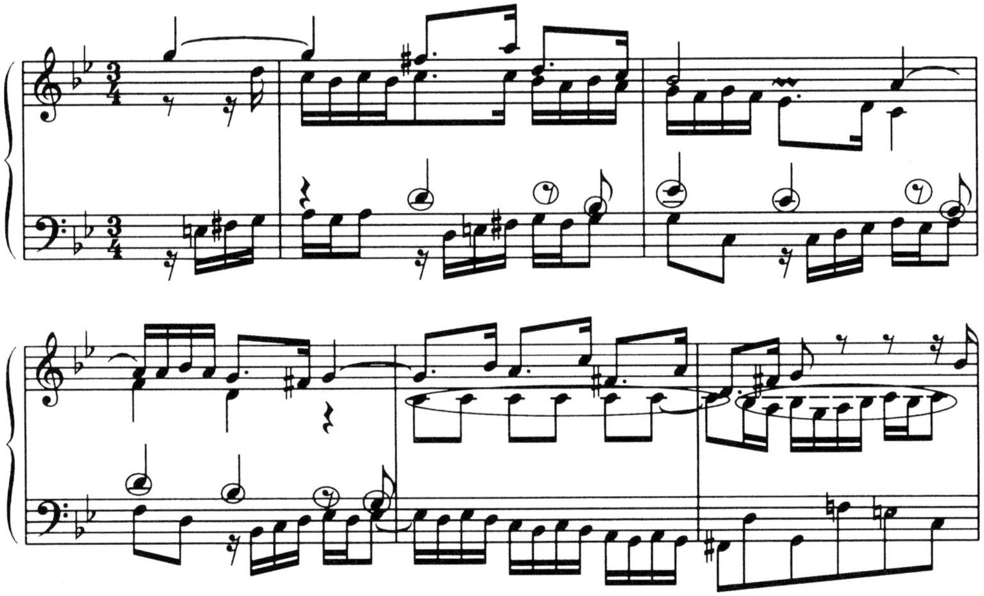

Johann Sebastian Bach, Fuge in g-Moll aus dem zweiten Teil des Wohltemperierten Klaviers ab Takt 19

> *Lernen Sie zunächst die Stelle soweit, bis Sie sie fingertechnisch ausreichend beherrschen. Stellen Sie sich dann (eventuell nach vorhergehendem Spielen) sehr genau den Themeneinsatz und den weiteren Verlauf dieser Stimme gehörsmäßig vor und beziehen Sie das dynamische Verhältnis zu den anderen (notfalls nur undeutlich wahrgenommenen) Stimmen in die Vorstellung mit ein.*

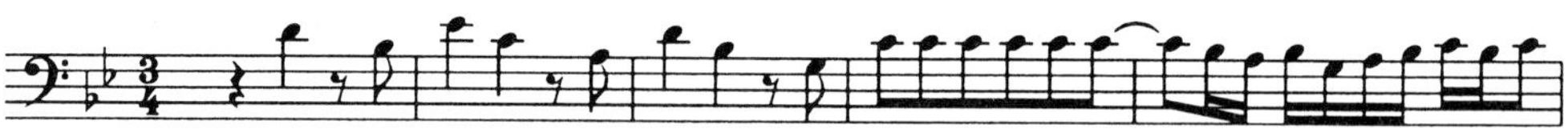

Spielen Sie das Thema anschließend gemeinsam mit der Unterstimme und kontrollieren Sie, ob das tatsächliche Ergebnis Ihrer Vorstellung entspricht. Wenn Sie mit dem Ergebnis nicht zufrieden sind, können Sie sich die Aufgabe vereinfachen, indem Sie das Thema mit der rechten Hand spielen, während die linke die Unterstimme ausführt. Wahrscheinlich wird es Ihnen auch gelingen, sich diese beiden Stimmen zusammen vorzustellen, wobei Sie das Augenmerk wieder auf das dynamische Verhältnis und auf die musikalische Führung des Themas richten. Fahren Sie dann so fort, dass Sie anschließend das Thema mit der Oberstimme und danach mit der anderen Mittelstimme kombinieren. Hören Sie zwischendurch immer wieder (innerlich und konkret) auf die bewusste Stimmführung und die dynamische Gestaltung. Als letzten Schritt versuchen Sie, sich alle Stimmen zusammen so genau wie möglich vorzustellen und lassen Sie das Thema dabei klar hervortreten. Spielen Sie dies anschließend und vergleichen sie sorgfältig das reale Ergebnis mit der Vorstellung.

Die genaue Vorstellung und musikalische Führung des Themas ist erst der Anfang für das bewusste Hören einzelner Stimmen. Das Bestreben sollte dahin gehen, dass der Verlauf einer jeden Stimme ebenso deutlich gehört und gedanklich verfolgt werden kann wie das Thema. (Die Grenze für ein in dieser Weise echtes mehrstimmiges Hören liegt wahrscheinlich auch beim Geübten bei drei Stimmen, weitere Stimmen können nur aus den gehörten Harmonien ergänzt werden.)

Mentales Bewegungslernen an Beispielen

Wenn Sie mit Hilfe des Mentalen Trainings Musizierbewegungen neu lernen oder verbessern wollen, können Sie auf allen Instrumenten in ähnlicher Weise vorgehen. Die Bewegungen werden (möglichst einschließlich der entstehenden Töne) entweder in ihrer Gesamtheit oder mit Augenmerk auf einzelne Bewegungsanteile so genau wie möglich vorgestellt und anschließend gespielt. Dies wird in der Regel in verschiedenen Tempi mehrmals wiederholt. Welche Bewegungen benötigt werden und der Beachtung bedürfen, ist je nach Instrument, Komposition sowie individuellen Bedürfnissen und Fähigkeiten sehr unterschiedlich.
Zunächst soll das Vorgehen anhand der ersten Takte des vierten Satzes vom Klaviertrio op. 1 Nr. 3 von Ludwig van Beethoven erläutert werden. Es wird bei der

Schilderung angenommen, dass die Ausführung im notwendigen Tempo schwerfällt. Wenn die Noten ohne längeres Üben mühelos gespielt werden können, ist die Aufteilung in so viele verschiedene Übeschritte nicht nötig.

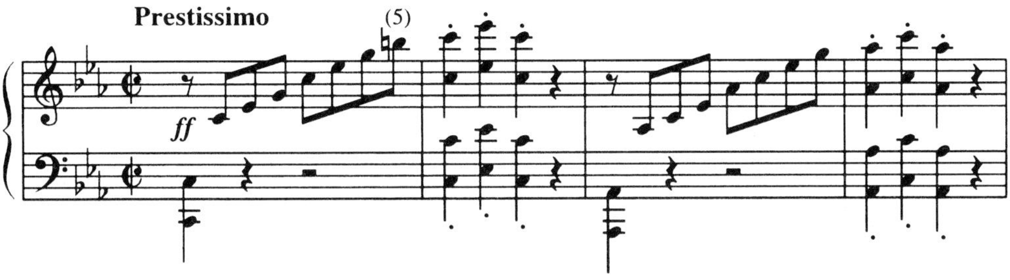

Ludwig van Beethoven, Klaviertrio op. 1 Nr. 3 in c-Moll, Finale

Am einfachsten ist die optische Vorstellung:

Beschränken Sie sich zunächst auf die rechte Hand. Sehen Sie sich die Noten an und stellen Sie sich das dazugehörige Tastenbild so genau wie möglich vor. Stellen Sie sich auch die Abstände zwischen der tiefen und der hohen Lage des Arpeggios vor. Sehen Sie in Gedanken, welche Tasten ihre Finger herunterdrücken, wie die Handstellung dabei ist, wie weit der Arm im Schultergelenk bewegt werden muss und in welcher Stellung er sich in der tiefen und in der hohen Lage befindet.

Einen wesentlich größeren Gewinn für das Lernen haben Sie, wenn Sie sich die Bewegungen nicht nur visuell, sondern die Bewegungsausführung selbst und die entstehenden Töne genau vorstellen.

Stellen Sie sich dafür zunächst nur die Fingerbewegungen der rechten Hand für die Dreiklangsbrechung in der zweiten Hälfte des ersten Taktes vor.

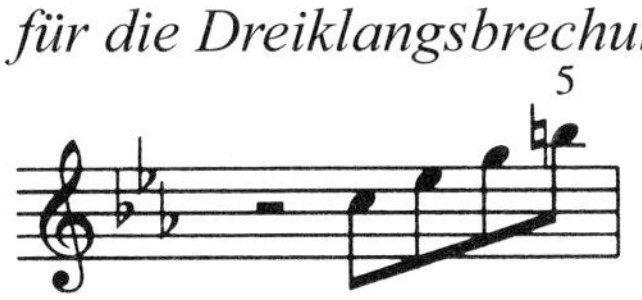

Empfinden Sie dabei die einzelnen Intervalle zunächst im Zeitlupentempo gehörs- und bewegungsmäßig. Spüren Sie innerlich, wie die Finger die Tasten herunterdrücken (zunächst legato). Achten Sie darauf, in welcher Weise Hand und Finger dabei gespreizt sind und fühlen Sie Haltung und Bewegung von Handgelenk und Unterarm. Spielen Sie die Töne im vorgestellten Tempo und

steigern sie dann das Tempo in Vorstellung und Ausführung (die Temposteigerung können Sie auch erst dann in Angriff nehmen, wenn Sie die folgenden Übeschritte im langsamen Tempo durchgeführt haben).
Als Nächstes beziehen Sie den Übergang zu den Oktaven des folgenden Taktes mit ein. Achten sie hier besonders auf die Nahtstelle zwischen h" und Oktavgriff.

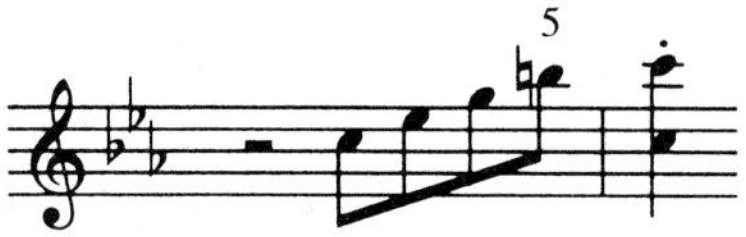

Anschließend stellen Sie sich die Oktavsprünge mit Aufmerksamkeit für die Armbewegung (und, wenn nötig, für den Oktavgriff) erst in einem langsamen Tempo vor und beschleunigen Sie wiederum mit jeweils anschließendem Spielen.

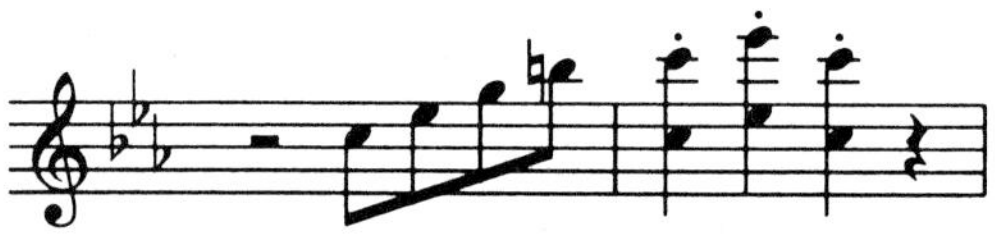

Ergänzen Sie dann die ersten drei Achtel

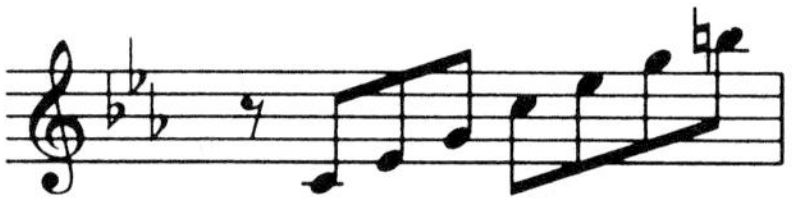

und spüren Sie dabei auch (falls der Lagenwechsel nicht sicher gelingt), wie Sie den Arm im Schultergelenk bewegen müssen, um alle Tasten zu erreichen. Richten Sie ihr Augenmerk, wenn erforderlich, darauf, wie weit dieser Positionswechsel vollzogen wird und spüren Sie die Finger- und Handgelenksbewegungen und das Gefühl in Schulter und Arm in der veränderten Lage. Versuchen Sie, gleichzeitig mit der Bewegungsvorstellung innerlich immer auch die Töne zu hören, die Ihre Bewegungen hervorbringen würden. Prüfen Sie nach, ob Ihre Bewegungs- und Klangvorstellung richtig und genau waren, indem Sie die Noten spielen.
Fügen Sie dann die ersten zwei Takte der rechten Hand zusammen, wobei Sie das erste Viertel der linken gleich mit einbeziehen.

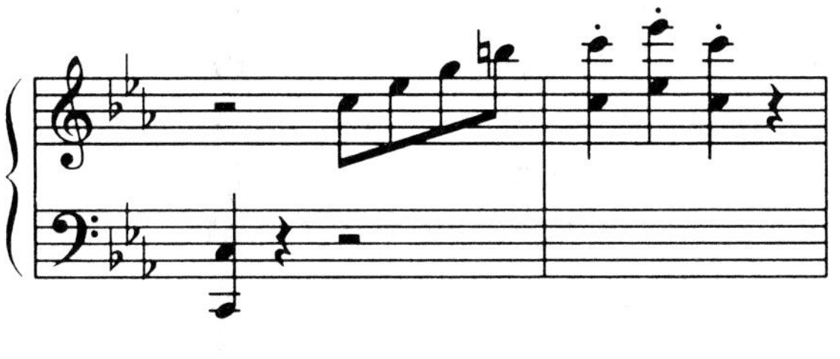

Bei diesen Takten sind auch die Kombinationen

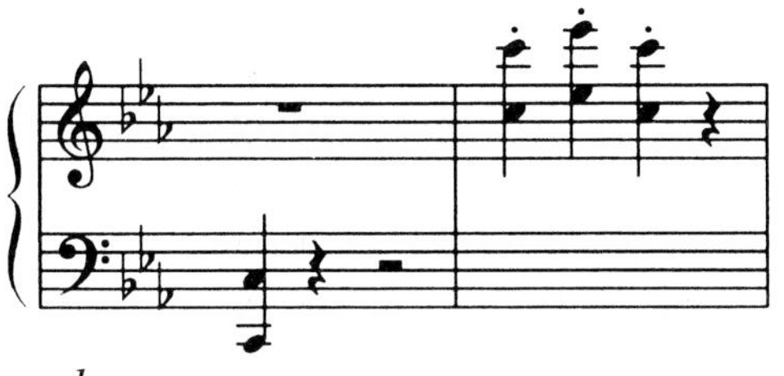

und

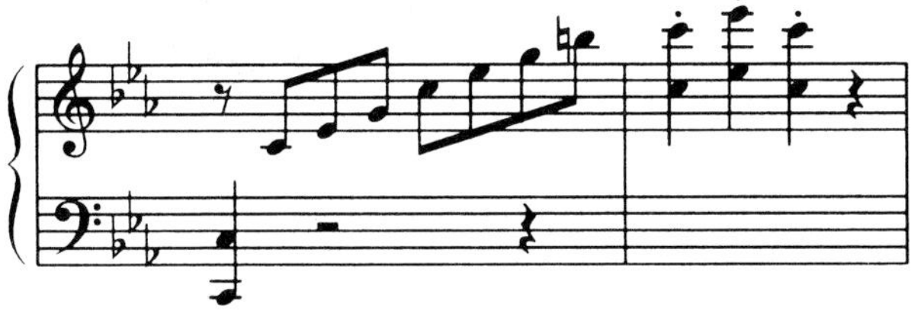

hilfreich, um mit Vorstellung und Bewegung nicht zu sehr an den ersten unbetonten Achteln hängen zu bleiben.
Die Dreiklangsbrechungen sollten schließlich mit non-legato-Anschlag ausgeführt werden. Dies wird anschließend in die Vorstellung und Ausführung mit einbezogen, desgleichen die Dynamik (fortissimo).
Nun üben Sie die Oktavsprünge der linken Hand entsprechend und schließlich beide Hände zusammen.

Steigern Sie das Tempo in der Vorstellung und richten Sie die Aufmerksamkeit entweder auf das Bewegungsgefühl für die gesamte Bewegung oder getrennt mal auf die Hand oder die Finger und mal auf die großräumigen Bewegungen. Achten Sie auch darauf, ob das Handgelenk sich mit der nötigen Lockerheit bewegt oder verkrampft ist und lösen sie gegebenenfalls die Verspannungen. Spielen Sie jeweils im Anschluss an die Vorstellung und korrigieren beziehungsweise intensivieren Sie diese, falls die Ausführung nicht gelingt.

Je höher das Tempo ist, umso undeutlicher wird meist die Vorstellung der einzelnen Fingerbewegungen. Dies muss gegebenenfalls in Kauf genommen werden, weil sonst die nötige Temposteigerung erschwert wird oder gar nicht möglich ist.

Auch eine zu starke verstandesmäßige Kontrolle beim anschließenden Spielen ist der Schnelligkeit der Bewegungen abträglich.

Wenn Sie sich konzentriert und entspannt auf diese oder eine ähnliche Ihrem Leistungsniveau entsprechende Übung einlassen können, werden Sie wahrscheinlich bemerken, dass durch die vorausgehende Vorstellung die Bewegungen sehr viel selbstverständlicher und lockerer und ohne die sonst häufig bei neuen Bewegungen auftretende Anspannung nicht benötigter Muskelgruppen ausgeführt werden können. Auch die Treffsicherheit (wenn sie nicht durch übermäßige Kontrolle oder Angst vor falschen Tönen beeinträchtigt wird), verbessert sich durch die genaue Vorstellung, und die Temposteigerung kann durch gedankliche Beschleunigung sowie in diesem Fall durch das Augenmerk auf die großräumigen Bewegungen leichter erreicht werden. Voraussetzung ist allerdings, dass die Fähigkeit zur Bewegungsvorstellung ausreichend vorhanden ist. Die bereits gemachten Bewegungserfahrungen müssen bei der Vorstellung ein konkretes Gefühl für die Bewegungen ermöglichen, denn nur dann können die Finger der Vorstellung auch tatsächlich zuverlässig folgen. Diese Fähigkeit ist häufig nicht sofort vorhanden und muss dann erst durch aufmerksames Spüren und Vorstellen der Bewegungen erworben werden.

Das gemeinsame Spiel der ganzen Komposition erfordert viel mehr als nur die Ausführung der richtigen Bewegungen für jeweils kurze Abschnitte: Zum einen müssen die Bewegungen soweit geübt sein, dass sie auch ohne unmittelbar vorausgehende intensive und detaillierte Vorstellung kleiner Abschnitte im großen Zusammenhang ausgeführt werden können. Zum anderen sind für die musikalische Gestaltung vor allem Überblick und Verständnis für das ganze Stück notwendig, außerdem die Fähigkeit, mit anderen gemeinsam zu spielen und nicht zuletzt die ausreichende Konzentration. Auf diese Bedingungen wird an anderer Stelle eingegangen. Weitere Anleitungen zum mentalen Üben der Musizierbewegungen (Einteilung in Abschnitte, Temposteigerung u. Ä.) werden im Kapitel über die Methode von Tatjana Orloff-Tschekorsky ab Seite 98 gegeben.

Auf jedem Instrument muss sich der Spieler mit anderen Problemen auseinandersetzen. Insbesondere die Atmung beim Bläser sowie seine Mund- und Lippenbewegungen aber auch die saubere Intonation bei Streich- und Blasinstrumenten sind Anforderungen, die ein gegenüber dem Tasteninstrument abweichendes Vorgehen erfordern. Hier sollen zwei Beispiele aus dem ersten Satz der Sonate für Flöte und Klavier von Francis Poulenc Anregungen zum eigenen Experimentieren geben[17]. Eine Beschreibung für Geiger folgt im anderen Zusammenhang auf Seite 90.

Unabhängig davon, welches Instrument Sie spielen, immer steht am Beginn solcher mentalen Übephasen die innere Sammlung und Ruhe, um die nötige Konzentration aufzubringen. Auch Motivation und eine Zielvorstellung darüber, was Sie verbessern wollen, sollten vorhanden sein.

Die erste Stelle (bei Ziffer 4) bietet vor allem fingertechnische Probleme.

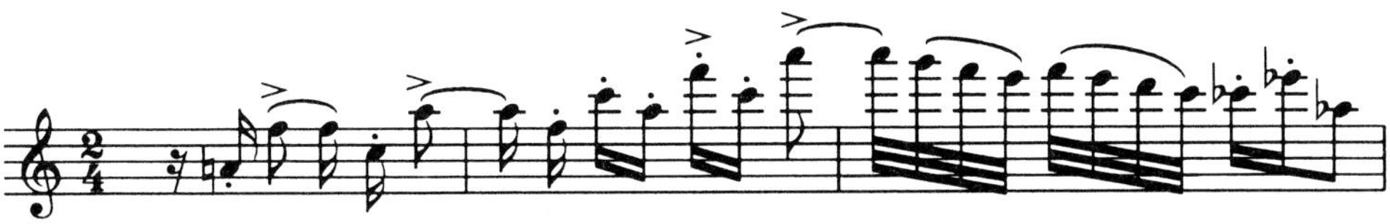

Francis Poulenc, 1. Satz der Sonate für Flöte und Klavier, Ziffer 4

Stellen Sie sich die Fingerbewegungen und die Töne der abgedruckten Takte oder zunächst eines kürzeren Abschnittes in einem sehr langsamen Tempo genau vor und spielen Sie dies anschließend in dem Tempo, das Sie sich vorgestellt haben. Sinnvoll ist eine Unterteilung in einen Abschnitt von a' bis a''', bei dem Sie das richtige Maß für die Akzente in die Vorstellung einbeziehen und einen zweiten, der mit den Zweiunddreißigsteln beginnt. Hier muss besonders auf die Leichtigkeit der schnellen Töne geachtet werden. Steigern Sie dann allmählich das Tempo (eventuell mit Metronom) und wiederholen Sie Vorstellung und Spiel, bis Sie die Grenzen Ihrer Vorstellungsfähigkeit oder das notwendige Tempo erreichen. Wenn Sie nicht in einer Arbeitsphase an dieses Ziel gelangen, wiederholen Sie den Vorgang entsprechend an den folgenden Tagen. Wahrscheinlich werden Sie bemerken, dass, selbst wenn alte Hemmungen und Ängste mit dieser Stelle verbunden sind, sich bald eine größere Sicherheit einstellt.

Neun Takte später sind ganz andere Probleme zu bewältigen und entsprechend anders wird auch das Üben gestaltet. Hier liegt die Schwierigkeit in den mit Doppelzungentechnik gespielten Wiederholungen der zum Teil hohen und schwer spielbaren Töne (z.B. ges'''), die, was die Ausführung zusätzlich erschwert, leise gespielt werden sollen.

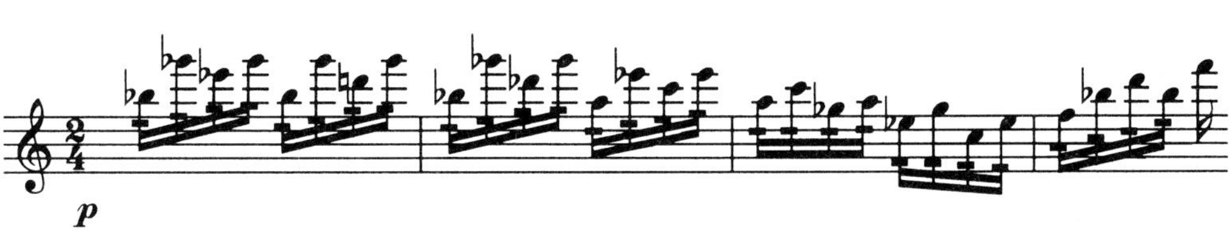

Francis Poulenc, 1. Satz der Sonate für Flöte und Klavier, nach Ziffer 5

[17] Die folgenden Anregungen basieren großenteils auf Erfahrungen des Flötisten Rainer Berger, Köln, der die von der Pianistin Tatjana Orloff-Tschekorsky entwickelte Methode des „*Mentalen Trainings in der musikalischen Ausbildung*" auf Blasinstrumente übertragen hat.

Es empfiehlt sich, die Töne zunächst ohne die Repetition, also ohne Doppelzunge legato vorzustellen und zu spielen, wobei Sie darauf achten sollten, dass die Tongebung leicht und der Ton in Vorstellung und Ausführung möglichst leise ist. Erst danach werden die für die Tonwiederholungen erforderlichen Zungenbewegungen einbezogen mit Augenmerk auf die präzise Ausführung der Artikulationssilben (de-ge oder ähnlich). Wie oben beschrieben, erfolgt anschließend die kontinuierliche Temposteigerung von Vorstellung und Spiel. Günstig für Genauigkeit und Sicherheit wirkt es sich auch hier aus, wenn Sie nicht schneller spielen als Sie denken können.

Bei Passagen, die in unterschiedlichen Bereichen besondere Schwierigkeiten aufweisen, werden diese nacheinander in den Brennpunkt der Aufmerksamkeit gerückt, zum Beispiel zunächst die fingertechnischen Anforderungen bewältigt und dann das Hauptaugenmerk auf die Artikulation oder die Atmung gerichtet. Später können Sie zwischen den verschiedenen Problembereichen hin und her wechseln oder jeweils zwei zusammenfassen.

Wenn Sie Verbesserungen der Tongebung und des Ansatzes durch mentales Üben anstreben, müssen Sie hierfür nicht unbedingt das Augenmerk auf die Lippenstellung und -spannung richten und diese analysierend wahrnehmen und vorstellen. Sind bereits die entsprechenden Bewegungs- und Klangerfahrungen vorhanden, stellt sich ein Gewinn häufig schon dadurch ein, dass die Töne sehr genau vorgestellt werden, zum Beispiel die hohen Töne bei Blechbläsern. Auch ein Sänger muss sich nicht unbedingt auf die Bewegungsempfindungen des Kehlkopfes konzentrieren, sondern das Wesentliche kann die Tonvorstellung sein. Mentales Üben beim Musizieren ist ohnehin nicht immer gleichbedeutend mit analysierendem Durchdenken. Klang- und Tonhöhenvorstellung, von manchen Musikern auch verbunden mit emotionalen Empfindungen und mit dem Visualisieren von Farbeindrücken oder anderen Bildern, ist eine davon unabhängige Möglichkeit, von geistiger Arbeit zu profitieren.

Wer dazu übergeht, Bewegungen nicht nur körperlich sondern auch geistig zu üben, muss sich möglicherweise auch mit Problemen auseinandersetzen, die durch das veränderte Üben auftreten können. Eine Gefahr besteht darin, dass sich beim mentalen Üben die Bewegungsvorstellung nicht von Details löst, die im hohen Tempo gar nicht mehr genau verfolgt werden können. Dadurch bleibt das Tempo in der Vorstellung zu langsam, was sich meist beim Spielen nachteilig auswirken wird. Die Folge kann dann sein, dass nicht mehr so schnell gespielt wird, wie es mit motorischen Übemethoden gut möglich gewesen wäre. Viele mental übende Musiker sind der Meinung, dass grundsätzlich nicht schneller gespielt werden sollte als die Vorstellung erlaubt. Es darf aber bezweifelt werden, dass diese Forderung den unterschiedlichen Fähigkeiten und den Erfordernissen auf den verschiedenen Instrumenten tatsächlich gerecht wird. Insbesondere bei den ersten Versuchen mit dem Mentalen Training fällt es häufig schwer, das erforderliche Tempo vorstellungsmäßig zu erreichen.

Eine andere Gefahr liegt in einer starken verstandesmäßigen Kontrolle der Bewegungen, die vor allem dann unnötig und häufig hinderlich wird, wenn diese schon gelernt sind. An manchen Stellen gelingt das Mitdenken zwar noch, wenn mit höchster Konzentration und ohne Stress gespielt wird. Wenn sich aber Aufregung oder Ablenkung störend bemerkbar machen, kann der Versuch, an der genauen Bewegungsvorstellung auch beim Spielen festzuhalten, zu Irritation, Fehlern oder Blockierungen führen. Um dies zu vermeiden empfiehlt es sich, die Aufmerksamkeit häufig auf größere Zusammenhänge und auf die musikalische Gestaltung oder andere Aspekte zu lenken, sobald die Bewegungen sicher beherrscht werden. In diesem Stadium sollte man sich lieber auf die Finger verlassen, als durch ängstliche Kontrolle Fehler erst herbeizuführen.

Mentales Üben beim Singen

Nicht nur der Instrumentalist profitiert vom mentalen Üben, auch der Sänger kann auf diese Weise auf den verschiedensten Gebieten Verbesserungen erreichen. Mentales Training für Sänger ist ein so umfangreiches Thema, dass sich ein ganzes Buch damit füllen ließe. Von den vielen verschiedenen Möglichkeiten, Mentales Training beim Gesang anzuwenden, soll an dieser Stelle nur der Weg erwähnt werden, der dem beschriebenen Bewegungslernen auf dem Instrument vergleichbar ist. Sowohl bei technischen Übungen als auch beim Studium der Gesangsliteratur lässt sich diese Art des Mentalen Trainings nutzbringend anwenden.

Viele Sänger haben Angst vor bestimmtem Tönen (meist den hohen), vor großen Sprüngen oder manchen Tonfolgen. Dies wirkt sich ungünstig auf die beteiligten Muskeln aus und verhindert klangschönes und sicheres Singen. Diese nachteiligen Veränderungen lassen sich durch mentales Üben aufspüren und im vergleichenden Wechsel zwischen Singen und Vorstellen allmählich abbauen. Insbesondere Verspannungen in der Kiefer- und Kehlkopfmuskulatur laufen dann nicht mehr als untrennbarer Teil der eingeübten Bewegungen ab, sondern können isoliert aufgespürt und vermieden werden. Eine Tonleiter, gesungen auf den Vokalen u-o-a-o-u, möge als Beispiel dienen.

Singen Sie zunächst eine Tonleiter. Beginnen Sie dabei die aufsteigende Tonfolge mit dem Vokal u und gehen Sie über o zum a, mit dem Sie den höchsten Ton erreichen, von dort wieder in umgekehrter Reihenfolge zurück. Stellen Sie sich anschließend eventuell nur für die ersten Töne die Bewegungen und die Tonhöhe genau vor. (Die Bewegungsvorstellung ist gerade beim Singen untrennbar mit der Tonhöhen- und Klangvorstellung verbunden). Achten Sie dabei auf die Aktivität von Mund und Rachen, Kiefer und Kehlkopf. Singen Sie anschließend und vergleichen Sie das Ergebnis mit der Vorstellung. Wiederholen Sie gedankliches und reales Singen der ganzen Tonleiter noch ein- oder zweimal und führen Sie dasselbe einen Ton höher aus. Prüfen Sie besonders in den extremen Lagen, ob Vorstellung und Ausführung tatsächlich übereinstimmen und korrigieren Sie sich gegebenenfalls entsprechend.

Eventuell gleichzeitig oder sonst in einem getrennten Arbeitsgang richten Sie das Augenmerk auf die Atmung. Stellen Sie sich vor, wie sich Brustkorb und Bauch verändern und spüren Sie dem Gefühl für die Atemstütze nach[18]*. Singen Sie anschließend wieder die Tonfolge. Wenn Probleme auftauchen beobachten sie sorgfältig, wo Vorstellung und Ausführung von einander abweichen und versuchen Sie, eine bessere Übereinstimmung zu erzielen.*

Die umfassende Vorstellung

Die vorausgehenden Abschnitte berühren nur Teilaspekte der Bewegungsausführung und der musikalischen Vorstellung. Beim mentalen Üben ist es möglich und sinnvoll, noch weitere Details der Wiedergabe einer Komposition in den Brennpunkt der Aufmerksamkeit zu rücken. Dabei bleibt es Ihrer individuellen Entscheidung überlassen, in welcher Reihenfolge Sie sich mit den verschiedenen Aspekten der Wiedergabe befassen, wie weit sich das Augenmerk immer nur auf einen der angegebenen Parameter richtet oder ähnliche zusammengefasst werden und wie weit die musikalischen Gestaltung bereits einbezogen wird, bevor die technischen Probleme gelöst sind.

Die Kapazität der Aufmerksamkeit ist auch bei der Vorstellung begrenzt. Zwar können viele Dinge gleichzeitig bewusst wahrgenommen oder vorgestellt werden, wenn sie als Teile einer übergeordneten Einheit ganzheitlich aufgefasst werden können, aber wenn es um feinste Unterscheidung von Details geht, ist es unerlässlich, sie einzeln ins Bewusstsein zu rufen. Es ist nicht möglich, auf dem Klavier eine Pedalisierung zu lernen, die vom gewohnten Gebrauch des Pedals abweicht, gleichzeitig das dynamische Verhältnis der verschieden Stimmen zueinander bewusst zu kontrollieren und vielleicht sogar noch die Agogik zu verändern. Beim täglichen Üben unterliegen aber viele Musiker diesem Trugschluss. Natürlich kann auch ohne Mentales Training die Aufmerksamkeit nacheinander auf die verschiedenen Parameter gelenkt werden, aber bei der geistigen Arbeit ohne

[18] Siehe Renate Klöppel: *Das Gesundheitsbuch für Musiker*, S. 223.

Ablenkung durch die körperliche Aktivität und die Sinneswahrnehmungen kann die Konzentration auf ein bestimmtes Detail leichter aufrechterhalten werden.

Nicht nur viele Schüler sondern auch fortgeschrittene Spieler haben eine verblüffende Fähigkeit, sich an Fehler zu gewöhnen, dass heißt, das für richtig zu halten, was sie häufig wiederholen. Rhythmische Ungenauigkeiten, musikalisch nicht begründete Temposchwankungen, zu kurz gehaltenen Pausen, unsauberes Spiel, ungenaue Pedalwechsel auf dem Klavier und vieles andere mehr können den geübten und aufmerksamen Hörer erheblich stören, während der Spieler diese gar nicht bemerkt.

Erst die genaue Wahrnehmung des eigenen Spiels, des *Ist*, und der Vergleich mit dem, was richtig und gewollt ist, dem *Soll*, ermöglicht Lernen. Notwendig hierfür ist eine klare Vorstellung vom angestrebten musikalischen Ergebnis, dem *Soll*. Sinnvolles Üben setzt voraus, dass dieser Vergleich *Ist* = *Soll* sorgfältig und bewusst vorgenommen wird und Abweichungen dadurch ausgeglichen werden, dass das *Ist* dem *Soll* angepasst wird und nicht umgekehrt.

Schülern ist dieses *Soll* oft schlichtweg nicht bekannt. Sie wissen häufig nicht, welche Tonhöhe genau richtig ist, wie das Tempo eines Stückes sein müsste oder wie der dynamische Ablauf einer Phrase ist. Dies geduldig immer wieder zu vermitteln, bis der Schüler es im Gedächtnis behält und sich schließlich auch vorstellen kann, ist eine wesentliche Aufgabe des Lehrers. Der Fortgeschrittene hingegen hat meist die Voraussetzungen, ein ganz klares Bild vom *Soll* zu haben, er verschwendet aber häufig keinen Gedanken darauf und ruft es sich nicht ins Bewusstsein.

Um diesem Mangel abzuhelfen bietet sich das Mentale Training ganz besonders an. Die vorausgehende Vorstellung ermöglicht ein äußerst klares Bild vom *Soll*, das durch das anschließende Spiel mit dem tatsächlichen *Ist* verglichen werden kann. Mit einer Deutlichkeit, die sonst ohne technische Hilfsmittel kaum erreicht werden kann, lassen sich Abweichungen feststellen und im weiteren Wechsel von Vorstellung und Spiel so weit wie möglich korrigieren. Auf weitere Mittel, diesen *Ist-Soll*-Vergleich durchzuführen und das *Soll* an noch höheren Ansprüchen zu orientieren, sollte aber auch der mental übende Musiker nicht verzichten: Tonaufnahmen vom eigenen Spiel und vergleichendes Hören von Aufführungen und Aufnahmen mit anderen Interpreten schulen immer wieder aufs Neue Ohr und Vorstellungsfähigkeit. Denn, das sollte noch einmal betont werden, Vorstellung ist nur möglich, wenn Gleiches oder Ähnliches bereits wahrgenommen worden ist.

Mentales Üben ist auch sehr geeignet, alte Fehler zu verbessern. In der Vorstellung können Spiel- und auch Denkgewohnheiten leichter durchbrochen werden, weil nicht wie beim Spielen vor allem von lange geübten Stücken Gewohnheiten, Gedanken und Wahrnehmungen automatisch als Teil eines motorischen und geistigen Gesamtprogramms mitlaufen.

Eine ganze Reihe verschiedener Aspekte des Lernens und der Wiedergabe einer Komposition bedürfen der Aufmerksamkeit und müssen beim Üben berücksichtigt werden. Die folgende Aufzählung erhebt keinen Anspruch auf Vollständigkeit, und für jede Komposition und für jeden Übenden werden sich unterschiedliche Schwerpunkte bei der Bewertung ergeben.

- Notentext
- intellektuelles Verständnis und musikalische Vorstellung von Klang und Charakter
- zusammenfassendes Lesen und Denken
- Musizierbewegungen
- Atmung
- Haltung und Muskelspannung
- Rhythmus, Intonation, Artikulation, Dynamik, Klangfarbe, Tonqualität und Ausdruck
- Phrasierung und Gestaltung einer Komposition als Ganzes

Der Notentext

Texttreue Wiedergabe ist heute, anders als noch in der ersten Hälfte des 20. Jahrhunderts, wo Zutaten des Herausgebers zum originalen Notentext nach seinem Gutdünken gang und gäbe waren, zumeist eine Selbstverständlichkeit. Aber wie sieht es in der Praxis bei allem guten Willen damit aus? Selbst wenn zunächst beim ersten Erarbeiten der Notentext noch richtig gelernt wurde, schleichen sich leicht nach und nach die verschiedensten Ungenauigkeiten ein, angefangen von einer dynamischen Gestaltung, die den Vorgaben des Komponisten widerspricht, bis hin zu völlig anderen Tönen als den notierten. Manchmal werden die Fehler zufällig entdeckt und nicht selten fallen sie in besonders unpassenden Momenten ins Auge. Gerade dann, wenn Publikum anwesend ist, wird plötzlich ein zusätzliches Vorzeichen, ein abweichend eingezeichneter Fingersatz, ein immer falsch gespielter Ton oder sonst irgend etwas bemerkt, was immer anders gespielt wurde, und die Irritation ist kaum vermeidbar.

Mentales Üben, das heißt die genaue Vorstellung der Bewegungen und des Klanges mit Blick in die Noten, deckt in der Regel diese Unstimmigkeiten auf, kann doch ohne Ablenkung durch die tatsächlich ausgeführten Bewegungen und die damit verbundenen Wahrnehmungen die Übereinstimmung von Spielbewegung und Notentext sehr effektiv überprüft werden. Natürlich ist langsames Durchspielen geeignet, Fehler aufzudecken und zu verbessern. Durch den Wechsel zwischen geistiger Arbeit und motorischer Aktivität erlaubt jedoch das Mentale Üben eine noch zuverlässigere

Wahrnehmung von Unstimmigkeiten, die nach sorgfältiger Vorstellung der richtigen Töne sofort gewissenhaft korrigiert werden sollten. Die Erfahrung zeigt weiter, dass andere Unzulänglichkeiten, wie zum Beispiel ein ungünstiger Fingersatz, sicherer beim mentalen Üben entdeckt werden als beim langsamen Durchspielen.

Intellektuelles Verständnis und musikalische Vorstellung von Klang und Charakter

Mentales Training muss nicht immer Bewegungs- oder Klangvorstellung sein. Für viele Musiker, die noch nie den Begriff Mentales Training gehört haben, ist es selbstverständlich, die Werke zunächst analysierend zu durchdenken. Auch das gehört zum mentalen Üben. Besonders in verschiedenen fremden Kulturkreisen und in einigen Bereichen der Unterhaltungsmusik ist das intellektuelle Eindringen in die Musik nicht üblich. Es gibt auch unter den Musikern, die sich der sogenannten ernsten Musik widmen, etliche, die sich rühmen, noch nie darüber nachgedacht zu haben, was und wie sie spielen.

Die geistigen Prozesse, die beim Musizieren ablaufen, sind individuell tatsächlich so unterschiedlich, dass es wohl keinen Weg und keine Empfehlungen gibt, die für jeden Musiker richtig sind. Intellektuelles Verständnis für die gespielte Musik muss deswegen auch nicht in jedem Fall und vor allem nicht bei jeder Musik erwartet werden. Für die allermeisten Musiker aber wird es selbstverständliche Grundlage für künstlerisches Musizieren sein, das den Vorstellungen des Komponisten so weit wie möglich gerecht wird.

An einem ganz einfachen Beispiel soll verdeutlicht werden, dass ohne Kenntnisse und Verständnis manche Stellen nicht korrekt ausgeführt werden können.

Spielen Sie die Oberstimme des folgenden Notenbeispiels auf ihrem Instrument mehrmals durch (oder stellen Sie sie sich vor) und achten Sie dabei darauf, welche Noten Sie betonen.

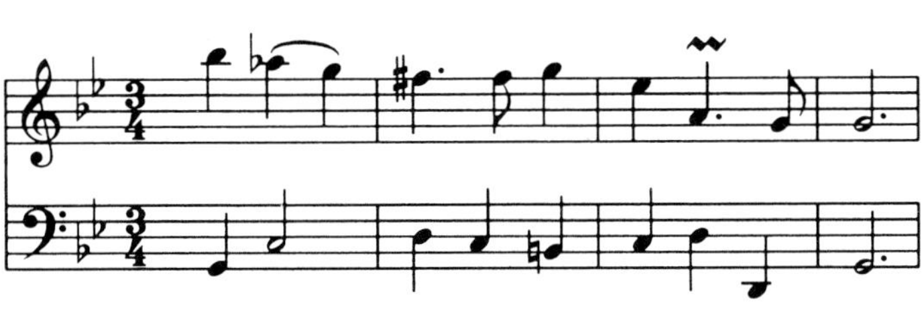

Blockflötensonate g-Moll von Francesco Barsanti, Minuet Takt 17 bis 20

Haben Sie die Betonungen entsprechend den Taktstrichen gewählt? Wenn ja, werden Sie sich vielleicht über die eigenartige Rhythmik gewundert haben. Auf jedem Fall ist eine solche Betonung an dieser Stelle nicht richtig, denn bei dem Notenbeispiel handelt es sich im zweiten und dritten Takt um eine sogenannte Hemiole, also um die Gliederung von zwei Dreiertakten in drei Zeitwerte. Diejenigen, die die Hemiolen erkannt haben, werden die Schwerpunkte anders gesetzt haben, nämlich so:

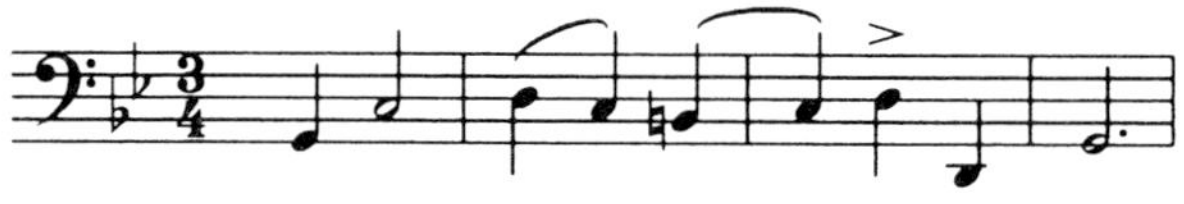

Der Cellist würde die Begleitstimme wahrscheinlich so spielen:

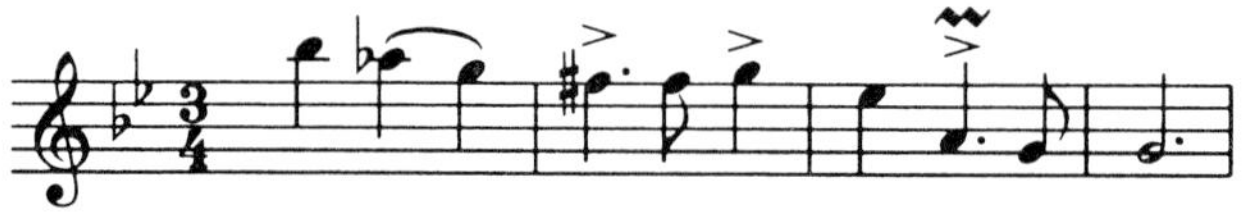

Es würde an dieser Stelle zu weit führen, die Analyse einer ganzen Komposition beispielhaft auszuführen, aber es soll dazu angeregt werden, vorhandene Kenntnisse zu nutzen, neue zu erwerben und das vorhandene Wissen und dessen Anwendung den Schülern im Unterricht zu vermitteln.
Nicht nur die musikalische Gestaltung steht durch das intellektuelle Verständnis auf sichererem Boden, sondern durch Kenntnis der musikalischen Strukturen kann auch schneller gelernt werden. Ein alltägliches Beispiel: In Kompositionen, die in Sonatenform geschrieben sind, werden Teile der Exposition in der Reprise in einer anderen Tonart weitgehend unverändert wiederholt. Meist erscheint in der Exposition das zweite Thema der Sonate in der Dominante oder der Paralleltonart, um in der Reprise bei im Übrigen weitgehend unveränderter Wiederholung des Notentextes in der Tonika zu stehen. Wenn weder dieses Wissen vorhanden ist (oder es nicht genutzt wird), noch eine genaue Tonhöhenvorstellung, die es erlaubt, die Bewegungen für die verändert wiederkehrenden Takte nach dem Gehör zu lernen und zu spielen, erfordert es ungebührlich viel und oft auch vergebliche Mühe, die einander ähnelnden Passagen sicher einzuprägen.

Intellektuelles Verständnis, vor allem wo es gepaart ist mit genauer musikalischer Vorstellung, erlaubt, eine Komposition plastisch wie ein Gebäude vor sich zu sehen und sich jede Einzelheit dieses Bauwerkes vor Augen führen zu können. Dies zu erreichen, wenn bislang den Strukturen der gespielten oder gehörten Stücke keinerlei Aufmerksamkeit gewidmet wurde, ist ein langer Weg, aber jeder kleine Schritt stellt bereits einen Fortschritt dar, den anzustreben es sich lohnt.

Vor allem, wenn die Fähigkeit vorhanden ist, die gelesenen Noten in Klangvorstellung umzusetzen, kann das Studium des Notentextes eine musikalische Vorstellung vom Charakter einer Komposition vermitteln, die sehr viel deutlicher ist, als der beim ausschließlichen Durchspielen gewonnene Eindruck. Heinrich Neuhaus, der erfolgreiche russische Klavierpädagoge und Lehrer von Svjatoslav Richter und Emil Gilels schreibt[19]:

> *Ich schlage dem Schüler vor, ein Klavierwerk, seine Notenniederschrift, so zu studieren, wie ein Dirigent eine Partitur studiert, nicht nur im Ganzen (dies vor allem, sonst entsteht kein Gesamteindruck, kein volles Bild), sondern auch in den Details, indem er das Werk in seine Bestandteile, die harmonische und polyphone Struktur, gliedert; gesondert das Hauptsächliche, wie zum Beispiel die Melodieführung, und das Zweitrangige, wie zum Beispiel die Begleitung, zu prüfen; sich besonders mit den entscheidenden Wendungen des Werkes zu befassen, zum Beispiel (wenn es eine Sonate ist) mit dem Übergang zum zweiten Thema oder zur Reprise oder zur Coda, allgemein gesprochen: mit den grundlegenden Orientierungspunkten der formalen Struktur usw. Bei einer solchen Arbeit eröffnen sich dem Schüler erstaunliche Dinge, nicht sofort erkannte Schönheiten, von denen die Werke großer Komponisten in Fülle Auskunft geben. Darüber hinaus beginnt er zu begreifen, dass ein Werk im g a n z e n schön ist, auch schön in jedem seiner Details ist, dass jede Kleinigkeit ihren Sinn, ihre Logik, ihre Ausdruckskraft besitzt, weil sie ein organisches Teilchen des Ganzen ist.*

[19] Heinrich Neuhaus: *Die Kunst des Klavierspiels*, Köln [5]1981 S. 13 (die gesperrt gedruckten Worte sind im Original kursiv hervorgehoben).

Zusammenfassendes Lesen und Denken

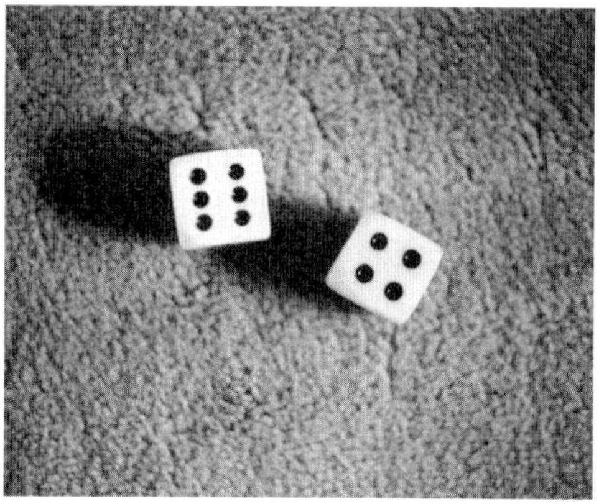

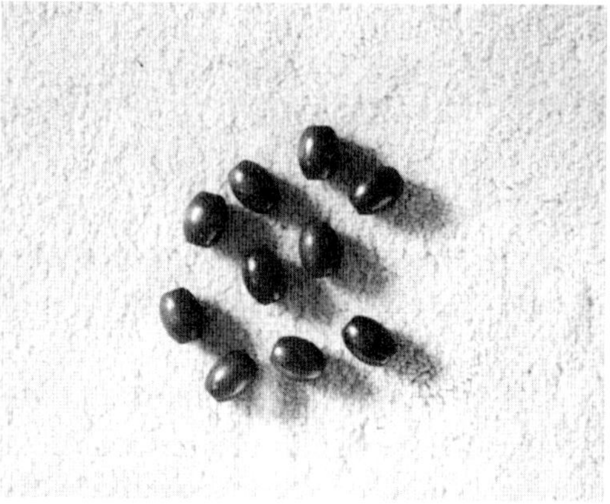

Wenn Sie das Foto mit den Würfeln ansehen, werden Sie auf einen Blick feststellen, dass Sie zehn Punkte sehen. Betrachten Sie hingegen das Bild mit den Perlen, ist dieses schnelle Erfassen nicht möglich und Sie werden für dieselbe Feststellung wesentlich länger brauchen.

Genau wie bei den Würfeln und den Perlen gibt es auch zwei Möglichkeiten, die Noten des folgenden Beispiels wahrzunehmen. Entweder Sie lesen alle 17 Noten der beiden vielstimmigen Akkorde einzeln, oder Sie bündeln die Noten zu Sinneinheiten, analog, wie es für das Erfassen von Punkten auf einem Würfel selbstverständlich ist, weil es zumeist seit der Kindheit geübt wurde. Können Sie die Akkorde als Einheit wahrnehmen (was jedem im Lesen eines Klaviersatzes erfahrenen Musiker mühelos gelingen dürfte), reduziert sich der Zeitaufwand schon beträchtlich: statt 17 Einheiten brauchen nur noch zwei Einheiten aufgenommen zu werden. Noch ökonomischer ist das gemeinsame Erfassen der beiden vielstimmigen Akkorde als Dominantseptakkord und Tonika (genaugenommen in der vorgezeichneten Tonart natürlich als Doppeldominante und Dominante).

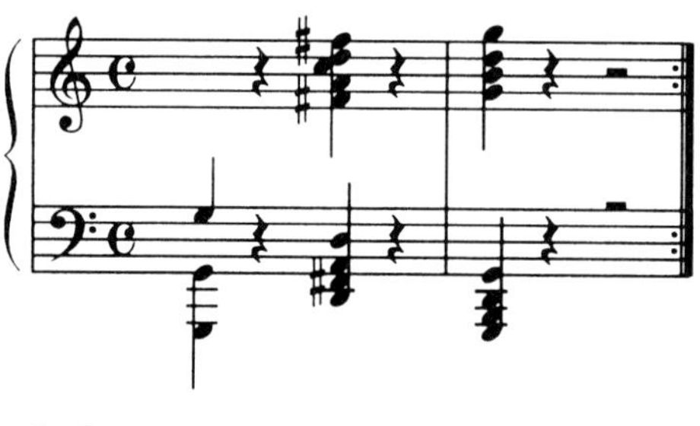

Ludwig van Beethoven, Klaviersonate op. 2 Nr. 3, 1. Satz Takt 89 und 90

Zusammenfassende Wahrnehmung ist nicht nur auf der Basis des harmonischen Verständnisses sondern auch durch Erkennen von rein optisch erfassten Mustern möglich.

Wenn Sie das zusammenfassende Lesen trainieren wollen, geschieht das am besten, indem Sie den Notentext zunächst ohne zu spielen analysieren, denn die gleichzeitige Bewegungsausführung erfordert zusätzliche Aufmerksamkeit und lenkt von der eigentlichen Aufgabe ab. Als Muster oder Gestalten, die erkannt werden sollten, bieten sich einerseits Akkorde und ihre Brechungen sowie Tonleiterbewegungen einschließlich des harmonischen Zusammenhanges an. Auch das Erfassen der optischen Muster von Intervallen und Auf- und Abbewegungen hilft beim zusammenfassenden Lesen, wobei wiederum beachtet werden kann, in welchem tonartlichen Kontext sie auftreten.

In Takt 269 und den folgenden aus der Klaviersonate op. 2 Nr. 4 von Ludwig van Beethoven wird der geübte Primavista-Spieler zum einen die Akkordstruktur als Sextakkorde erkennen zum anderen die Quintfallsequenzen, bei der jeder zweite Akkord Dominante zum folgenden ist und (mit einer Ausnahme im dritten abgedruckten Takt) als verkürzter Septakkord erscheint. Außerdem ist die Linienführung mit dem Wechsel von steigender Sekunde und fallender Terz überaus regelmäßig.

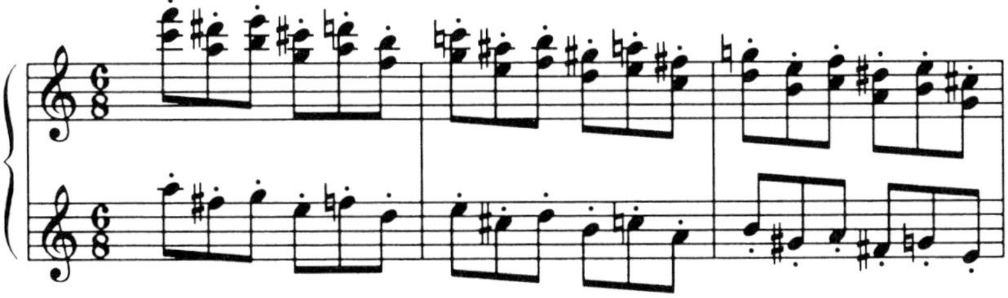

Ludwig van Beethoven, Klaviersonate op. 2 Nr. 3, 4. Satz (Allegro assai) Takt 269 bis 271

Diese Akkordfolge geht wenige Takte später über in ein leicht überschaubares Muster von auf- beziehungsweise absteigenden Linien.

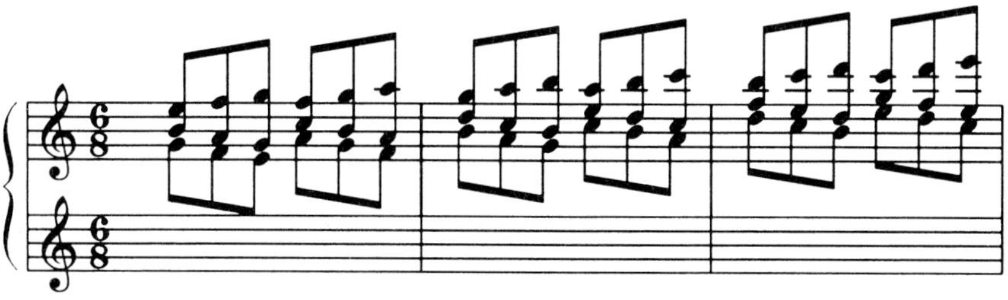

Ludwig van Beethoven, Klaviersonate op. 2 Nr. 4, 4. Satz, Takt 275 bis 277

Erst nach der Analyse wird gespielt und dabei die erkannten Strukturen mit Aufmerksamkeit für die notwendigen Bewegungen (zum Beispiel das Griffgefühl für die Sextakkorde) und bewusst hörend verfolgt.

Ebenso wie das mehrstimmige Hören ist das zusammenfassende Lesen und Denken eine Fähigkeit, die von Übung abhängig ist. Nur wenn es Gewohnheit wird und regelmäßig trainiert wird (gezielt oder aufgrund der bereits in Ansätzen vorhandenen Angewohnheit zusammenfassend zu lesen), stellen sich zunehmend Verbesserungen ein. Was nicht geübt wird, kann sich kaum verbessern. Wird ein Musikstück immer wieder in gleicher Weise gedankenlos repetiert, laufen die Bewegungen automatisch ab, ohne dass die Noten noch im Einzelnen wahrgenommen werden müssen. Die Fähigkeit zum Notenlesen, der Überblick, das Verständnis und das Vorstellungsvermögen werden dabei so gut wie gar nicht geschult.

Die Musizierbewegungen

In welcher Weise die Musizierbewegungen vorgestellt werden können, wurde bereits ab Seite 12 ausführlich dargestellt und die Anwendung beim Mentalen Training folgte ab Seite 29 und 62.

Die Atmung

Für Spieler von Blasinstrumenten ist es selbstverständlich, die Atmung mit der selben Sorgfalt zu schulen wie die anderen Musizierbewegungen, und auch für viele andere Musiker sind die richtigen Atembewegungen beim Spielen so wichtig wie jede andere Bewegung auch. Häufig wird die Atmung aber gar nicht beachtet, selbst wenn Störungen des normalen Atemflusses wie unwillkürliches Luftanhalten und gepresste Atmung sich nachteilig auf die übrigen Körperbewegungen auswirken. Die Atmung steht in enger Beziehung zu An- oder Entspannung. Es sollte ihr deshalb spätestens dann Aufmerksamkeit geschenkt werden, wenn Angst und Anspannung sie beeinträchtigen und das Musizieren behindern.

Eine ruhig und gleichmäßig fließende Atmung ist aber nicht in jedem Fall anzustreben, sondern die Atmung wird sich normalerweise mit den Anforderungen eines Musikstückes verändern. Sie kann das rhythmische Geschehen unterstützen (z.B. Einatmen vor einem Auftakt) oder an der musikalischen Gestaltung (an einem *crescendo* und *decrescendo*, einem *accelerando* und *ritardando*, einem *sforzato* oder einem *subito piano* etc.) Anteil nehmen. Das Einatmen kann Einsatzzeichen beim gemeinsamen Spiel sein oder beim solistischen den Beginn vorbereiten. Die Atmung wird damit auf allen Instrumenten ein Teil der Musizierbewegungen und es lohnt sich, ihr zeitweilig Aufmerksamkeit zukommen zu lassen und sie in die Vorstellung mit einzubeziehen oder sie sogar zeitweilig in den Vordergrund zu rücken.

Wenn Sie als Bläser oder Sänger die Atmung in das mentale Üben einbeziehen, haben Sie einerseits die Möglichkeit, durch Vorstellungshilfen positive Effekte zu erzielen, andererseits werden Sie aber eventuell die Erfahrung machen, dass Sie die Vorstellung nicht ohne Weiteres in die Realität übertragen können. Möglicherweise werden Sie feststellen, dass bei langen Phrasen, die auf einen Atem gesungen oder gespielt werden müssen, Ihnen dies beim mentalen Üben mühelos gelingt, in der Realität jedoch die Luft trotz der Vorstellung nicht ausreicht. Ursache hierfür kann sein, dass zum Beispiel bei Tonsprüngen zusätzliche Luft für die Tonbildung verloren geht, was zunächst in der Vorstellung nicht bemerkt wird. Dieser vermehrte Luftverbrauch kann durch den Wechsel zwischen Vorstellung und Spiel aufgespürt und eventuell vermindert werden, aber selbst mit zunehmender Erfahrung kann eine Diskrepanz zwischen Vorstellung und Wirklichkeit bestehen bleiben.

Viele Sänger und Bläser benutzen Vorstellungshilfen für eine effektive Atmung. Der bekannte Traversflötist Barthold Kuijken sagte während eines Kurses:

Ich stelle mir vor, dass die Lunge überall von dehnbaren oder beweglichen Körperteilen (Rippen, Schultergürtel, Brustbein, und Zwerchfell beziehungsweise Bauch) umgeben ist. Die Lunge stelle ich mir dabei wie einen runden Luftballon vor, der sich nach allen Seiten gleichzeitig und gleichmäßig ausdehnt und nicht wie eine Flasche, die sich zuerst im unteren Bereich füllt. Ich habe dadurch die Vorstellung, die Luft fülle den Körper. Das Auflegen der Hand mal auf den Bauch, mal den Rücken, das Brustbein oder die seitlichen Partien des Brustkorbs kann dabei das Körpergefühl fördern und die Vorstellung erleichtern.

Auch die Vorstellung, dass genug Zeit zum Einatmen beziehungsweise soviel Zeit wie beim ersten Atmen zu Beginn des Stückes zur Verfügung steht, kann helfen, verkrampftes Einatmen zu verhindern.

Andere Vorstellungshilfen für die Atmung nützen der musikalischen Gestaltung: Beim ersten Einatmen kann die zum Stück passende emotionale Einstellung einbezogen werden, das heißt, es wird „im Affekt des Musikstückes" eingeatmet (siehe Seite 83f.). Die Atmung passt sich der emotionalen Vorstellung an und ist zum Beispiel bei einem Affetuoso anders als beim Allegro con brio.

Haltung und Muskelspannung

Zeitweilig besonders beachtet werden sollten auch die Haltung und Muskelspannung. Während Klangvorstellung und Musizierbewegungen hier einmal in den Hintergrund der Aufmerksamkeit treten, richtet sich das Augenmerk auf die nötigen und unnötigen zusätzlichen Muskelaktivitäten, die weitgehend unbewusst das Musizieren begleiten. Wie sind die Schultern, sind sie hochgezogen, sind die nicht benötigten Muskeln entspannt, sind die Bewegungen ökonomisch und locker oder behindern sich die gegensinnig wirkenden Muskeln, werden die Bewegungen unnötig ausfahrend oder angemessen ausgeführt?

Effektiv verbessern können Sie nur das, was Sie ausreichend deutlich wahrnehmen. Benötigt das aktive Spiel die volle Konzentration, ist es nicht möglich, die Aufmerksamkeit gezielt auf die Haltung oder die Muskelanspannung zu lenken. Anders ist es, wenn die Musizierbewegungen weitgehend automatisiert ablaufen. In diesem Fall reicht die geistige Kapazität, beim Spiel auf hochgezogene Schultern, zusammengebissene Zähne und andere Folgen von unnötig angespannten Muskeln zu achten. Meist richtet sich die Aufmerksamkeit dann für einen kurzen Augenblick auf die Verspannungen, die Schultern werden kurzfristig gesenkt, der Kiefer gelöst, um nach einigen Takten unbeobachtet wieder in die ungünstige Ausgangsposition zurückzukehren, denn beim realen Spiel stellen sich solche Fehlhaltungen automatisch ein und sind Teil der eingeübten Bewegungen.

Zusätzlich zur Haltungs- und Spannungsanalyse vor dem Spielen können Sie beim Mentalen Training auch schwierige Stellen auf Fehlhaltungen analysieren. Hierzu rücken Sie vorübergehend Haltung oder Muskelspannung in den Brennpunkt der Aufmerksamkeit. Die eigentlichen Musizierbewegungen laufen währenddessen vorstellungsmäßig nur im Hintergrund ab. Ist die Vorstellung einer guten Körperhaltung und Muskelspannung erreicht und richtet sich das Augenmerk wieder auf die eigentlichen Musizierbewegungen, soll und kann das neu erworbene Gefühl für die richtige Haltung und Muskelspannung im Hintergrund in der Vorstellung erhalten bleiben und allmählich mehr und mehr zur Gewohnheit werden.

Die Sportpsychologin Ulrike Klees-Dacheneder, die an einer Hochschule für Musik Mentales Training und Entspannungstechniken vermittelt, empfiehlt, folgendermaßen vorzugehen, um bei schwierigen Stellen Fehlhaltungen und Verspannungen zu vermeiden oder zu beheben[20]:

> *Im ersten Schritt entspannen Sie sich. Danach stellen Sie sich vor, wie Sie die schwierige Stelle spielen/singen und fühlen Sie dabei in den Körper hinein. Ziehen Sie eine Schulter hoch oder nach vorne? Machen Sie einen Buckel? Gehen Sie in die Knie? Spannen Sie die Nacken- und Gesichtsmuskulatur an? Werden die Finger starr? ... Nach dieser Überprüfung der Muskelzustände aktivieren Sie sich wieder durch Räkeln und Dehnen. Anschließend reflektieren Sie nochmals darüber, wo die Verspannungen auftraten und holen Sie sich das ins Bewusstsein.*
>
> *Damit haben Sie eine Diagnose gestellt. Jetzt kann der Umlernprozess, die Veränderung, beginnen. Dazu entspannen Sie sich wieder und stellen sich die paar Takte vor der schwierigen Stelle vor. Dann stoppen Sie ab und lockern bewusst langsam die entsprechenden Muskelpartien. Nun spielen/singen Sie entspannt im Geist die schwierige Stelle. Aktivieren Sie sich wieder und denken Sie darüber nach, ob Sie eine Verbesserung erzielt haben. Wenn Sie die schwierige Stelle 2 bis 3 Mal mental geübt haben, kontrollieren Sie am Instrument. Sie werden eine Verbesserung feststellen. Mit etwas Geduld können Sie die Stelle im Rahmen Ihrer Möglichkeiten in den Griff bekommen. Wichtig ist, die Stelle, wenn Sie sie ohne Verkrampfung spielen können, wieder in das Gesamtstück einzubauen.*

[20] Ulrike Klees-Dacheneder, Anne Christina a Campo: *Mentales Training in der Musik*, in *Üben und Musizieren*, 6/1994, S. 3–7.

Die differenzierte Wahrnehmung der Muskelspannung ist übungsabhängig. Besonders die Technik der Progressiven Muskelentspannung (siehe Seite 130), aber auch andere Entspannungsübungen schulen das Gefühl für die Muskelspannung und helfen gemeinsam mit dem Mentalen Training, die erkannten Fehlhaltungen und Verspannungen abzubauen.

Rhythmus, Intonation, Artikulation, Dynamik, Klangfarbe, Tonqualität und Ausdruck

Ein Schüler, der sich bemüht, auf seinem Instrument Töne sauber zu intonieren, wird mit seinen Versuchen, die richtigen Töne zu treffen, nur dann die Zufallswahrscheinlichkeit überschreiten, wenn er weiß, was richtig ist und er vergleichend hört, was er spielt. Er braucht also die korrekte Erinnerung, anders gesagt, die einwandfreie Vorstellung von dem was richtig ist, und er muss sich selbst zuhören und beurteilen, ob Realität und Vorstellung übereinstimmen.

Eine wichtige Voraussetzung nicht nur für die saubere Intonation sondern auch für die differenzierte musikalische Gestaltung sind also ausreichende Hörerfahrungen. Diese entwickeln sich durch aufmerksames Hören, sei es auf das eigene Spiel (zum Beispiel beim Ausprobieren von Abstufungen der Dynamik), das des Lehrers oder das Anhören von Konzerten oder Aufnahmen und überhaupt bei jedem Hören von Musik: Wie klingt ein schöner Ton im Gegensatz zu einem langweiligen oder (unbeabsichtigt) hässlichen? Welche Nuancen sind hierfür verantwortlich? Wie hört sich ein gleichmäßiges *Crescendo* oder *Decrescendo* an? In welcher Weise können Töne unterschiedlich artikuliert sein? Was unterscheidet eine langweilige Folge einzelner Töne von einer gestalteten Melodie? Wie klingt ein mit richtiger dynamischer Abstufung der einzelnen Töne auf dem Klavier angeschlagener Akkord und wie klingt eine gesanglich geführte Stimme in einem mehrstimmigen Satz? Wie unterscheidet sich ein expressives Vibrato von einem langweiligen Einheitsvibrato? Diese Hörerfahrungen müssen gemacht und wachgerufen werden, um ein differenziertes Bild von der beabsichtigten Wiedergabe eines Tones, einer Tonfolge oder eines ganzen Werkes zu bekommen.

Mentales Üben, das heißt in diesem Fall genauestes Erarbeiten und Wachrufen einer Zielvorstellung, führt dazu, dass das angestrebte Ergebnis besonders plastisch ins Bewusstsein tritt. Dadurch wird verhindert, dass sich durch unzulängliche Musizierbewegungen ein abweichender Höreindruck ins Gedächtnis einprägt, ohne dass ein Idealbild Kontur annimmt. Nicht die musikalische Gestaltung darf sich den Bewegungen der Finger anpassen, sondern die Finger der Vorstellung und dem musikalischen Bild.

Oft erübrigt die genaue klangliche Vorstellung das Denken an technische Voraussetzungen, vor allem, wenn seit der Kindheit Üben als Klangwerden lassen einer musikalischen Vorstellung verstanden wurde. Wenn ein kleines Kind lernt, die ersten zielgerichteten Bewegungen auszuführen und sich allmählich das gesamte Repertoire der Alltagsbewegungen erwirbt oder sprechen lernt, orientiert es sich dabei ausschließlich am Ergebnis und fragt nicht danach, wie es dieses Ziel erreicht. Manchen Instrumentalschülern mit entsprechender Begabung gelingt es in ähnlicher Weise, allein auf Grund einer immer differenzierter werdenden musikalischen Vorstellung ganz selbstverständlich und ohne spezielle Anleitung die technischen Mittel zu entwickeln, die die Klangvorstellung Realität werden lassen. In dieser glücklichen Situation ist allerdings nur ein kleiner Teil aller Musiker. Für die übrigen wird die Frage: „Wie erreiche ich das vorgestellte Ziel?" auch bei intensiver Vorstellung des musikalischen Ergebnisses nicht für alle Situationen gegenstandslos sein.

Für viele klangliche oder gestalterische Aspekte kann bei den meisten Musikern die mentale Arbeit einen großen Teil des motorischen Übens bei geringerem Zeitaufwand ersetzen. Beispielsweise ein *Rubato*, ein *Accelerando* oder ein *Ritardando* können hervorragend mental geübt werden, weil (vielleicht mit Ausnahme des *Accelerandos*) nicht die fingertechnischen Probleme die Ausführung erschweren, sondern vor allem die fehlende genaue Vorstellung und eventuell bereits eingeschliffene Bewegungsmuster. Auf andere Toneigenschaften, deren Realisierung vor allem eine richtige Vorstellung voraussetzen, wurde im Vorangehenden bereits eingegangen, unter anderem auf Seite 39 und Seite 68.

Ein weiterer Aspekt, der in die Vorstellung mit einbezogen werden kann, ist der musikalische Ausdruck. In dieser Frage polarisiert sich die Musikästhetik: Ist der Ausdruck in der Musik etwas Sachliches, rein Formales, oder sind leibhaftige Gefühle gemeint, und wenn ja, darf oder muss sie der Musiker selbst erleben, oder soll er nur spielen, als ob er die Emotionen erlebt. Leopold Mozart schreibt[21]:

> *Denn man muss nicht nur alles Angemerkte und Vorgeschriebene genau beobachten, und nicht anders, als wie es hingesetzet ist, abspielen: Sondern*

[21] Leopold Mozart: *Versuch einer gründlichen Violinschule*, Augsburg 1756, 12. Hauptstück, § 3 (Faksimile Kassel 1983). Etwa zur gleichen Zeit (1753) schreibt Carl Philipp Emanuel Bach: *Indem ein Musickus nicht anders rühren kan, er sey dann selbst gerührt; so muß er nothwendig sich selbst in alle Affeckten setzen können, welche er bey seinen Zuhörern erregen will.* In: *Versuch über die wahre Art das Clavier zu spielen*, Berlin 1753, Bd. 1, S. 122 (Faksimile Kassel 1994).

man muss auch mit einer gewissen Empfindlichkeit spielen; man muss sich in den Affect setzen, der auszudrücken ist.

Es ist nicht beabsichtigt, an dieser Stelle in die Diskussion darüber einzutreten, ob und bei welcher Musik sich der Musizierende „in den Affekt setzen“ soll. Hier wird sich jeder gemäß seiner Persönlichkeit selbst entscheiden müssen zwischen den beiden Extremen eines starken emotionalen Engagements und einer distanzierten Stilisierung des musikalischen Ausdrucks. Auch sollen hier nicht die Grenzen aufgezeigt werden, die das musikalische Stilgefühl dem ausdrucksvollen Spiel setzt.

An dieser Stelle soll dargestellt werden, was „sich in den Affekt setzen“ oder, anders ausgedrückt, „emotionales Musizieren“ in körperlich-seelischer Hinsicht bedeutet und wie es erreicht werden kann.

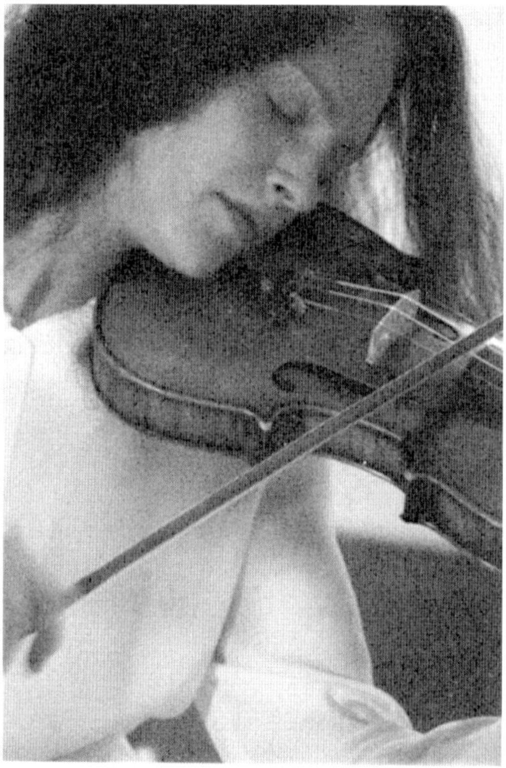

„Sich in den Affekt setzen“ heißt ja zunächst nichts anderes, als in sich eine Gemütsbewegung wachzurufen. Es geht also um das Vorstellen, das heißt das Wiedererinnern eines erlebten Gefühls. Da das Erleben einer Emotion nicht nur mit dem subjektiven Gefühl, sondern normalerweise auch mit der Wahrnehmung körperlicher Veränderungen verbunden ist (siehe Seite 112), lässt sich schlussfolgern, dass auch der Musizierende derartige körperliche Gefühle in sich wachrufen muss, wenn er sich in einen bestimmten Affekt setzen will. Nun ist es natürlich umstritten, ob es notwendig und sinnvoll ist, dass der Künstler beim Vortrag den Affekt selbst erlebt, den er in den musikalischen Strukturen erkennt und den er ausdrücken will.

Zweifellos sind dann die Grenzen überschritten, wenn die Emotionen so stark sind, dass der Musiker nicht mehr Herr über seine Gefühle oder über sein Instrument ist. In jedem Fall ist es immer nur möglich, die Emotionen in sich wachzurufen, die erlebt worden sind und die ihre Wurzeln im eigenen Leben haben.

Wenn Sie sich beim Musizieren „in den Affekt setzen" wollen, dies bislang aber noch nicht versucht haben oder es Ihnen nicht geglückt ist, erinnern Sie sich zunächst ganz plastisch an ein Gefühl, das Sie ausgeprägt erlebt haben, zum Beispiel Freude oder Trauer. Wenn Sie diese Empfindung nicht ohne Weiteres in sich wachrufen können, denken Sie an eine Begebenheit, bei der Sie sich entsprechend gefühlt haben oder lesen Sie etwas, was Sie entsprechend berührt. Achten Sie dann ganz bewusst darauf, was sich körperlich und seelisch dabei abspielt. Bei Trauer werden Sie wahrscheinlich ein eigenartiges Gefühl in der Brust und im Hals bemerken, vielleicht fühlen Sie auch den traurigen Gesichtsausdruck und eventuell sogar aufsteigende Tränen. Suchen Sie sich dann ein Stück aus, zu dem dieser Affekt passt und das Sie gut beherrschen, versetzen Sie sich dann wieder in den Gefühlszustand und spielen Sie ein paar Takte, ohne dass das Gefühl verlorengeht. Es kann dabei hilfreich sein, ein passendes Bild im Bewusstsein zu behalten, bei einem Trauermarsch zum Beispiel die Erinnerung an einen Trauerzug und eine Beerdigung. Wenn Sie sich auch beim Vortrag vor Publikum „in den Affekt setzen" wollen, sollten Sie dies häufig üben und außerdem die Stücke so sicher beherrschen, dass Sie den Musizierbewegungen nur noch wenig Aufmerksamkeit widmen müssen.

Nun bedingt das Empfinden des der Musik innewohnenden Ausdrucksgehaltes noch nicht dessen hörbare Darstellung. Seine innere Anteilnahme kann nur derjenige zum Klingen bringen, der sein Instrument so weit beherrscht, dass er feinste Nuancierungen hervorbringen kann, und der in der Lage ist, trotz seiner emotionalen Beteiligung das Ergebnis kritisch zu überwachen. Den Ausdrucksgehalt der Musik aufzuspüren, ihn zu erleben und ihm gerecht zu werden ohne Übertreibung und mit einer kritischen Distanz, aber ohne zu erstarren in einer unangemessenen Sachlichkeit – das ist wahrscheinlich die höchste Kunst beim Musizieren überhaupt.

Phrasierung und Gestaltung einer Komposition als Ganzes

Benachbarte Töne haben niemals den gleichen Rang, auch stehen sie nicht beziehungslos nebeneinander, sondern bilden kleine oder größere Gruppierungen, die eine bestimmte Funktion im Verhältnis zueinander und zum Ganzen haben. Das Empfinden wie auch die verständliche Wiedergabe dieser Zusammenhänge und Abgrenzungen (der Phrasierung), und die Darstellung der Spannungsverhältnisse sowie des inneren Gefüges einer Komposition sind ein wesentlicher Teil der musikalischen Interpretation. Während Artikulation und Tongebung von Instrument zu Instrument sehr unterschiedliche Anforderungen stellen, beruhen die Phrasierung und das Empfinden der inneren Spannungsverhältnisse sowie das Gefühl für das Verhältnis der Teile einer Komposition zueinander bei allen Instrumenten auf ähnlichen Grundlagen, auch wenn die Mittel der Darstellung unterschiedlich sein können.

Wenn man einen Schüler auffordert, ein Lied oder einen kantablen Abschnitt aus einer Komposition zu singen, gelingt häufig (wenn überhaupt die Bereitschaft zum Singen vorhanden ist) die richtige musikalische Gestaltung mühelos. Spielt er dasselbe aber auf dem Instrument, gibt es oft grobe Abweichungen, indem er zum Beispiel statt eines *Decrescendo* am Ende einer Phrase die letzten Töne besonders laut spielt oder Einschnitte zwischen einzelnen Phrasen vollständig ignoriert. Das musikalische Empfinden, das sich beim Singen unmittelbar äußert, muss also für die Gestaltung auf dem Instrument erst verfügbar gemacht werden.

Die Fähigkeit, Sinnzusammenhänge und die besondere Struktur eines Werkes zu ergründen und ins Bewusstsein zu rufen, setzt nicht voraus, Musizierbewegungen in Einzelheiten vorstellen zu können. Am Kontrast zwischen ungestaltet und gestaltet können Sie am besten erfahren, was mit der Darstellung von Sinnzusammenhängen gemeint ist:

Spielen oder singen Sie dieses ukrainische Volkslied zunächst betont gleichförmig und ohne jede musikalische Gestaltung oder stellen Sie es sich in dieser Weise vor.

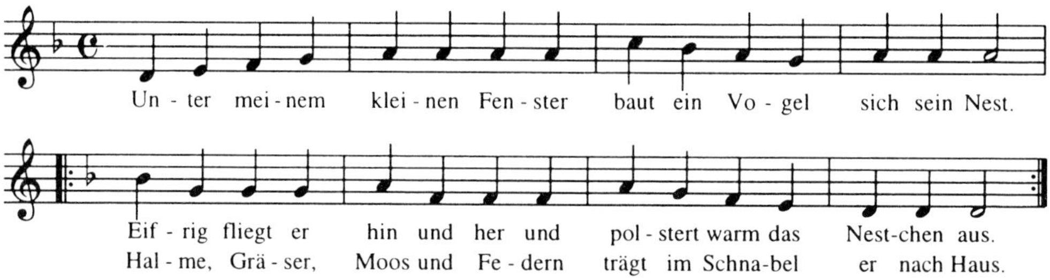

Wenn Sie dieses kleine Lied musikalisch spielen, singen oder denken, werden die einzelnen Töne in ihrer Dynamik und eventuell auch in ihrem Tempo von dieser Gleichförmigkeit abweichen. Bei entsprechender Aufmerksamkeit und Erfahrung werden Sie eine Zu- und Abnahme der musikalischen Spannung wahrscheinlich sogar körperlich empfinden.

Untersuchen Sie daraufhin zunächst die ersten vier Takte und spüren Sie dem Verlauf der melodischen Spannung nach.

Wahrscheinlich werden Sie diese Spannung so

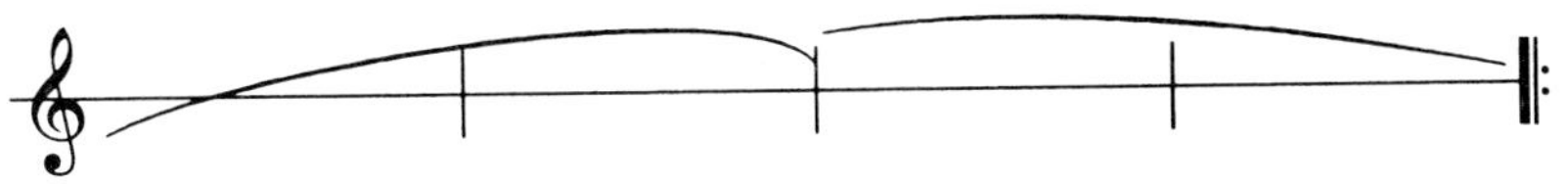

oder ähnlich empfinden. (Ein Ansteigen der Linie stellt eine Zunahme der musikalischen Spannung dar, das Abfallen bedeutet Spannungsabnahme, die senkrechten Striche sind die Taktstriche). Der Spannungsverlauf in der zweiten Hälfte könnte folgendermaßen empfunden werden:

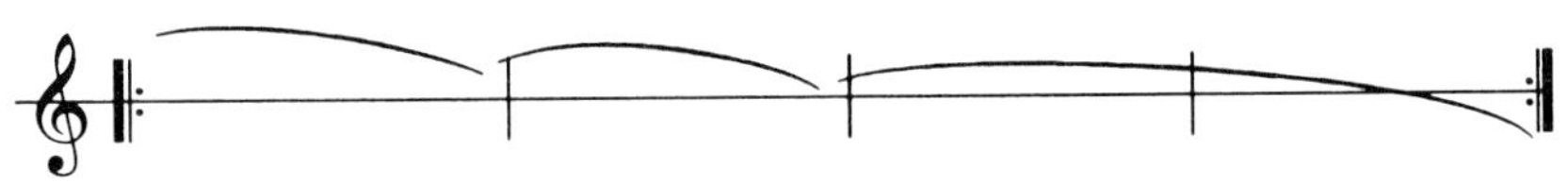

Die Wiederholung erfolgt auf einem etwas spannungsärmeren Niveau.

Wenn Sie sich den Spannungsverlauf vorgestellt haben, müssen Sie sich darüber klar werden, mit welchen Mitteln Sie ihn darstellen können. In diesem kleinen Beispiel werden Sie wahrscheinlich eine dynamische Gestaltung wählen, die der im Folgenden angedeuteten ähnelt, sofern das benutzte Instrument dynamische Abstufungen zulässt:

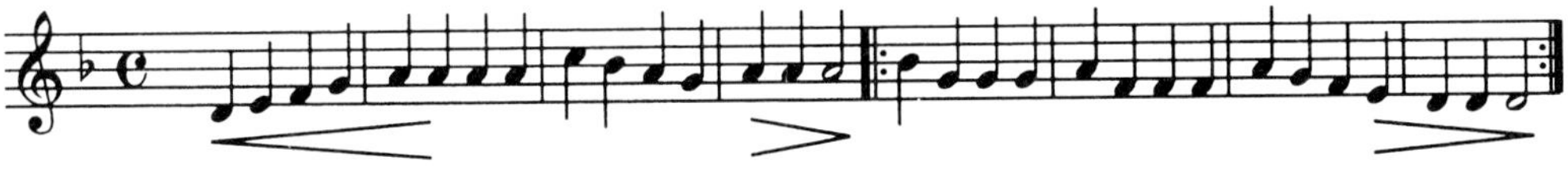

Solche Spannungsbögen können auch Kindern im Anfängerunterricht erfahrbar gemacht werden. Anweisungen wie „*hier lauter spielen, dort leiser*" führen in der Regel nur zu einer rein mechanischen Ausführung des Gewünschten. Anregungen wie „*stell dir vor, wie eine Blüte aufgeht und sich wieder schließt*" oder „*Stell dir vor, wie du dich ganz groß machst und dann wieder klein*" ziehen über dieses spielerische mentale Üben eher ein musikalisches Empfinden für ein *Crescendo* oder ein *Decrescendo* nach sich.

Unterstützen können Sie meist die Dynamik durch die Agogik. In dem kurzen Lied wären allerdings nur kaum merkliche Temposchwankungen angebracht.

Während die Phrasierung kurzer Abschnitte vom einigermaßen Geübten noch mühelos empfunden und dargestellt werden kann, stellt die musikalische Gestaltung längerer Teile, ganzer Sätze und schließlich der ganzen Komposition als Einheit viel höhere Ansprüche, aber ähnlich wie der Aufbau des kleinen Liedes vergegenwärtigt wurde, kann es auch bei umfangreichen Kompositionen geschehen. Übertragbar ist dies zumindest auf Werke der Klassik oder Romantik.

Beim mentalen Üben von Bewegungen muss die Vorstellung manchmal in Zeitlupe ablaufen, hingegen ist bei der musikalischen Gestaltung oft das Gegenteil möglich und sinnvoll. Gleichsam im Zeitraffer können Sie die musikalische Gestalt einer Komposition in der Vorstellung durchgehen, sich alle größeren und kleineren Sinnzusammenhänge, das Verhältnis der einzelnen Glieder zueinander, ihre Bedeutung für das Ganze und die Spannungsbögen vergegenwärtigen. Wie ein Raubvogel im Flug weit über die Landschaft sehen kann und trotzdem die Maus vor ihrem Loch entdeckt, ermöglicht das mentale Durchspielen einen Überblick über das ganze Musikstück, aber auch die Vorstellung feinster Details. Für das praktische Vorgehen gibt es zwei Möglichkeiten, nämlich den Weg von kleinen Strukturen hin zu großen Zusammenhängen oder den umgekehrten, bei dem, ausgehend von der ganzen Komposition, zunächst ein Verständnis für die größeren Teile erarbeitet und erst am Schluss die feinere Gliederung vorgenommen wird. Beispielhaft soll die erste Möglichkeit ausgeführt werden.

Wählen Sie eine beliebige klassische oder romantische Komposition aus Ihrem Repertoire. Nehmen Sie die Noten zur Hand und vergegenwärtigen Sie sich spielend und hörend oder nur denkend wie bei dem ukrainischen Lied die Phrasierungen, die Sie vornehmen wollen. Das Ergebnis können Sie als Gedächtnisstütze auch in die Noten eintragen. Führen Sie dies für einen Teil der Komposition durch, zum Beispiel bei einer Sonate bis zum Ende der Exposition. Stellen Sie sich dann, Bogen für Bogen vor, wie Sie diese im Einzelnen gestalten wollen (dynamische Abstufung, Agogik u .ä.). Je nachdem, wie schwer Ihnen die Ausführung fällt, spielen Sie jeden kleinen Abschnitt anschließend oder gleich mehrere im Zusammenhang.

Wenn Sie mit der Ausführung zufrieden sind, gehen Sie zu größeren Zusammenhängen über. Bei einer Sonatine kann das die ganze Exposition sein, bei größeren Sonaten werden Sie diese je nach den musikalischen Strukturen zunächst noch unterteilen. Jetzt haben Sie die Möglichkeit, besser als wenn Sie ohne geistige Vorbereitung spielen, den Aufbau dieses ganzen Teils vorzustellen: Wie ist das Verhältnis der einzelnen Phrasen zueinander, wo verdichtet

sich die Spannung, wo ist sie geringer, wo sind Höhepunkte dieses Teils und mit welchen Mitteln wollen Sie diesen Strukturen gerecht werden?
Spätestens hier bietet es sich an, in der Vorstellung zeitweilig ein höheres Tempo zu wählen als das reale, denn dies ermöglicht einen besseren Überblick, auch wenn die Arbeit an Details immer wieder ein langsameres Tempo erfordert. Sobald Sie diesen vorstellungsmäßige Überblick gewonnen haben, spielen Sie den Teil und vergleichen Sie, ob Sie Ihrer Absicht gerecht geworden sind, eventuell auch mit Hilfe einer Tonaufnahme. Vorstellung und Spiel wiederholen Sie, bis Sie mit dem Ergebnis zufrieden sind.
Entsprechend erarbeiten Sie die anderen Teile der Komposition oder des Satzes und versuchen Sie, in gleicher Weise die großen Zusammenhänge zu erfassen, deren Darstellung vorzustellen und auszuführen. Wenn es sich um eine Komposition mit mehreren Sätzen handelt, vergegenwärtigen Sie sich dann den Gesamtaufbau des Werkes, die unterschiedlichen Charaktere der einzelnen Sätze und das Verhältnis der unterschiedlichen Tempi zueinander.

Diese geistige Arbeit erlaubt, mit großer Klarheit ein musikalisches Bild zu entwickeln, ohne dass das physische Spiel und möglicherweise unvollkommen gelernte oder falsch eingeübte Bewegungen stören. Ist diese Vorstellung vorhanden, hat sie direkten Einfluss auf das Lernen der Bewegungen, die der musikalischen Gestaltung dienen.

Mentales und physisches Üben

Bei der von Tatjana Orloff-Tschekorsky entwickelten Methode des Mentalen Trainings, die im folgenden Kapitel dargestellt wird, folgen Bewegungsvorstellung und Spiel des Vorgestellten regelmäßig aufeinander. Andere Musiker haben hiervon abweichende Wege gefunden und kombinieren körperlich aktives und geistiges Üben nach den aktuellen Bedürfnissen in unterschiedlicher Weise, um die Übezeit möglichst erfolgreich zu nutzen. Andere, deren Üben ebenfalls zu einem großen Teil Denkarbeit ist, verzichten ganz auf die Bewegungsvorstellung. Im Folgenden beschreibt ein Geiger seine Art zu üben, bei der er als Ergänzung zum physischen Üben auf eine optimale geistige Verfassung, einen sinnvollen Übeplan, analytisches Durchdenken der Komposition und der technischen und musikalischen Probleme sowie, was besonders wichtig ist, auf ein genaues musikalisches Idealbild achtet. Anhand der ersten Takte der Solovioline im Violinkonzert Opus 77 in D-Dur von Johannes Brahms, die besondere Anforderungen an den

[22] persönliche Mitteilung

Solisten stellen, soll dieser Weg erläutert werden. Große Sicherheit und genaueste Vorstellung sind nötig, um mit rhythmischer Präzision den Charakter des Stückes gleich beim ersten Einsatz zu treffen. Er schreibt[22]:

Vor dem Üben kontrolliere ich:
– Ist der Bewegungsapparat entspannt?
– Ist die Atmosphäre ausreichend ruhig?
– Wie ist meine Motivation das Stück zu üben?

(Wenn die Motivation nicht vorhanden ist, versuche ich mich selbst zu beeinflussen, falls sie sich gar nicht einstellen will, schiebe ich die Arbeit lieber auf, als dass ich mich verbeiße.)

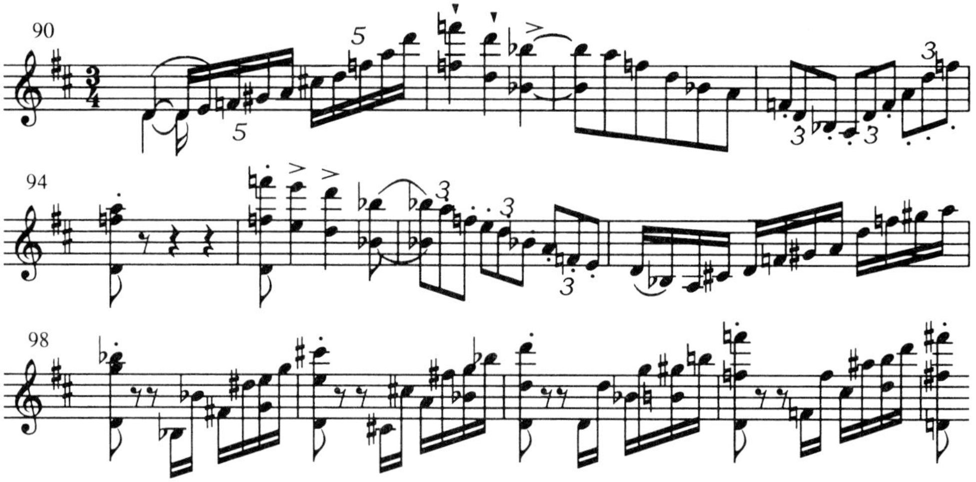

Johannes Brahms, Violinkonzert op. 77 in D-Dur Takt 90 bis 102

Er schreibt weiter:

Nun zum Üben selbst, dessen Ablauf ich sorgfältig plane:
1.) Ich beginne damit, die Töne langsam zu streichen und kontrolliere die Intonation. Der Rhythmus ist noch unwichtig, sondern das Ziel ist der gute Klang und das Einprägen der Tonfolge. Ich nehme viel Bogen, um die Bewegung deutlicher zu spüren. Auch bewege ich die Finger der linken Hand so deutlich und aktiv wie nur möglich, aber natürlich ohne Verkrampfung. Die gebundenen Arpeggio-Passagen spiele ich zunächst ohne Bindung und achte vor allem auf die Intonation.
2.) Als nächstes verlagere ich die Aufmerksamkeit auf den Rhythmus, aber bleibe noch im langsamen Tempo. Wenn Probleme auftauchen, die schon beim

ersten Arbeitsgang gelöst sein sollten (z.B. Intonation), gehe ich wieder einen Schritt zurück. Immer versuche ich, mich gut zu konzentrieren, ohne mich geistig oder körperlich zu sehr anzuspannen.

3.) Dann steigere ich das Tempo allmählich. Dies erfordert relativ viel Zeit und Geduld. Hierbei sind die mentalen Qualitäten besonders erforderlich:

– Aufrechterhalten der Motivation (was ich auch durch Anhören von vorbildlichen Aufnahmen berühmter Geiger unterstütze)

– vor allem Spaß am Lösen von Problemen (was zu einem großen Teil Denkarbeit ist).

In der Phase der Temposteigerung tauchen am ehesten Schwierigkeiten auf, allerdings praktisch nur, wenn ich zu schnell voranschreite und ich mir nicht genug Zeit gönne. Falls tatsächlich ein Problem auftaucht, analysiere ich es genau und zerlege es in einzelne Schritte. Es geht vor allem darum, die Aktionen der beiden Hände perfekt abzustimmen.

Konkret sieht das beispielsweise so aus:

– Ich übe den ersten Takt ohne die linke Hand, nur der Bogen macht seine spezifische Bewegung, in dem Fall über vier Saiten und mit großer Energie aber ohne die Saite zu erdrücken und das im perfekten Timing. Das übe ich solange, bis es selbstverständlich geworden ist (genauso andere komplizierte Passagen für die Bogenhand).

– Bei den Takten 98 bis 101 (die Einwürfe im Wettstreit mit dem Orchester) mache ich mir klar, dass die beiden ersten Takte bogentechnisch das gleiche Problem bieten wie die nachfolgenden beiden, nur eine Saite tiefer. Dadurch wird die Stelle viel leichter.

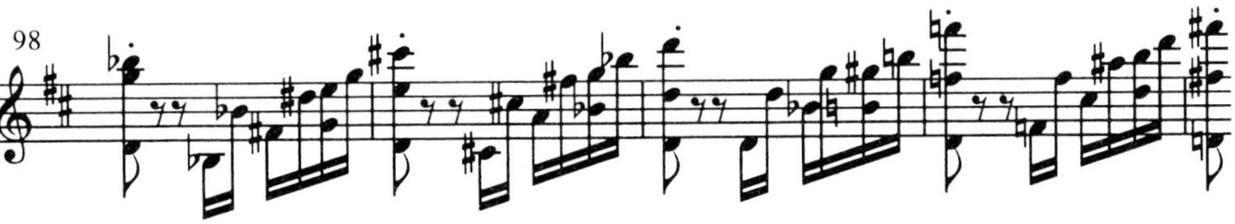

In Takt 102 und den folgenden müssen die absteigenden verminderten Akkorde mit einem Diminuendo gespielt werden, was auch Anforderungen an die Koordination stellt. Dies übe ich, bis das Ergebnis dem entspricht, was ich mir als Ideal vorstelle.

Diese Vorstellung eines Idealbildes ist extrem wichtig. Der Weg, der dahin führt, ist im Einzelnen oft nicht nachvollziehbar, aber ohne das Idealbild entsteht auch kein Weg.

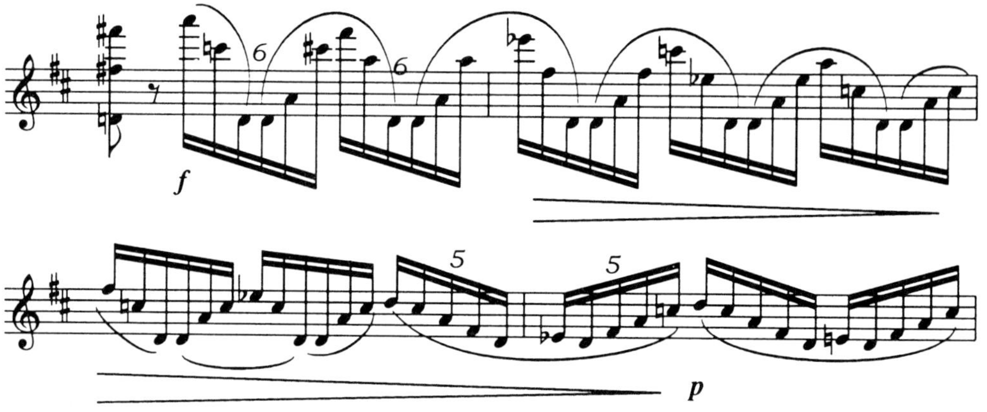

Bei längeren Sequenzen (also ab Takt 102) übe ich oft mit Betonungen (auf der 1. 2. und 3. Zählzeit des Taktes) und merke mir die Abfolge der Notennamen, auf die die Betonung fällt. Dies ist eine überwiegend intellektuelle Arbeit. Später beim Spielen versuche ich, eher an die Klangfarben und den Charakter zu denken, aber die Akzente helfen sehr bei technisch schwierigen, längeren Passagen quasi als Gerüst, das Stabilität gibt.

Zusammenfassend möchte ich die Arbeit mit dem Bau eines Palastes vergleichen:

1. einen Plan machen und ein Idealbild erträumen
2. das Gerüst bauen, das heißt, die einzelnen Schwierigkeiten mit sorgfältiger Kontrolle angehen, dabei Zeit lassen und nie zwei Probleme gleichzeitig lösen wollen
3. den Palast wirklich bauen, also so perfekt wie möglich die Probleme der linken und rechten Hand im richtigen Tempo meistern
4. den Palast ausschmücken: für die einzelnen Passagen den gewünschten Charakter finden und alle passenden Nuancen, Farben und Rubati einsetzen, zum Beispiel das Hauptthema ab Takt 137 mit so viel Wärme und Liebe spielen, wie nur möglich.

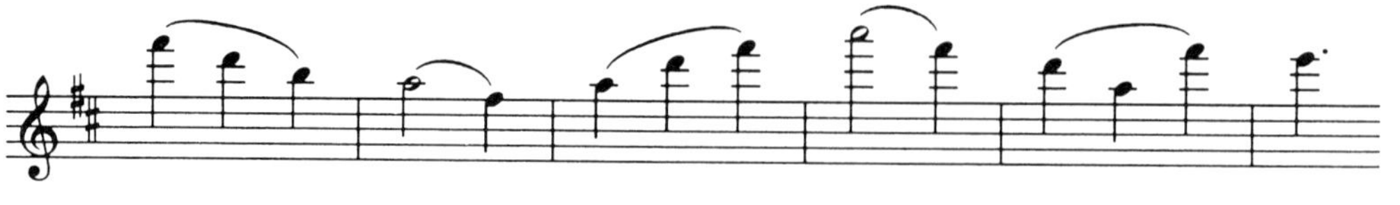

Johannes Brahms, Violinkonzert op. 77 in D-Dur ab Takt 137

Mentales Training zum Auswendiglernen

Wenn ein längere Zeit geübtes Stück auswendig vorgetragen wird, können häufig, vor allem auf Tasteninstrumenten, nicht mehr alle Töne bewusst erinnert werden. Trotzdem gelingt das Spiel ohne Noten, weil das motorische Gedächtnis viele anderweitig nicht gespeicherten Details beisteuert. Beim plötzlichen und häufig unbeabsichtigten Hinterfragen „*Was spiele ich überhaupt*" oder bei äußeren Störungen droht jedoch Irritation oder sogar ein vollständiger Blackout. Beim realen Spiel ist es sehr schwer, solche Gedächtnislücken aufzuspüren. Wenn auf das Spielen jedoch vorübergehend verzichtet wird und stattdessen die Töne, das Notenbild beziehungsweise die Bewegungen ausschließlich gedacht werden, ist dies eine hervorragende Methode, das Gedächtnis für ein auswendig gelerntes Stück zu überprüfen und zu vervollständigen. Dieses „Auswendigspielen" nur in der Vorstellung ist, wenn man es nicht gewohnt ist, sehr anstrengend, besonders, wenn auf dem Tasteninstrument beide Hände gleichzeitig erinnert werden.

Eine Methode, nur durch geistige Übung Kompositionen auswendig zu lernen, ist durch den Pianisten Karl Leimer, den Lehrer von Walter Gieseking bekannt geworden[23]. Hierbei wird das Notenbild so weitgehend eingeprägt, dass es aus dem Gedächtnis aufgeschrieben werden könnte. Unterstützt wird das visuelle Lernen durch das Verständnis für den Aufbau einer Komposition. Leimer beschreibt die geistige Arbeit beim Auswendiglernen für die ersten Takte der ersten zweistimmigen Invention folgendermaßen[24]:

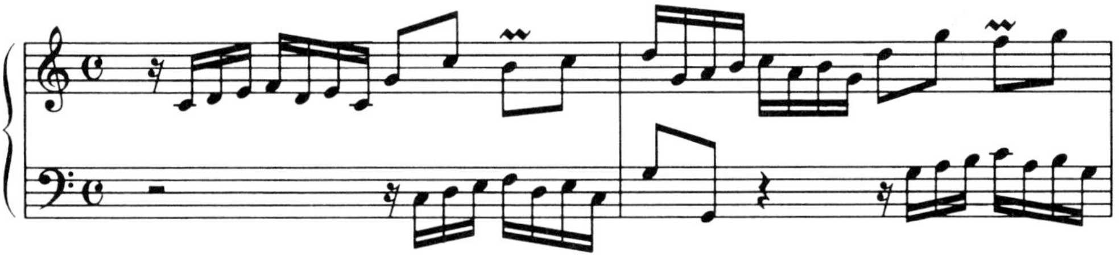

Johann Sebastian Bach, Inventio 1

Zunächst orientieren wir uns wieder über Tonart und Takt, 4/4 und C-Dur. Das Motiv beginnt mit dem 2. Sechzehntel und besteht aus 4 aufwärts steigenden skalenförmigen Tönen, zwei abwärts gehenden Terzen und endigt mit einem Quintensprung. (Der letzte Quintensprung ist im Verlauf der Invention häufig

[23] Karl Leimer: *Modernes Klavierspiel nach Leimer-Gieseking*, Mainz und Leipzig, 1931.
[24] ebda, S. 17.

geändert.) Das Motiv kommt notengetreu nach dem 3. Viertel in der Unterstimme. Dazu kommt in der Oberstimme als Kontrapunkt in Achteln c" h' c" d". Das Motiv wiederholt sich im 2. Takt in der Oberstimme von g aus, also g' a' h' c" – a' h' g' – Quintensprung nach d' '...

Manche Schüler waren enorm erfolgreich mit diesem mentalen Lernen, wie Walter Gieseking, der sein Konzertprogramm auf Bahnfahrten repetierte. In Giesekings Biographie wird aber deutlich (siehe das Zitat auf S. 10 dieses Buches), dass zumindest für ihn das mentale Üben nicht nur ein visuelles und analysierendes Lernen war, sondern es war untrennbar mit der Bewegungsvorstellung verbunden. (Die Methode von Leimer ist nicht nur eine des Auswendiglernens, sondern umfasst viele Aspekte des künstlerischen Klavierspiels, worauf an dieser Stelle aber nicht eingegangen werden soll.)

Bei Tatjana Orloff-Tschekorsky steht beim mentalen Auswendiglernen die Bewegungsvorstellung im Vordergrund. Wie im folgenden Kapitel noch näher erläutert wird, ist bei ihr der erste Schritt die Entspannung (auch Karl Leimer betont immer wieder die „Relaxation"). Anschließend werden die Noten eines kurzen Abschnitts gelesen und die Bewegungen dabei vorgestellt. Nach erneuter Entspannung wird der Abschnitt auswendig gespielt.

Zweifellos gibt es unterschiedliche Gedächtnisschwerpunkte beim Auswendiglernen: vorwiegend musikalisch-akustisch, optisch nach dem Notenbild oder dem Tastenbild, motorisch oder verstandesmäßig analytisch. Welcher Schwerpunkt gesetzt wird oder durch welche Kombinationen gelernt wird, ist von den individuellen Fähigkeiten und Gewohnheiten abhängig. Unabhängig von der Lernweise kann durch mentales Üben besonders zuverlässig auswendig gelernt oder das Gelernte auf Sicherheit und Vollständigkeit überprüft werden.

Mentales Training für Dirigenten

Genau wie Sportler, die ihre Strecke nicht beliebig häufig laufen oder fahren können, müssen sich auch Dirigenten oft mit weniger Proben zufrieden geben, als ihnen wünschenswert erscheinen. Nicht nur die Zeit für die Arbeit am Konzertprogramm mit den ausführenden Musikern ist beschränkt, sondern auch die Gelegenheit, die Dirigierbewegungen in Gegenwart des Orchesters auszuführen und auf diese Weise zu üben, reicht bei fehlender Routine oder komplizierten Werken häufig nicht aus.

Auch wenn Laienchöre meist so viele Proben zum Einstudieren der Werke benötigen, dass dem halbwegs erfahrenen Dirigenten die Zeit genügt, seine Bewegungen während der Proben zu lernen, sieht er sich bei der Aufführung häufig nicht nur mit dem Problem konfrontiert, zusätzlich ein Orchester dirigieren zu müssen, sondern möglicherweise auch damit, dass die Aufstellung des Chores ganz anders ist als im Probenraum. Mal muss sich der Chor auf einer kleinen Bühne zusammendrängen, mal erlauben Podeste eine Anordnung der Stimmen, die im Probenraum nicht möglich oder sinnvoll war. Beides führt dazu, dass die gewohnte Orientierung gestört wird. Was früher rechts oder links war, ist nun vorn oder hinten und die Einsatzbewegung, die bei der Probe noch richtig war, geht plötzlich in die falsche Richtung. Solange die aufgeführten Kompositionen für den Dirigenten noch leicht überschaubar sind, wird er dieses Problem auch ohne zusätzliche Vorbereitung bewältigen. Anders sieht es aus, wenn die Anforderungen an die Grenzen seiner Leistungsfähigkeit gehen. Dann reichen eine oder zwei Proben mit Orchester im Aufführungsraum nicht aus, um die Akteure mit der nötigen Sicherheit durch das Konzert zu führen.

Ein Beispiel, bei dem die Einsätze für den Chor nicht leicht zu geben sind, ist die Schlussfuge aus dem Gloria in D-Dur von Antonio Vivaldi, Takt 55–59.

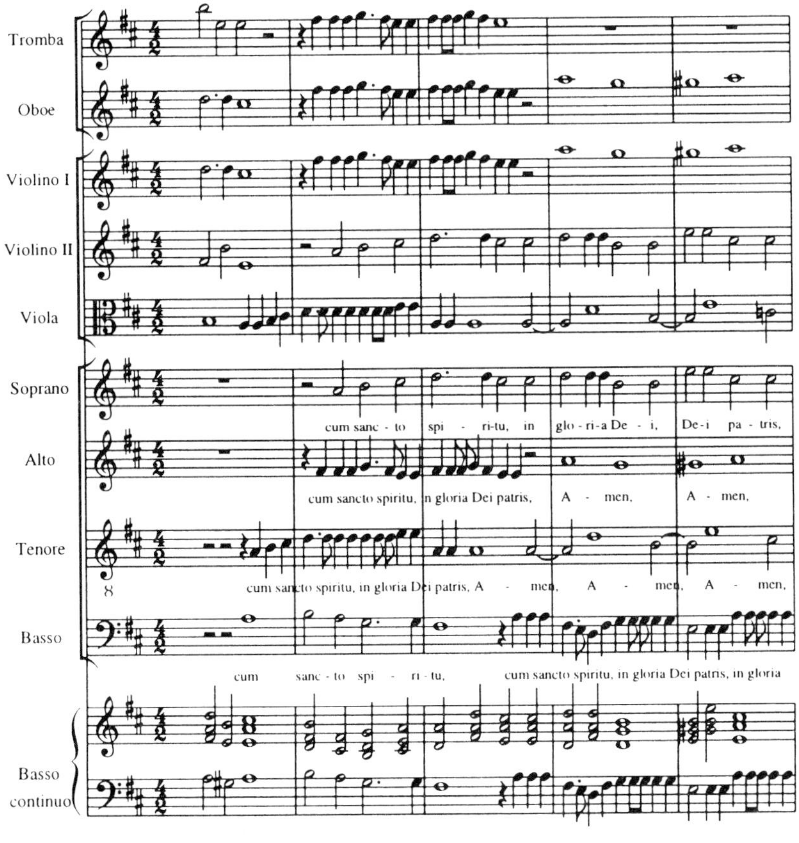

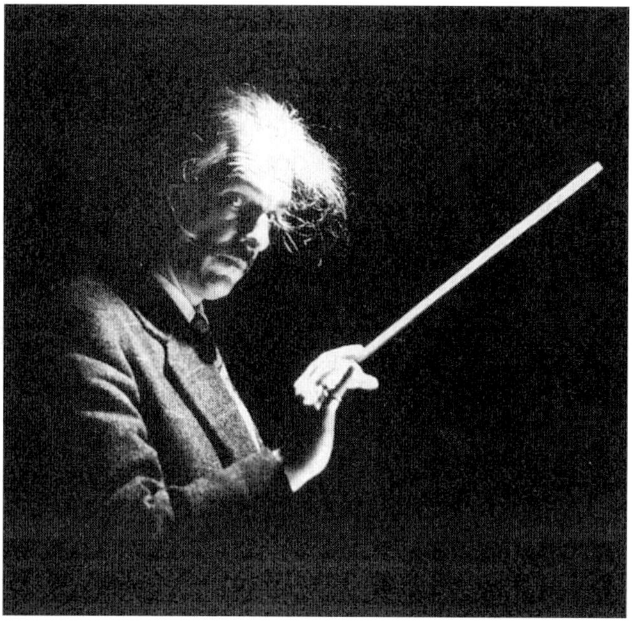

In Takt 55 sind die Einsätze von Bass und Tenor nur um ein Viertel versetzt (im 4/2-Takt). Einen halben Takt später folgen Alt und Sopran ebenso dicht aufeinander. Diese Einsätze korrekt zu geben, erfordert eine genaue Bewegungsvorstellung. Routinierte Dirigenten spüren in der Regel die Dirigierbewegungen schon beim Lesen der Noten, ohne dass Sie sich besonders darum bemühen müssen, ebenso wie die Klangvorstellung meist sofort vorhanden ist.

Der weniger Erfahrene tut gut daran, sich bei solchen Stellen die „Choreographie“ der Bewegungen bewusst vorzustellen und einzuprägen, mit anderen Worten, zu sehen oder besser, zu fühlen, welche Dirigierbewegungen er ausführen und wie er die Einsätze geben wird. Diese geistige Vorbereitung lässt sich ergänzen durch kleine Orientierungshilfen: In die Partitur können Pfeile eingezeichnet werden, die in die Richtung weisen, in der die Sängerinnen und Sänger der entsprechenden Stimme bei der Aufführung stehen werden.

Beim Dirigieren selbst ist parallel zur geistigen Präsenz beim aktuellen Geschehen eine dem Spiel oder Gesang der Musiker vorauseilende Vorstellung der Dirigierbewegungen und der Musik notwendig und für den Erfahrenen eine Selbstverständlichkeit. Ein Beispiel, wo diese vorauslaufende Vorstellung unbedingt nötig ist, wurde mit dem Einsatz des Orchesters nach der Kadenz im Solokonzert bereits auf Seite 55f. beschrieben.

Besonders auch bei Taktwechseln müssen die Bewegungen vorgeplant werden. Im folgenden Beispiel aus dem War Requiem von Benjamin Britten folgt nach dem auf Viertel dirigierten Schluss von *Confutatis maledictis*, der im Fünfvierteltakt geschrieben ist, das Bariton-Solo im langsamen Zweihalbetakt. Um diese Taktänderung im richtigen Tempo zu dirigieren, muss bereits kurz vor dem Taktwechsel eine genaue Tempo- und Bewegungsvorstellung vom Kommenden vorhanden sein.

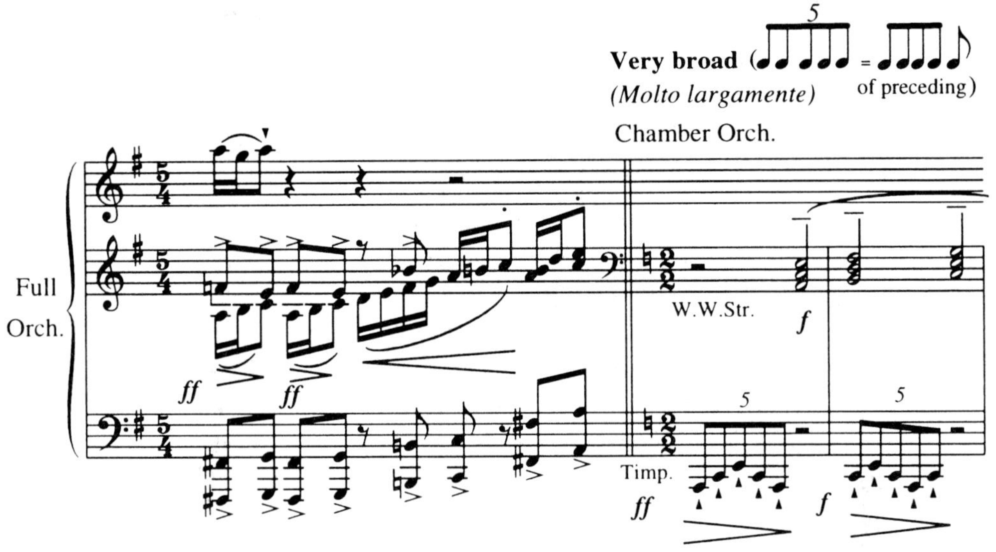

Benjamin Britten, War Requiem, Dies irae, ein Takt vor Ziffer 49 (Klavierauszug des Orchesterparts)

Mentales Üben beim Musizieren ist äußerst vielfältig und die meisten wenn nicht sogar alle geübten Musiker nutzen zumindest gelegentlich irgendeine der in diesem Kapitel beschriebenen Möglichkeiten. Die geistige Arbeit erfordert jedoch immer eine hohe Konzentration, die beim physischen Üben nicht unbedingt entsprechend aufgebracht werden muss. Auch fällt es vielen Musikern schwer, zeitweilig auf das zu verzichten, was ihnen beim Üben die meiste Freude bereitet, nämlich die Musik, mit der sie sich beschäftigen, tatsächlich zu hören. Es kommt auch vor, dass der Gedanke daran, einen Teil der Übezeit mit Vorstellungen und Überlegungen zu verbringen, ein schlechtes Gewissen auslöst: *Übe ich denn dabei tatsächlich? Muss ich nicht so viel wie möglich meine Finger trainieren?*

All dies kann dazu führen, das Mentale Training weit weniger anzuwenden, als es für effektives Üben, sicheres Beherrschen der Stücke und künstlerisches Musizieren sinnvoll wäre. Dieses Kapitel wollte dazu anregen, mentales Üben mit seinen verschiedenen Anwendungsmöglichkeiten mehr und mehr zu nutzen. Erfolgserlebnisse werden sich mit Sicherheit einstellen und mit zunehmender Erfahrung wird auch die Anstrengung geringer, die das geistige Üben erfordert.

3. Mentales Training nach Tatjana Orloff-Tschekorsky

Jeder Klavierlehrer kennt das Problem: Es gibt Schüler, die gute Fortschritte machen, eine hohe Ausdrucksfähigkeit besitzen, im Laufe der Jahre ein beachtliches technisches Niveau erreichen, aber ein Problem nicht loswerden: Sie können ihre Stücke nicht durchspielen, ohne etliche Male steckenzubleiben. Aus diesem Dilemma suchte die Pianistin Tatjana Orloff-Tschekorsky in ihrer 40jährigen Unterrichtstätigkeit immer wieder einen Ausweg. Lange Zeit vergeblich, obwohl sie Psychologen und Ärzte verschiedenster Fachrichtungen um Rat bat. Schließlich erfuhr sie von einer Methode zum Bewegungslernen, die von Sportlern seit vielen Jahren erfolgreich angewendet wird: dem Mentalen Training. Der Gedanke, diese Methode auf das Lernen am Instrument zu übertragen, faszinierte sie.

Ende 1988 nahm sie Kontakt zu einem Psychologenteam der Kölner Sporthochschule auf, und man begann gemeinsam zu überlegen, wie Mentales Training beim Üben auf dem Klavier durchgeführt werden könnte. Nicht alles konnte der Musiker direkt vom Sportler übernehmen. Das von den Psychologen empfohlene innere Memorieren in einem entspannten Zustand mit geschlossenen Augen kann der Musiker häufig nicht so durchführen. Er wird meist die Augen offen haben, denn sonst könnten nur bereits auswendig gelernte Stücke mental geübt werden. Auch ist beim Sportler niemals wie beim Musiker die Feinmotorik der Hände mit schier endlosen Folgen von unterschiedlichen Bewegungskombinationen gefordert. Ein weiterer Unterschied liegt im Zweck und Ergebnis der Bewegung: Anders als beim Sportler ist immer das musikalische Ergebnis, also der Klang, der Sinn der Bewegung und Ziel. Beim guten Musiker ist die Bewegungsvorstellung untrennbar mit der Klangvorstellung verbunden. Folglich ist es nötig, beim Mentalen Training auch den Klang in die Vorstellung mit einzubeziehen.

Einige Monate später waren die wichtigsten Probleme soweit gelöst, dass ein erster Kurs mit fünf Schülern im Alter von 15 bis 51 Jahren durchgeführt werden konnte. Der jüngste Teilnehmer hatte bis dahin erhebliche Probleme gehabt, mehrere Takte durchzuspielen, ohne steckenzubleiben. Während des Kurses und danach zeigten sich bei allen erstaunliche Fortschritte, insbesondere das Stolpern, das dem Fünfzehnjährigen so sehr zu schaffen gemacht hatte, besserte sich ganz entscheidend. Weitere Lehrgänge mit professionellen Pianisten, Studenten, erwachsenen Laien und Kindern folgten mit sehr guten Ergebnissen. Nicht nur die Fähigkeit zum flüssigen Spiel nahm zu, sondern Tatjana Orloff-Tschekorsky beobachtete vor allem auch, dass die Kursteilnehmer wesentlich schneller und auch schwierigere Stücke lernten als früher, sich sicherer beim Spielen fühlten und ihre musikalische Ausdrucksfähigkeit verbessern konnten. Auch die Übertragung auf andere Instrumente brachte beachtliche Ergebnisse.

Dadurch ermutigt, gründete die Pianistin gemeinsam mit Freunden 1992 in St. Augustin bei Bonn das Institut für Mentales Training, dem auch Pädagogen für andere Instrumente als dem Klavier angehörten. Selbst auf den Jazz wurde die Arbeitsweise mittlerweile übertragen.

Die Methode

Die von Tatjana Orloff-Tschekorsky entwickelte Methode, das „Mentale Training in der musikalischen Ausbildung“, abgekürzt mit MTMA, kann auf allen Instrumenten und auch von Sängern angewendet werden. Sie setzt keine bestimmte Spieltechnik voraus und steht nicht in Konkurrenz zum sonstigen Instrumental- oder Gesangsunterricht, sondern hilft, das dort Gelernte anzuwenden. Die intensive Vorstellung der Bewegungsabläufe und der Musik in einem entspannten Zustand ist dabei ein wesentlicher Teil des täglichen Übens. Ziele der Methode sind unter anderem

– eine größere technische Sicherheit
– eine bessere Klangvorstellung, eine verfeinerte Tongebung
– eine genauere Realisation der angestrebten musikalischen Interpretation
– das Verhindern von Überlastungsschäden am Bewegungsapparat
– die Verminderung von Ängsten bei Konzerten und Prüfungen
– ein rasches und intensives Lernen und Auswendiglernen.

Immer folgen die drei Schritte Entspannen, Vorstellen von Klang und Bewegung sowie Spielen oder Singen im vorgestellten Tempo aufeinander. Alle drei Stufen werden mit allmählicher Temposteigerung von Vorstellung und Spiel wiederholt. Dabei wird angestrebt, das erforderliche Tempo zu erreichen.

- Die Entspannung

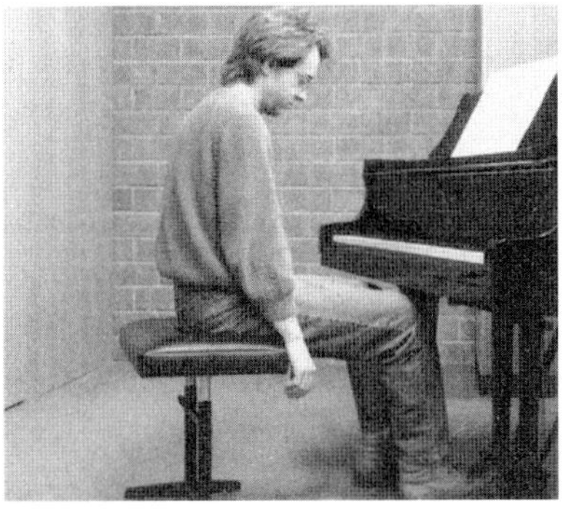

Wichtig für das MTMA nach Orloff-Tschekorsky ist die sichere Beherrschung einer Entspannungsmethode, so dass es möglich ist, sich von einem Augenblick zum anderen in einen entspannten Zustand zu versetzen. Es ist nicht ausreichend, wenn dieser Zustand jeweils erst in mehreren Minuten erreicht werden kann, da dies zuviel Zeit beim Üben beanspruchen würde.

(Entspannungsübungen werden im folgenden Kapitel ab Seite 130 dargestellt. Zur Begründung der Entspannung beim Mentalen Training siehe Seite 21.)

• Die Vorstellung

Ist der entspannte Zustand erreicht, ist der nächste Schritt die Vorstellung der Musizierbewegungen und des Klanges der zu spielenden Noten. Dies geschieht in der Regel anhand der Noten mit offenen Augen. Bei bereits auswendig beherrschten Abschnitten können die Augen natürlich geschlossen werden. Voraussetzung für Klang- und Bewegungsvorstellung sind Vorkenntnisse und Vorerfahrungen, die erlauben, Einzelheiten der Musizierbewegungen sowie den hervorgebrachten Klang ins Bewusstsein zu rufen. (Was diese Vorstellung im Einzelnen beinhalten soll, wurde schon im vorhergehenden Kapitel ausgeführt.)

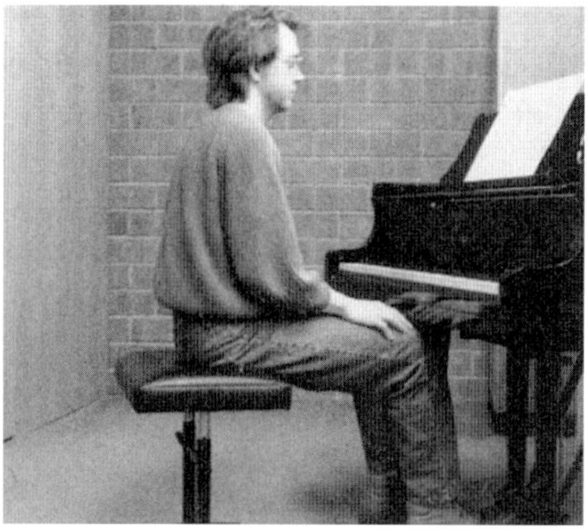

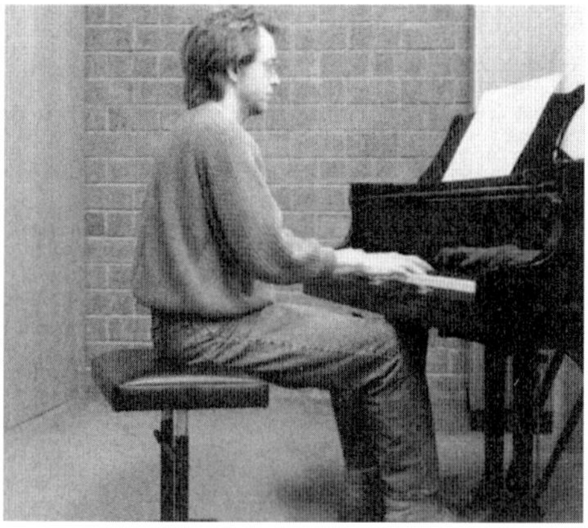

• Das Spielen

Anschließend an die Vorstellung wird normalerweise sofort ein- oder zweimal gespielt, und zwar genau in dem vorgestellten Tempo.

• Die Einteilung in Abschnitte

Wenn Sie ein Stück nach der Methode von Tatjana Orloff-Tschekorsky lernen wollen, ist die Einteilung in kleine Abschnitte wichtig. Die Erfahrung, wie lang die Abschnitte sein dürfen, damit ein schnelles Lernen möglich ist, fehlt anfangs noch. Am besten ist es natürlich, sich von einem mit der Methode des MTMA vertrauten Lehrer anleiten zu lassen. Ist das nicht möglich, können Sie versuchen, diese Erfahrung durch Ausprobieren und genaue Beobachtung allmählich selbstständig zu erwerben. Wenn Sie im Anschluss an die korrekte Vorstellung eine vorher noch nicht beherrschte Passage im vorgestellten Tempo fehlerfrei spielen können, haben Sie sicher kein zu langes Stück gewählt. Ob Sie noch mehr auf einmal in die Vorstellung einbeziehen können, müssen Sie durch Ausprobieren herausfinden.

Die Abschnitte haben je nach individuellem Niveau und Vorstellungsfähigkeit, nach der momentanen Aufnahmefähigkeit sowie nach ihrem Schwierigkeitsgrad eine ganz unterschiedliche Länge. Bei komplizierten Kompositionen können meist höchstens zwei bis vier Takte in einem Arbeitsgang vorgestellt werden, manchmal, wie bei einer drei- oder mehrstimmigen Fuge, vielleicht nur ein bis zwei Takte. In einfacheren Stücken ist es möglich, bei entsprechender Übung im Instrumentalspiel und im Mentalen Training, auch acht bis sechzehn Takte auf einmal vorzustellen. Wie viel Sie mit gutem Lernerfolg auf einmal erarbeiten können, hängt auch davon ab, ob das Stück ganz neu gelernt wird oder ob es schon großenteils beherrscht wird und nur noch die musikalische Gestaltung erarbeitet werden soll. Im zweiten Fall können die Abschnitte relativ lang sein, oft eine halbe Seite oder noch mehr.

Die Fingersätze, die Einteilung des Bogens und Ähnliches sollten vor dem Mentalen Training festgelegt werden, denn es ist ein unnötiger Aufwand, falsch Eingeübtes nachträglich zu korrigieren. Manchmal bemerkt man allerdings erst bei der Bewegungsvorstellung, dass man einen ungünstigen Fingersatz gewählt hat. Dann sollte nicht gezögert werden, das schon relativ fest im Gedächtnis Verankerte durch Besseres zu ersetzen.

- Die Temposteigerung

In welchem Tempo die Bewegungs- und Klangvorstellung beginnt und wie schnell sie beschleunigt wird, richtet sich neben den individuellen Fähigkeiten danach, wie kompliziert ein Abschnitt ist, beziehungsweise welche Anforderungen die Ausführung im erforderlichen Tempo stellt. Sowohl komplizierte Bewegungen als auch Stücke oder Passagen, die ein sehr hohes Endtempo erfordern, werden zunächst ganz langsam vorgestellt, damit sich die Bewegungen absolut korrekt einprägen. Die Temposteigerung wird in diesen Fällen sehr vorsichtig durchgeführt und zwar am besten mit dem Metronom. Bei einfacheren Stücken kann das Anfangstempo höher sein und das Tempo schneller gesteigert werden.

Das MTMA kann gut an Geläufigkeitsetüden erlernt werden, deswegen soll am Beispiel der Klavieretüde op. 10 Nr. 12 (Revolutionsetüde) von Frédéric Chopin das Vorgehen exemplarisch dargestellt werden:

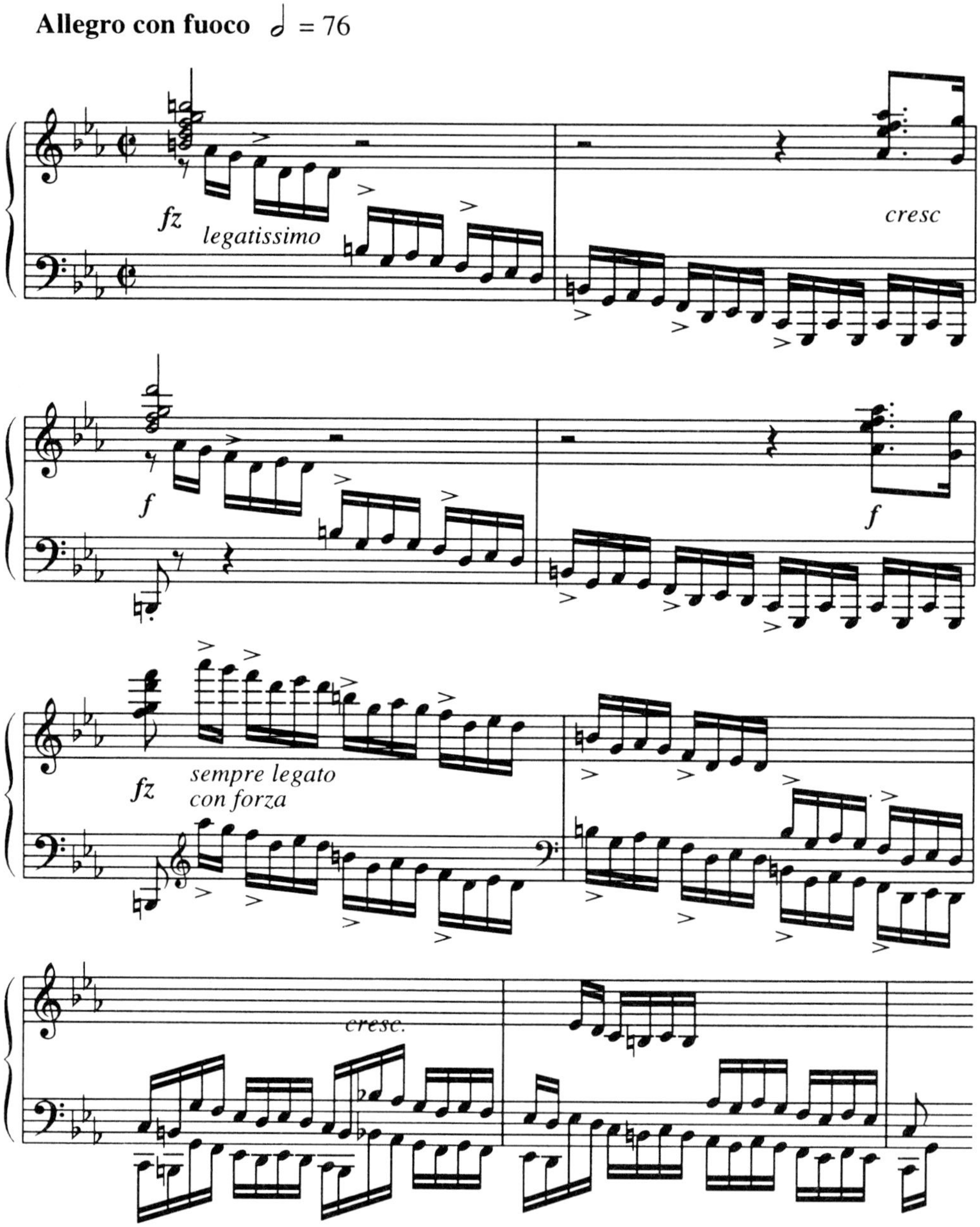

Frédéric Chopin, Etüde op. 10 Nr. 12 Takt 1–9

Zur Vorbereitung lesen oder spielen Sie einen Teil der Etüde, zum Beispiel die ersten 19 Takte (oder den hier abgedruckten Teil) aufmerksam durch und legen günstige Fingersätze fest. In der Regel ist es empfehlenswert, die Fingersätze gleich für das ganze Stück zu überlegen. Hierdurch lässt sich vermeiden, dass nachträgliche Änderungen nötig werden, weil sich der Fingersatz bei

ähnlich wiederkehrenden Stellen als ungeeignet erweist. Anschließend teilen Sie die ersten Abschnitte zum Üben ein. Wenn Sie mit der Vorstellung von Klang und Bewegung noch nicht vertraut sind, sollten die Abschnitte nur sehr kurz sein. Haben Sie bereits erste Erfahrungen gesammelt, empfiehlt es sich, am Anfang der Etüde jeweils zwei Takte zusammenzufassen.
Versetzen Sie sich dann mit geschlossenen Augen in einen körperlich und geistig entspannten Zustand.

Um diesen Zustand beim Üben zuverlässig zu erreichen, ist es eventuell nötig, jeweils vor Beginn einer Arbeitsphase mit Mentalem Training eine längere Entspannungsübung von etwa 5–15 Minuten durchzuführen. Anschließend sollte die Entspannung jeweils rasch erreicht werden können.

Wenn Sie entspannt sind, stellen Sie sich die Bewegungen der linken Hand sehr langsam und gleichmäßig vor (wesentlich langsamer als das halbe Endtempo), denn für das sichere Beherrschen der Etüde auch in einem hohen Tempo empfiehlt sich sorgfältiges Lernen von Anfang an. Stellen Sie sich die Bewegung jedes beteiligten Fingers und die dabei entstehenden Töne vor. Empfinden Sie in Gedanken auch die begleitenden Bewegungen des Handgelenkes und die Veränderung im Schultergelenk, wenn der Arm in die tiefe Lage geführt wird. Alle Bewegungen sollen dabei betont locker und leicht vorgestellt und ausgeführt werden. Um die nötige Sicherheit zu bekommen, sollte zumindest im langsamen Tempo aber trotzdem bewusst bis zum Tastengrund gefühlt werden (gedanklich und real). Achten Sie bei der Vorstellung auf absolute Gleichmäßigkeit der Töne. Anschließend spielen Sie den Abschnitt genau in dem Tempo, das Sie in der Vorstellung gewählt hatten.
Wenn Ihre Vorstellung genau war und der Abschnitt nicht zu lang, wird das Spielen wahrscheinlich ohne Weiteres möglich sein. Lassen Sie dabei die Finger laufen, ohne die einzelnen Töne noch zu kontrollieren. Konnten Sie den Abschnitt nicht sofort spielen, versuchen Sie es noch ein zweites Mal. Machen Sie wieder Fehler oder stocken Sie zwischendurch, war entweder die Vorstellung fehlerhaft beziehungsweise nicht genau genug oder der vorgestellte Abschnitt zu lang gewählt. Wenn Sie das MTMA selbstständig lernen, müssen Sie jetzt weiter ausprobieren: Um eine noch genauere Vorstellung zu erreichen, ist es wahrscheinlich nötig, das Tempo noch zu reduzieren. Wenn Sie den Eindruck haben, dass die Vorstellung gut gelingt, Sie aber trotzdem beim Spielen Fehler machen, wählen Sie den Abschnitt kürzer.

Sind Ihnen Vorstellung und Spiel geglückt, entspannen Sie sich wieder und wiederholen Sie dasselbe in einem etwas höheren Tempo. Bei schwierigen Stücken oder wenn Sie ein hohes Tempo erreichen wollen, empfiehlt sich die Ver-

wendung eines Metronoms. Sie stellen sich den jeweiligen Abschnitt dann bei jedem weiteren Durchgang ein, zwei oder eventuell auch mehr Metronomstriche schneller vor und spielen ihn anschließend in diesem Tempo. Jedes Mal entspannen Sie sich vorher. Dies wiederholen Sie solange, bis die Vorstellung in dem nun erreichten Tempo schwierig wird oder Sie beim gewünschten Tempo angekommen sind.

Beginnen Sie dann mit der linken Hand genauso wie eben beschrieben mit dem nächsten Abschnitt (bei der vorgeschlagenen Etüde in Takt fünf, wo die Bewegung in einer anderen Lage wiederkehrt). Weil sich die Töne wiederholen, können Sie hier schnell zum hohen Tempo übergehen. Ab Takt sieben gehen Sie wieder so langsam vor, wie es für den ersten Abschnitt beschrieben wurde. So arbeiten Sie weiter, bis Sie bemerken, dass Ihre Konzentration nachlässt. Es kann sein, dass dies bei den ersten Versuchen, mit dem Mentalen Training ein Stück zu erarbeiten, schon nach einigen Minuten der Fall ist und mehrere Abschnitte nacheinander anfangs noch nicht vorgestellt werden können.

Die zeitliche Obergrenze, auf diese konzentrierte Weise ohne Unterbrechung zu üben, liegt nach den Erfahrungen von Tatjana Orloff-Tschekorsky für den Geübten bei 45 Minuten, für den Anfänger häufig nur bei zehn bis zwanzig Minuten. Nach einer Erholungspause von mindestens einer Viertelstunde ist es meist möglich, die nächste Arbeitsphase mit Mentalem Training anzuschließen und eventuell zu einem späteren Zeitpunkt noch eine weitere. Wenn Sie nicht, so wie es hier beschrieben wird, ganze Kompositionen in dieser Weise erarbeiten, sondern, eingefügt in das gewohnte Üben, nur bestimmte Probleme oder ausgewählte Abschnitte mental üben, ist die Übezeit nicht so begrenzt.

Folgendermaßen setzen Sie die Arbeit nach einer Pause an der Etüde fort: Entspannen Sie sich zunächst und beginnen Sie wieder am Anfang der Etüde, jetzt aber nicht so langsam wie das ursprünglich gewählte Tempo, sondern etwas langsamer, als das bei diesem Abschnitt erreichte Endtempo war. Wiederholen Sie das Entspannen, Vorstellen und Spielen, bis Sie jetzt eine wahrscheinlich höher liegende Tempogrenze erreichen. Gehen Sie dann zu den nächsten Abschnitten über und erarbeiten Sie sie in der gleichen Weise. Am zweiten oder dritten Tag beginnen Sie mit der Vorstellung der rechten Hand, zunächst allein, wiederum mit allmählicher Temposteigerung. Hier sind Sie mit der Vorstellung von Akkorden konfrontiert. Bemühen Sie sich darum, sich die Stellung der Finger für die verschiedenen Akkorde ganz genau vorzustellen und den damit verbundenen Bewegungs- und Stellungsempfindungen nachzuspüren. Stellen Sie sich ebenso genau die Bewegung der größeren Gelenke, vor allem die des Schultergelenkes vor, wenn Sie an die Sprünge zwischen den Akkorden denken. Hören Sie dabei immer innerlich möglichst jeden Ton beziehungsweise den Zusammenklang der Akkordtöne.

Wenn Sie die Ausführung für beide Hände einzeln gedanklich und real gut beherrschen, beginnen Sie damit, sich für die ersten Takte beide Hände gleichzeitig vorzustellen. Dies erfordert zunächst wieder ein sehr langsames Tempo und bereitet manchen Pianisten anfangs Schwierigkeiten, sowohl was die Bewegungsvorstellung betrifft, als auch die gleichzeitige und vollständige Klangvorstellung. In dieser Weise fahren Sie allmählich abschnittsweise fort, bis schließlich die ganze Etüde gelernt ist.

Nach Tatjana Orloff-Tschekorskys Erfahrungen ersetzt die intensive geistige Arbeit nicht nur einen großen Teil des körperlichen Übens, sondern reduziert auch insgesamt den nötigen Zeitaufwand beträchtlich, und das bei einer subjektiv empfundenen größeren Sicherheit. Etwa die Hälfte bis zwei Drittel der Zeit, die zum Einstudieren eines virtuosen Klavierstücks benötigt wird, entfallen dabei auf ein langsames bis mittleres Tempo, während die Wiederholungen im schnellen Tempo sehr viel seltener durchgeführt werden, als beim normalerweise praktizierten Üben.

Der größte Teil der Musiker, die in dieser Weise kurze Abschnitte in einem entspannten Zustand mental üben, macht die Beobachtung, dass beim anschließenden Spielen die Finger wie von selbst laufen. Möglicherweise beruht diese sich mit großer Wahrscheinlichkeit einstellende subjektive Empfindung darauf, dass die Bewegungen von Anfang an ohne die nutzlose Anspannung nicht benötigter Muskeln durchgeführt werden.

Normalerweise laufen neue Bewegungen noch unökonomisch ab. Sie sind begleitet von vielen überflüssigen Muskelaktionen. Neben dem Gehör übernimmt häufig das Auge die Kontrolle, während das Bewegungsgefühl vergleichsweise nur eine untergeordnete Rolle spielt[25]. Dieses Stadium wird offenbar beim mentalen Üben weitgehend übersprungen.

[25] Zu den verschiedenen Stadien beim Bewegungslernen siehe in Renate Klöppel: *Die Kunst des Musizierens*, Mainz [5]2009, S. 60.

Was tun, wenn das Tempo nicht erreicht werden kann?

Nicht immer kann mit dieser Methode innerhalb von einigen Tagen das angestrebte Tempo erreicht werden. Eine weitere Temposteigerung lässt sich meist noch erreichen, wenn die Abschnitte sehr kurz sind, das heißt, nur wenige Noten vorgestellt und gespielt werden. Gelingt mit diesen Gruppen die Vorstellung im höheren Tempo, werden die kleinen Abschnitte ganz allmählich bei der Vorstellung und beim Spiel zusammengefasst, mit dem Ziel, dieses Tempo schließlich auch auf größere Teile zu übertragen.

Auch eine Aufteilung in sehr kurze Tonfolgen ist möglich. Dabei wird nach vier, sechs oder acht schnell nacheinander vorgestellten Noten in Gedanken angehalten, danach folgt die nächste schnelle Notengruppe, erneut ein Halt usw. Anschließend werden immer mehr Töne in den Gruppen zusammengefasst, bis beim Vorstellen und Spielen schließlich auf die Haltepunkte wieder verzichtet werden kann.

Tatjana Orloff-Tschekorsky ist der Meinung, dass grundsätzlich das in der Vorstellung erreichte Tempo nicht überschritten werden soll, weil nur dann die größtmögliche Sicherheit vorhanden ist. Das bedeutet, dass man sich mit dem vorstellungsmäßig erreichten Tempo zufriedengeben sollte. Es ist sinnvoll, zu einem späteren Zeitpunkt noch einmal zu versuchen, das Tempo weiter zu steigern. Sicher ist die Vorstellung aller Töne auf Melodieinstrumenten, wo normalerweise nicht mehrere Stimmen gleichzeitig erklingen, weniger komplex als auf Tasteninstrumenten. Es gibt durchaus erfolgreiche Pianisten, die sich darüber bewusst sind, dass sie zeitweilig schneller spielen, als es ihre Vorstellung erlaubt. Eine Zuverlässigkeit bei den Stellen, wo sie die Finger laufen lassen müssen erreichen sie durch sinnvolle motorische Übemethoden[26].

Die mehrstimmige Vorstellung

Kommen in einer Komposition mehrere selbstständige Stimmen vor oder ist das Stück durchgehend polyphon, gehen Sie etwas anders vor als bei der Etüde. Hier ist es nicht angebracht, nur beide Hände einzeln und dann zusammen vorzustellen und zu spielen, sondern die Einteilung folgt dem Verlauf der einzelnen Stimmen, die nicht immer gleichbleibend auf beide Hände verteilt sein müssen.

Orloff-Tschekorsky empfiehlt, bei komplizierten polyphonen Kompositionen wie einer vierstimmigen Fuge von J.S. Bach die Stimmen zunächst nicht bewegungsmäßig, sondern nur klanglich vorzustellen und zwar zunächst einzeln,

[26] Siehe dazu Renate Klöppel: *Die Kunst des Musizierens,* Mainz [5]2009, u.a. S. 98–108 und 115–118.

dann immer zwei Stimmen zusammen und schließlich drei Stimmen auf einmal. Ziel ist das gleichzeitige innere Hören aller vier Stimmen. Erst dann wird in üblicher Weise mit der Bewegungsvorstellung begonnen

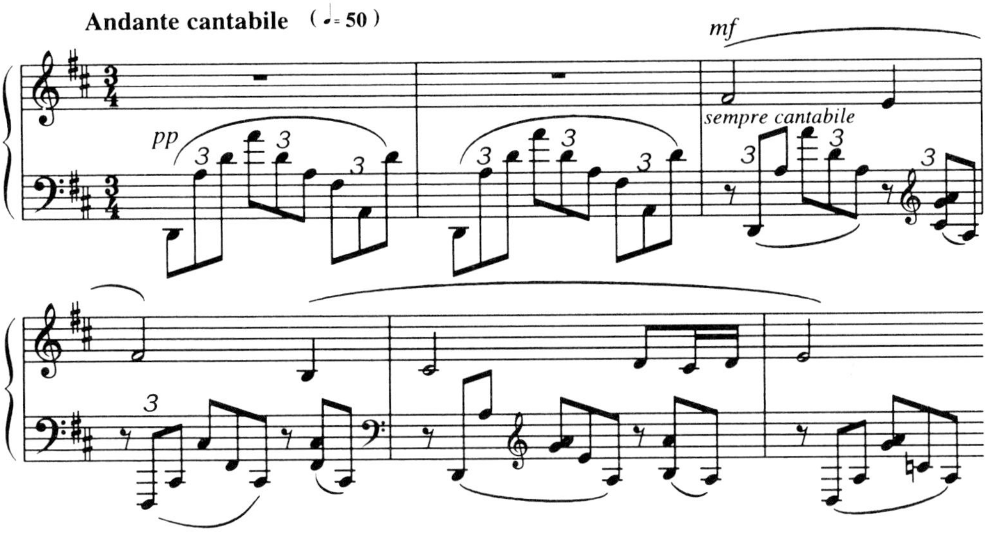

Sergej Rachmaninoff, Prélude D-Dur op. 23 Nr. 4

Am Prélude D-Dur op. 23 Nr. 4 von Serge Rachmaninoff können Sie sehen, wie an einer Komposition gearbeitet wird, in der Melodie und Begleitung in verschiedenen Kombinationen vorkommen, hier mit über längere Abschnitte gleichbleibender Verteilung auf beide Hände. Die folgende kurze Beschreibung kann den Anschein erwecken, dass eine Komposition oder zumindest Teile davon, mit dem MTMA in einer einzigen Übephase bewältigt werden. Das ist nicht so, sondern die einzelnen Übeschritte folgen unter Umständen in einem Abstand von mehreren Tagen aufeinander. Auch die empfohlene Reihenfolge kann nicht immer konstant eingehalten werden. Besondere Schwierigkeiten bei der Vorstellung können es erforderlich machen, wieder ein oder zwei Schritte zurückzugehen, das Tempo zum Beispiel wieder zu senken oder zeitweilig nur eine Stimme vorzustellen.

Zunächst legen Sie den Fingersatz fest und teilen die ersten Zeilen in Abschnitte von der Länge ein, die Sie voraussichtlich in einem Arbeitsgang vorstellen und danach sofort spielen können. Korrekturen der Länge sind eventuell noch nachträglich nötig. Entspannen Sie sich und arbeiten Sie an den ersten sechs abgedruckten Takten so, wie es für die Etüde von Chopin beschrieben wurde, allerdings braucht das Anfangstempo nicht so extrem langsam zu sein. Für die linke Hand sind verschiedene zusätzliche Übeschritte denkbar, zum Beispiel können Sie vor der mentalen Übung die jeweils mit einer Handstellung spiel-

baren Töne erst greifen, um die Vorstellung zu erleichtern, dann nur diese Töne ohne die notierten Pausen vorstellen und spielen. Erst danach werden die Noten so geübt, wie sie notiert sind. In diesem Stadium sollte möglichst auch die musikalische Gestaltung mit einbezogen werden. Als letzter Schritt werden beide Hände zusammen geübt.

Ab Takt 18 liegt die führende Stimme nicht mehr oben, sondern in der Mitte, während eine zusätzliche Begleitstimme hinzutritt. Dies erfordert neue Kombinationen bei der Vorstellung und beim Spiel.

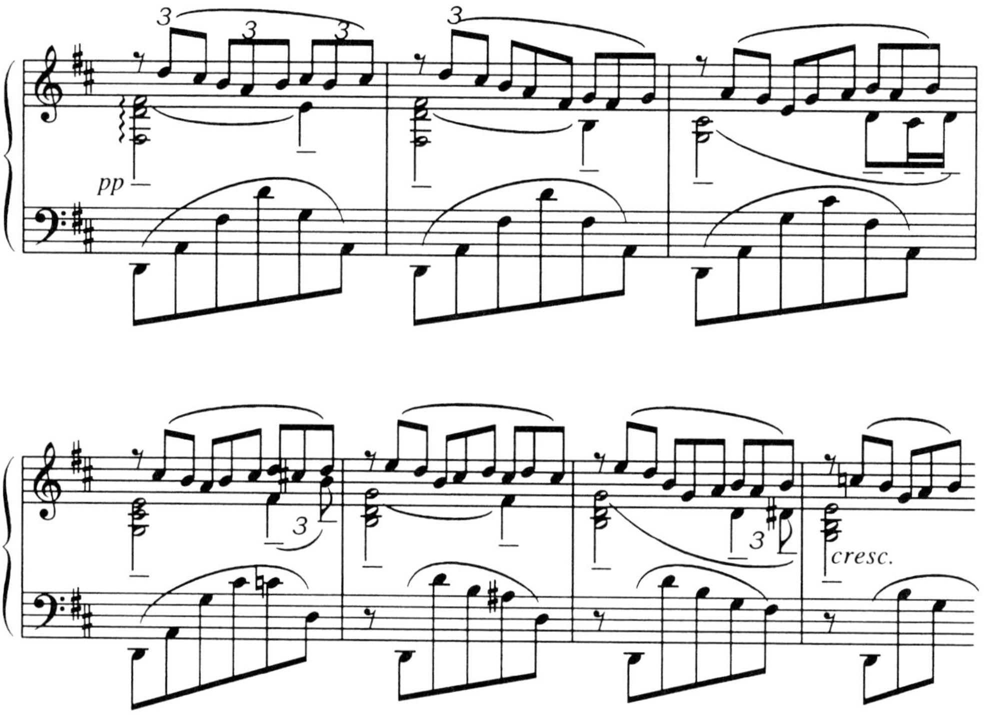

Sergej Rachmaninoff, Prélude D-Dur op. 23 Nr. 4, Takt 18 bis 24

Spielen Sie zunächst die führende Mittelstimme durch und benutzen Sie dabei den Fingersatz, den Sie auch beim Hinzufügen der anderen Stimmen verwenden oder beginnen Sie gleich (nach vorausgegangener Entspannung) mit der Vorstellung dieser Stimme und spielen Sie anschließend. Ergänzen Sie in einem langsamen Tempo erst denkend dann spielend die Akkordtöne, wobei die gute Führung der Hauptstimme weiterhin sorgfältig beachtet wird. Dies wiederholen Sie in allmählich gesteigertem Tempo. Wenn Sie das erforderliche Tempo erreicht haben oder die Vorstellung schwer wird, lernen Sie in gleicher

Weise und unter Berücksichtigung des endgültigen Fingersatzes die Oberstimme und danach die Unterstimme.
Setzen Sie anschließend die Arbeit fort, indem Sie immer zwei Stimmen in der Vorstellung und im Spiel zusammenfassen. Hierzu müssen Sie zunächst ein recht langsames Tempo und eventuell noch kürzere Abschnitte wählen.
Wenn Ihnen die Vorstellung von zwei Stimmen gelingt, spielen Sie wieder jeweils anschließend die Abschnitte. Versuchen Sie sehr bald, nicht nur die Tonhöhe, sondern auch die musikalische Gestaltung wie die dynamische Abstufung zwischen den Stimmen (insbesondere auch bei den beiden mit der rechten Hand zu spielenden in die Vorstellung einzubeziehen. Achten Sie immer wieder auf die genaue Bewegungsvorstellung und steigern Sie das Tempo.
Kombinieren Sie auf die beschriebene Weise nicht nur die Mittelstimme nacheinander mit den begleitenden Stimmen, sondern auch Ober- und Unterstimme miteinander.

Häufig bereitet es erhebliche Schwierigkeiten oder ist sogar unmöglich, sich zwei verschiedene Rhythmen gleichzeitig vorzustellen. Dieses Problem kommt in dem Prélude von Rachmaninoff ab Takt 18 vor, wenn zu Achteln im Bass die Triolen in der Oberstimme erscheinen. In diesem Beispiel dürfte die Vorstellung wahrscheinlich gelingen, weil das langsame Tempo zulässt, die aufeinanderfolgenden Töne der rechten und linken Hand nacheinander vorzustellen.

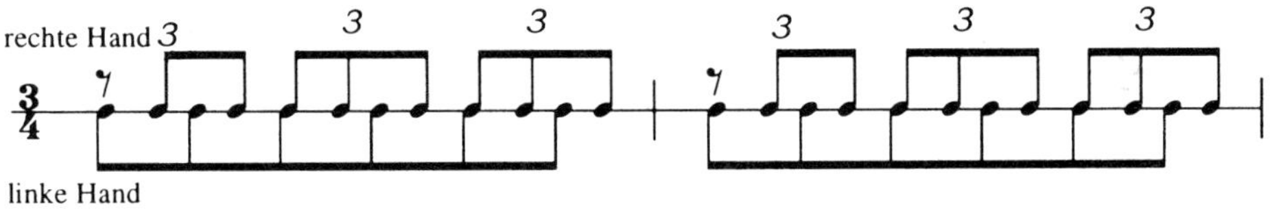

Dies kann in dem langsamen Tempo, obwohl die Töne auf beide Hände verteilt sind, als der sich ergebende Kombinationsrhythmus gedacht werden:

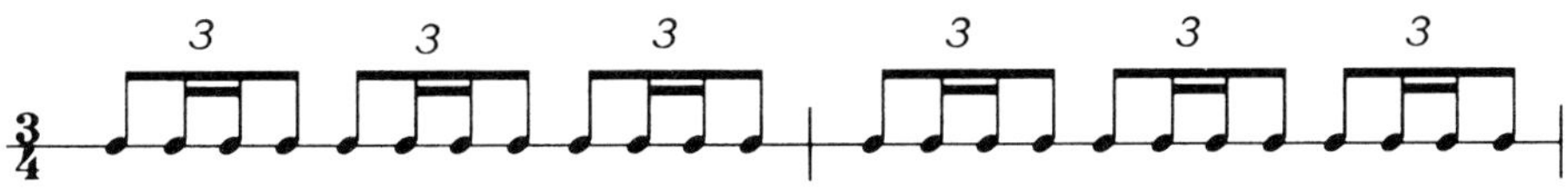

Der nächste Schritt ist die Vorstellung und das Spiel aller drei Stimmen gleichzeitig.

Wählen Sie, wenn Ihnen die Vorstellung schwer fällt, zunächst ein sehr langsames Tempo. Denken und spielen Sie zusätzlich zu den beiden Außenstimmen eventuell nur die Oberstimme der Akkorde, also die führende Stimme. Versuchen Sie wieder, das Tempo zu steigern und allmählich größere Abschnitte zusammenzufügen.

Eine Fuge oder andere polyphone Kompositionen werden in gleicher Weise erarbeitet. Auch hier üben Sie die einzelnen Stimmen (einschließlich eventueller Wechsel von einer Hand zur anderen und mit dem richtigen Fingersatz) zunächst einzeln, dann in den möglichen Kombinationen und schließlich alle gemeinsam. Je komplizierter ein Werk ist, umso kürzer müssen die in einem Arbeitsgang geübten Abschnitte sein.

Leichtere Kompositionen erfordern nicht unbedingt das getrennte Üben beider Hände, auch nicht das betont langsame Tempo zu Beginn der Arbeit und die vorsichtige Beschleunigung. Außerdem können die Abschnitte länger sein.

Das MTMA hilft nicht nur zu lernen, die richtigen Töne zu spielen, sondern darüber hinaus wird es auch bei der musikalischen Gestaltung eingesetzt. Hierzu werden die im vorangehenden Kapitel beschriebenen gestalterischen Elemente in die Vorstellung einbezogen. Bei dieser Methode ist auch zum Erarbeiten der Dynamik, Agogik, Artikulation u. Ä. die vorausgehende Entspannung Voraussetzung, weil hiervon ein besonderer Lerneffekt erwartet wird. Das Ziel der differenzierten Klangvorstellung ist beim MTMA nicht nur die größere Klarheit des musikalischen Bildes, sondern, wie beim Bewegungslernen, das unmittelbare und dauerhafte Einprägen des Vorgestellten. Bei der musikalischen Gestaltung eines technisch weitgehend beherrschten Stückes können die Abschnitte allerdings wesentlich länger gewählt werden, eine halbe Seite oder noch mehr.

Diese Ausführungen zur Methode von Orloff-Tschekorsky können nur eine ungefähre Vorstellung von der Arbeitsweise geben. Die individuellen Bedürfnisse (wie groß können die Abschnitte sein, welches Tempo ist zu wählen, welches ist der jeweils nächste Übeschritt, wie wird bei unterschiedlichen Kompositionen vorgegangen und vor allem, welche besonderen Anforderungen stellen die verschiedenen Instrumente?) können kaum allgemeingültig vermittelt werden.

Im Unterschied zu anderen Möglichkeiten, mentale Übung beim Erarbeiten von Stücken auf dem Instrument einzusetzen, ist die körperliche und geistige Entspannung unbedingte Voraussetzung beim MTMA. Weiterhin wird gefordert, das vorstellungsmäßig erreichte Tempo niemals im Spiel zu überschreiten, wie überhaupt grundsätzlich in dem Tempo gespielt werden soll, in dem die Vorstellung erfolgte. Begründet wird dies damit, dass sich der sogenannte Mentaleffekt (womit das rasche und dauerhafte Lernen gemeint ist) nach den Beobachtungen von Orloff-Tschekorsky wieder auflöst, wenn schneller oder auf andere Art abweichend von der Vorstellung gespielt wird. Eine weitere Begründung ist, dass sich Verspannungen und Angst erst gar nicht einstellen, wenn man nicht schneller spielt, als man denken kann. Andere Besonderheiten des MTMA sind der konstante Wechsel zwischen Vorstellung und Spiel und die Forderung, die Bewegungen beim Spiel nicht mehr zu kontrollieren, sondern im Vertrauen darauf, dass alles sicher eingeprägt wurde, die Finger laufen zu lassen. Tatjana Orloff-Tschekorsky und auch andere, die diese Methode gelernt haben, betonen, dass das auf diese Weise Eingeprägte fester verankert ist als beim normalen Üben, was natürlich auch für falsch eingeübte Details gilt.

Nicht immer ist es möglich, das MTMA erfolgreich anzuwenden. Stress, einer der größten Feinde von Konzentration und Entspannung, ist ein wesentlicher Störfaktor. Ebenso können Krankheiten, ja bereits Kopfschmerzen oder Müdigkeit die effektive Arbeit erheblich behindern. Weitgehend unmöglich ist die Klangvorstellung, wenn gleichzeitig andere Musik zu hören ist.

Musikstudenten, die das MTMA auf dem Klavier in einem zweiwöchigen Kompaktkurs gelernt hatten, äußerten sich mehrere Monate später schriftlich auf Fragebögen über Vorteile aber auch über Schwierigkeiten mit der Methode: Nicht immer fiel es leicht, die nötige Ruhe zu finden, nicht nur die innere, sondern auch die äußere. Vor allem diejenigen, die in der Hochschule übten, fanden häufig keine Räume, wo nicht andere Musik beim geistigen Üben störte. Auch die Konzentration fiel manchem schwer und mit der Disziplin haperte es bei einigen. Einer drückte dies so aus: *„Im Allgemeinen ist der Lustgewinn, den man beim tatsächlichen Anschlag erleben darf, zu verführerisch, um öfter abstrakt zu üben.“* Auch war es nur einem Teil der Studenten möglich, sich beide Hände gleichzeitig in einem hohen Tempo vorzustellen.

Positive Erfahrungen machten fast alle: Häufig wurden Muskelverspannungen oder ein übermäßiger Kraftaufwand bemerkt und reduziert. Viele berichteten auch über eine größere Bewusstheit für die Bewegungen und eine zunehmende Genauigkeit. Größere Sicherheit beim Spielen, auch beim Auswendigspielen, bessere Planung des Übens, Zunahme der Konzentration, vor allem aber eine bessere Zielorientierung in vielerlei Hinsicht und besonders in Bezug auf die musikalische Gestaltung wurden ebenfalls häufig genannt: *„Man passt sein Klangideal weniger technischen Unzulänglichkeiten an, sondern umgekehrt.“* Auch das versprochene Gefühl, die Finger laufen von allein, stellte sich zumindest zeitweilig bei fast allen Studenten ein.

Wie groß der Gewinn durch das MTMA für den Einzelnen ist, hängt offenbar von verschiedenen Faktoren ab: Motivation, Konzentrations- und wahrscheinlich auch Entspannungsfähigkeit und nicht zuletzt die Fähigkeit zur differenzierten Klang- und Bewegungsvorstellung sind Voraussetzung für die erfolgreiche Anwendung.

4. Mentales Training bei Vorspielangst und zur Vorbereitung für den Auftritt

Wenn ein Vorspiel, eine Prüfung oder ein Konzert bevorstehen, ist das sinnvolle Üben nur ein Teil des Ganzen. Zum Gelingen gehört mehr. Der Umgang mit Angst und Aufregung muss ebenso beherrscht werden wie die musikalischen und technischen Anforderungen des Konzertprogramms. Bewusste Kontrolle über Gefühle wird von vielen Sportlern regelmäßig geübt, warum sollte nicht auch der Musiker einen Teil seiner Zeit darauf verwenden, seine Emotionen zu kontrollieren? Nicht nur die Fähigkeit, Angst und Aufregung ausreichend zu beherrschen, sondern auch, sich während des Konzertes oder Vorspiels auf das Wesentliche zu konzentrieren, sind Voraussetzungen, die nicht jeder mühelos erfüllt. Es ist hinlänglich bekannt, dass viele Musiker ein hohes Leistungsniveau erreichen, wenn sie allein in gewohnter Umgebung musizieren, aber vor Publikum versagen. Dieses Kapitel will Anregungen geben, die helfen können, das Spiel auf dem Podium besser zu meistern.

Was ist Angst eigentlich?

Immer wenn wir uns in einer bedrohlichen Situation befinden oder sie auf uns zukommen sehen, reagiert unser Körper in einer charakteristischen Weise: Der Herzschlag beschleunigt sich, die Hände werden feucht und zittern, Schweiß bricht aus, die Knie werden weich, der Mund trocken, wir bemerken ein Engegefühl in der Brust und oft noch manches mehr, was uns gerade in diesem Augenblick besonders störend erscheint. Nicht bei jedem Menschen treten diese Reaktionen des vegetativen Nervensystems in gleicher Weise auf und nicht jeder reagiert in derselben Situation gleich stark. Aber immer beruhen unsere emotionalen Empfindungen wie die Angst auch darauf, dass wir sie im wahrsten Sinne des Wortes körperlich fühlen. Auch das Wort Angst hat seinen Namen vom Engegefühl, denn es leitet sich vom lateinischen *angustus* = *eng* ab.

Nicht nur der Körper reagiert, auch das Denken verändert sich in für jede Emotion typischer Weise: Bei Angst tauchen Überlegungen auf, welche schlimmen Dinge geschehen könnten und oft auch Erinnerungen an ähnliche Situationen, häufig befallen uns Zweifel an der eigenen Leistungsfähigkeit und andere negative Gedanken. Derartige Vorstellungen können außerordentlich quälend und destruktiv werden. Diesen Gedanken ihre Macht zu nehmen ist ein Ziel des Mentalen Trainings.

Neben körperlichen Veränderungen und besonderen Gedankengängen machen sich Emotionen noch in einer anderen Weise bemerkbar, nämlich durch Handlungsimpulse, die die Gefühle nach außen sichtbar werden lassen können: Mimik und Körperhaltung verändern sich, bei Angst ist unsere Haltung weniger aufrecht, oft weichen wir ängstlich zurück oder in manchen Situationen gehen wir zum Angriff über.

Angst hat immer drei Anteile

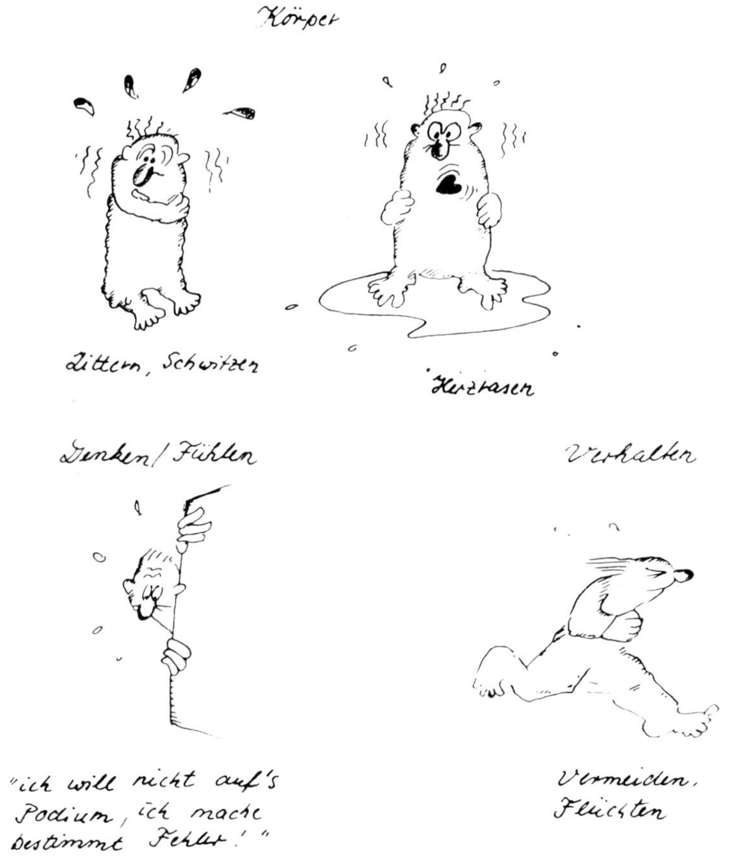

Auch unangenehme Emotionen wie Angst können sich positiv auswirken:

„Meine Angst hilft mir, bei einer Aufführung engagierter zu spielen“.

Angst kann anregen, durch verstärkte Aktivität einen drohenden Misserfolg zu verhindern: Manche Menschen scheinen erst dann alle Leistungsreserven zu mobilisieren, wenn solche angstauslösenden Situationen zu bewältigen sind. Allerdings ist es zu diesem Zeitpunkt, zum Beispiel wenige Tage vor einem Vorspiel nicht selten zu spät, tatsächlich von der Angst zu profitieren. Der erhöhte Spannungszustand bei Angst wird von vielen als angenehmer Nervenkitzel erlebt, und diese Mischung von Angst und Lust wird von vielen darstellenden Künstlern nicht viel anders als bei manchen Sportarten immer wieder angestrebt.

Angst und auch andere Emotionen, die die Aufmerksamkeit in Anspruch nehmen, lenken notgedrungen vom Musizieren ab. Mit anderen Worten: Denken an die Angst und bewusstes Fühlen der körperlichen Veränderungen ist gleichbedeutend mit verminderter Konzentration auf die Aufgabe.

Anstatt bei der Musik zu bleiben, verteilt sich die Aufmerksamkeit:

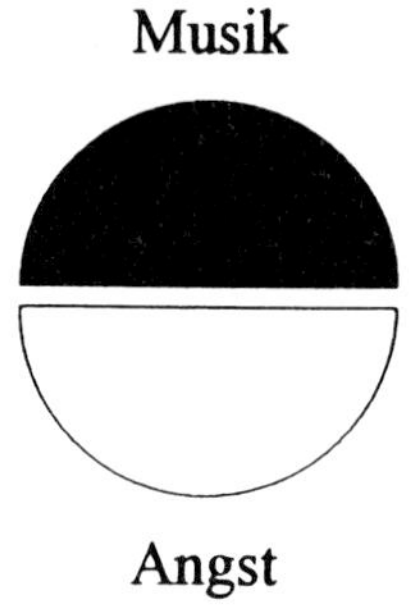

oder sogar:

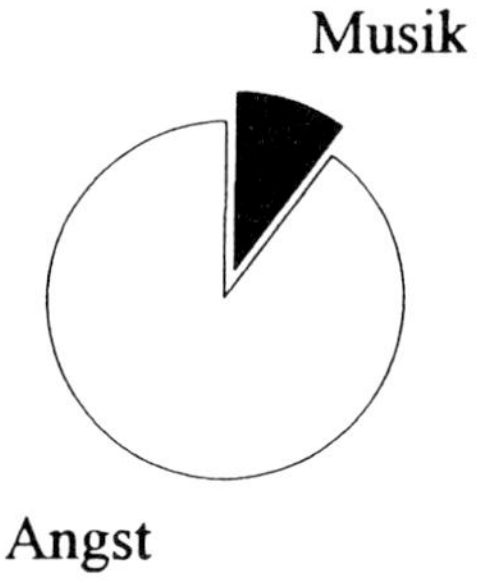

Starke Angst unterbricht darüber hinaus den gewohnten Gedankengang und kann zu planlosem Handeln und Denken führen. Frei von Angst zu werden, kann und braucht nicht das Ziel unserer Bemühungen zu sein. Was erreicht werden kann, ist eine bessere Bewältigung der Angst und eine größere Freiheit, die musikalischen Fähigkeiten auch vor anderen zu entfalten.

Ursachen der Podiumsangst

Abgesehen von einigen angeborenen Ängsten lernen wir erst im Laufe des Lebens, in bestimmten Situationen Angst zu haben. Auch Podiumsangst bildet sich aus individuellen Erfahrungen. Ihre Wurzeln liegen oft schon in der frühen Kindheit: die Erwartungen unserer Eltern, die wir nicht enttäuschen wollten, um ihre

Liebe nicht zu verlieren, die Erinnerungen an die Schule und vielleicht sogar schon an den Kindergarten, wo wir gelernt haben, gute Leistungen bringen zu müssen, um anerkannt zu werden, oder das Erlebnis, dass wir etwas darstellen wollten und dafür ausgelacht worden sind. All dies wird zur inneren Stimme, die uns zuruft, dass wir keine Fehler machen dürfen oder die uns einredet, wir würden die Achtung der anderen verlieren, wenn das Ergebnis unserer Bemühungen nicht perfekt ist. Nicht selten schreiben wir solche Sätze bestimmten Personen im Publikum zu, zum Beispiel einem Menschen, der uns besonders wichtig ist. Wir meinen dessen Sympathie und Interesse zu verlieren, wenn unsere Leistungen nicht großartig sind, wodurch die Angst besonders groß werden kann:

„Ich darf niemals einen Fehler machen!“
„Jeder muss mich anerkennen!“
„Es ist furchtbar, wenn ich Kritik erfahre!“

Jeder baut ein Bild der eigenen Person vor sich und den anderen auf. Je leuchtender dieses Bild ist, umso größer ist die Gefahr, dass es nicht aufrechterhalten werden kann und umso größer wird die Angst vor Versagen. Dies ist sicher ein Grund dafür, dass die Podiumsangst trotz Gewöhnung im Laufe des Lebens oft nicht kontinuierlich abnimmt, sondern sogar noch größer werden kann mit wachsendem Erfolg.

Die Folgen von überhöhten Erwartungen an die eigene Leistung sind vorgegeben: Die sich einstellenden Misserfolge fördern ein schlechtes Selbstwertgefühl und geringes Selbstvertrauen. Dies kann zu einem starken Schwanken zwischen den Extremen *„Ich bin der Größte“* und *„Ich kann gar nichts“* führen. Eine ausgeprägte Misserfolgserwartung zieht die vorausgeahnten negativen Ergebnisse geradezu an. Wenn sich dieser Teufelskreis von überhöhten Ansprüchen, den daraus folgenden Misserfolgserlebnissen, zunehmenden negativen Erwartungen mit Provokation von weiterem Versagen erst ausgebildet hat, ist es meist ein langer Weg, auf dem viele neue Erfahrungen gemacht werden müssen, bis das Musizieren vor anderen wieder Freude bereitet.

Hier lässt sich das Mentale Training hilfreich einsetzen, um neue Einstellungen zu lernen. Was das Mentale Training aber nicht ausgleichen kann, ist eine Diskrepanz zwischen tatsächlichem Können und einem überhöhten Leistungsanspruch. Auch bei ungenügender Vorbereitung auf ein Konzert oder Auswahl zu schwieriger Stücke kann es nur eine geringe Hilfe sein.

Mentale Voraussetzungen schaffen für den Auftritt

Ausreichendes Üben und ein Programm, das dem tatsächlichen Können entspricht, sind wichtige Voraussetzungen, einen Auftritt gut zu meistern. Dies allein reicht aber nicht aus, wenn Angst und Ablenkung das Spiel beeinträchtigen. Zur sorgfältigen Vorbereitung muss in diesem Fall noch mehr gehören, nämlich eine psychische Verfassung zu erlangen, die es ermöglicht, das vorhandene Potential auch vor Publikum noch zu nutzen. Hier gibt es ganz unterschiedliche mentale Übungen, die diesem Ziel dienen, zum Beispiel:

A: positive Gedanken fördern
B: Angstphantasien vermeiden
C: Entspannungstechniken anwenden
D: Konzentration üben
E: konkretes Vorstellen der Vorspielsituation
F: schrittweises Annähern an den ängstigenden Auftritt

Diese sechs wichtigen Maßnahmen gegen Angst und Versagen sollen im Folgenden erläutert werden.

A: Positive Gedanken fördern

Die positive Einschätzung der eigenen Kompetenz, ein Gefühl der Sicherheit und gutes Selbstvertrauen helfen, Angst vor Versagen zu überwinden. Eine solche Einstellung zur eigenen Leistung und ein positives Selbstkonzept zu erwerben, sind ebenso wichtige Voraussetzungen, gute Leistungen zu erbringen, wie regelmäßiges Üben auf dem Instrument. Wie das technische und musikalische Können durch Übung erworben wird, kann auch die richtige Grundhaltung weitgehend erlernt werden. Aber wie selten verwendet ein Musiker Zeit darauf, seine Einstellungen und seine Emotionen zu beeinflussen, im Vergleich zu seiner sonstigen Übezeit? Positive Gedanken fördern heißt nicht, dass Angst verdrängt werden soll, sondern es ist sinnvoller, sich seiner Angst zu stellen und Wege zu finden, mit ihr umzugehen. Was dies bedeutet, wird weiter unten im Abschnitt *Angstphantasien vermeiden* und *konkrete Vorstellung der Vorspielsituation* (Seite 119 und 154) dargestellt.

Jeder Mensch konstruiert sich ein Bild von der Welt, das ihm die Orientierung erleichtern soll. Er wählt in seiner Wahrnehmung einen Teil der Wirklichkeit aus, der ihm wesentlich erscheint und den er beachtet, andere Teile ignoriert er. Über diese eingeschränkte Wahrnehmung ist er sich in der Regel nicht bewusst. So wie bei Stammtischgesprächen üblicherweise nur ein kleiner Teil der Realität beachtet wird und trotzdem alle von ihrer Sicht der Dinge restlos überzeugt sind, so bildet sich jeder eine Meinung über sich selbst und darüber, wie ihn die anderen sehen. Dieses Bild muss keineswegs mit den tatsächlichen Gegebenheiten übereinstimmen. Menschen mit schlechtem Selbstwertgefühl haben eine negative Wahrnehmung der eigenen Person, die als selbst erfüllende Prophezeiung immer neue Misserfolgserlebnisse hervorrufen kann. Wer immer negativ denkt, hat eine ungünstige Einstellung zur eigenen Leistung und läuft Gefahr, als Folge davon auch schlecht zu spielen. Hier gilt es, ein neues, besseres und oft sogar realistischeres Bild aufzubauen um den Teufelskreis von Minderwertigkeitsgefühlen und Misserfolg zu unterbrechen.

Menschen mit schlechtem Selbstwertgefühl neigen dazu, sich Fehler und Misserfolge ungebührlich oft und anhaltend ins Bewusstsein zu rufen. Ihre Gedanken lauten:

„Ich kann einfach nicht richtig spielen"
„Ich bin ein Versager"
„Ich möchte so sein, ich möchte so spielen können wie ..."

und vor allem auch

„Ich habe doch gewusst, dass es schiefgehen wird. Warum habe ich es bloß erst versucht?"

anstatt zu fragen:

„Was kann ich aus der missglückten Situation lernen, warum habe ich mich verspielt, warum bin ich steckengeblieben?"
„Was muss ich ändern, damit es beim nächsten Mal besser klappt? Was ist der nächste Schritt, den ich tun muss?"

Selbstvertrauen und eine positive Einstellung zur eigenen Person setzen voraus, sich grundsätzlich anzunehmen als die oder der man ist. Das heißt nicht, die Schwächen und Fehler für alle Zeiten gutzuheißen und zu konservieren, sondern es bedeutet zu akzeptieren, dass man nicht der begnadete Musiker XY oder sonst irgendjemand ist. Auf der Grundlage dieses Selbst-Bewusstseins im wörtlichen Sinne kann jeder, der sich darum bemüht, an sich selbst reichlich positive Dinge entdecken. Es heißt dann nicht:

„Ich spiele nicht so gut wie ..., also kann ich nichts."

sondern

„Seit dem letzen Jahr habe ich schon viel dazu gelernt"
„Es ist zwar einiges beim letzten Konzert daneben gegangen, aber manches ist besonders gut gelungen."

oder vielleicht auch

„Dafür, dass ich so spät mit dem Üben angefangen habe, ist es noch ganz gut gegangen. Nächstes Mal muss ich aber unbedingt sorgfältiger üben."

Wenn Sie sich wiedererkennen bei denen, die ihre eigene Leistung immer nur unter einem negativen Vorzeichen sehen und um deren Selbstwertgefühl es schlecht bestellt ist, nehmen Sie sich fünf oder zehn Minuten Zeit, ein Blatt Papier und einen Stift und schreiben Sie auf, was Ihnen Positives zu Ihrem Musizieren einfällt. *Macht es Ihnen Freude? Haben Sie schon einmal anderen Menschen damit eine Freude gemacht? Wann haben Sie Lob und Anerkennung dafür erfahren? Hat Ihnen selbst etwas gut gefallen, was Sie und wie Sie gespielt haben? Haben Sie sich weiter entwickelt in den letzten Jahren? Was haben Sie dazugelernt?*

Wenn Sie in letzter Zeit vor Publikum gespielt haben, versuchen Sie, sich genau daran zu erinnern. Nehmen Sie die Noten zur Hand und gehen Sie einmal Seite für Seite durch, und überlegen Sie, was alles zu Ihrer Zufriedenheit gelaufen ist. Ist das nicht sehr viel mehr als die Fehler, wegen der Sie sich so quälen?

Rücken Sie immer wieder die positiven Aspekte Ihrer Leistung ins Bewusstsein, nehmen Sie sich Zeit dafür, sich dies deutlich auszumalen. Erinnern Sie sich nicht selbstzerstörerisch immer wieder an die Fehler, die Sie einmal gemacht haben, sondern fragen Sie sich, was Sie tun können, damit Sie Fortschritte machen. Und vor allem: Sammeln Sie Erfolgserlebnisse, indem Sie sich erreichbare Ziele stecken, die Sie in kleinen Schritten verwirklichen können.

Mobilisieren Sie immer wieder das Gefühl und das Selbstvertrauen, das für ein gutes Gelingen gebraucht wird. So einfach es klingt, so wirksam ist es doch, vor einem Auftritt bewusst und mit Überzeugung sich Sätze wie:

„Meine Hände haben das Stück schon oft zu meiner Zufriedenheit gespielt, sie werden es auch dieses Mal tun!"
„Ich bin der Situation gewachsen auch wenn ich nicht perfekt spiele!"
„Meine Aufregung und Anspannung verhilft mir zu höheren Leistungen!"
„Ich werde auf jeden Fall mein Bestes geben!"

ins Bewusstsein zu rufen.

Auch Misserfolge sollten nicht davon abhalten, sich unerschütterlich die positive Grundhaltung ins Bewusstsein zu rufen, die guten Leistungen förderlich ist. Aus konstruktiven Überlegungen, wodurch ein unbefriedigendes Ergebnis entstanden ist, lassen sich Wege finden, beim nächsten Mal besser zu spielen und die Erinnerung an einen Misserfolg kann sogar helfen, Angst zu überwinden: Ist denn durch den Fehler tatsächlich etwas Schlimmes passiert, oder ist das Wesentliche daran nicht nur, dass die eigenen Erwartungen enttäuscht worden sind? Grenzen dieses positiven Denkens sind allerdings dann gegeben, wenn die Erwartungen und das tatsächliches Können deutlich auseinander klaffen.

B: Angstphantasien vermeiden und konstruktiv mit den Ängsten umgehen

Manche Menschen lassen sich vor Auftritten von quälenden Gedanken förmlich überfluten. Meist hilft es nicht oder nur vorübergehend, die Angstphantasien einfach zu verdrängen und durch die oben genannten positiven Gedanken zu ersetzen. Die dumpfe unbestimmte Angst mit ihren sich pausenlos im Kreise drehenden Gedanken lässt sich eher dadurch überwinden, dass die Befürchtungen innerlich konkret formuliert und eventuell auch aufgeschrieben werden.

Man erhält eine bessere Distanz zu seinen Ängsten, wenn auf einem Blatt Papier zum Beispiel steht:

„Ich könnte mich verspielen.“

Die Gedanken, die Ihnen kommen, werden konkret zu Ende gedacht. Das sieht vielleicht so aus:

„Was passiert, wenn ich mich verspiele?“
„Die anderen achten mich deswegen weniger.“
„Tun sie das wirklich?“
„Sicher nicht alle. Meine Kommilitonen (meine Mitspieler) sind vielleicht sogar erleichtert, wenn ich nicht zu gut spiele, sie mögen mich vielleicht sogar mehr, wenn ich nicht besser spiele als sie selbst.“

Wer macht sich schon klar, dass bei einem Klassenvorspiel an der Musikschule oder beim Studium wohl jeder Teilnehmer die Erwartung hat, besonders gut zu spielen und dass seine Zufriedenheit vor allem davon abhängt, wie er selbst abschneidet. Überlegen Sie einmal, was Sie empfinden, wenn andere Fehler machen. Finden Sie die fremden Fehler ebenso schlimm, wie die eigenen? Wenn ja, wäre vielleicht insgesamt mehr Toleranz hilfreich, wenn nein, warum urteilen Sie über sich selbst härter als über andere?

Vielleicht haben Sie das Gefühl, die anderen Musiker warteten nur darauf, dass Sie Fehler machen. Wenn diese tatsächlich so denken, liegt das sehr häufig daran, dass deren eigene Ängste und Selbstzweifel durch Ihre Fehler beruhigt werden:

„Er (Sie) spielt auch nicht besser als ich."

Ist eine solche Einstellung der Kollegen tatsächlich so schlimm, dass Sie sich deswegen so sehr ängstigen müssen?

Manchmal ist es noch schwieriger, mit der Angst vor Fehlern umzugehen, wenn nicht nur das eigene Ansehen, sondern das eines Ensembles mit auf dem Spiel steht. Die Enttäuschung der Mitspieler in einem Kammerensemble bei Patzern, die den Gesamteindruck stören oder der Zorn der Orchesterkollegen über regelmäßig misslungene Einsätze der Blechbläser lassen sich nicht so einfach beiseite schieben. Eine realistische Einschätzung und Akzeptanz der gegebenen Situation bietet aber Schutz vor übertriebenen und zerstörerischen Ängsten. Nicht nur Sie selbst machen Fehler, sondern, wie sich auch ohne Abwertung feststellen lässt, die anderen sind sicherlich auch nicht ohne Fehl und Tadel. Die tatsächlichen Schwierigkeiten sollten bei der objektiven Betrachtung natürlich auch nicht außer Acht gelassen werden: Der Einsatz der Violinen im Orchester ist eben nicht mit dem der Hornisten zu vergleichen. Auch über die Verhältnismäßigkeit Ihres Leistungsanspruchs sollten Sie sich vielleicht Rechenschaft ablegen: Sind Sie Solist in einem Spitzenorchester, Mitglied in einer weltberühmten Gruppe oder in einem normalen professionellen Ensemble? Treten Sie als Laie öffentlich auf oder ängstigen Sie sich, obwohl Sie eigentlich nur zu Ihrem eigenen Vergnügen und manchmal noch zur Freude Ihrer Bekannten musizieren?

Solche Überlegungen sollen kein Plädoyer für unangebrachte Selbstzufriedenheit sein, und auf eine sinnvolle Zielstrebigkeit wird später noch eingegangen. Trotzdem ist es der Leistung angstgeplagter Musiker meist zuträglicher, hohe Ansprüche immer wieder zu relativieren und sich Gedanken zu widmen, die die Angst beschwichtigen. Vermeiden Sie auf alle Fälle Angstphantasien, bei denen sich die Gedanken ohne jeden Nutzen im Kreise drehen und versuchen Sie, sich mit klarem Kopf mit den Problemen auseinanderzusetzen. Selbst wenn Sie bei Ihren nüchternen Überlegungen feststellen, dass Sie das schwächste Mitglied in einem Ensemble sind, können sicher auch Sie sich über Erfolge freuen: Die Tatsache, dass Sie überhaupt dort mitspielen können, ist vielleicht schon ein Grund stolz zu sein. Wahrscheinlich haben Sie im Laufe der Zeit auch bereits Fortschritte gemacht, die Anlass zur Freude geben, und möglicherweise können Sie durch sorgfältiges Üben noch mehr leisten als bisher und sich noch weiter entwickeln, wenn Sie das Zutrauen zur eigenen Leistung nicht grundsätzlich verlieren. Wieder hilft der Satz:

„Ich werde in jedem Fall mein Bestes geben!"

weiter als alle Selbstzweifel. Setzen Sie sich lieber kleine erreichbare Ziele als dass Sie versuchen, perfekt zu sein.

Vielleicht ist auch Ihnen nach einem enttäuschenden Konzert der Satz Hilfe und Ansporn, der auf einer Karte stand, die dem Honorar für ein Adventskonzert beigefügt war:

Die Hoffnung ist Motor und Impuls, mit dem langen Atem der Zuversicht an der Arbeit zu bleiben. Peter Hahne

Nicht nur sorgfältiges Üben, sondern auch das Ausschalten von Störfaktoren wie Stress am Tag des Konzertes kann das Ergebnis weiter verbessern. Hierzu folgen weiter unten noch ein paar Anregungen.

Noch eine Bemerkung am Rande zum Thema Ensemblespiel: Wie halten Sie es mit dem gegenseitigen Lob? Gibt es das bei Ihnen überhaupt oder kritisieren Sie sich immer nur gegenseitig? Wenn dies so ist, vielleicht könnten Sie damit beginnen, angenehmere Umgangsformen einzuführen? Ringo Starr, Schlagzeuger der allbekannten Beatles, wollte die Gruppe verlassen, einige Zeit bevor die vier Musiker tatsächlich auseinandergingen. Der Grund war sein Gefühl, nicht so gut zu sein wie die anderen. Als er dies den anderen mitteilte, stieß er auf ungläubiges Erstaunen, denn auch jeder der anderen hatte das Gefühl gehabt, sich als Außenseiter jeweils drei engen Freunden gegenüber zu sehen. Ringo wurde gelobt und bekam Telegramme von den Bandmitgliedern: *Du bist der beste Rock-Drummer der Welt,* und John Lennon schmückte das Studio zur Begrüßung mit Blumen. Ringo Starr fühlte sich wieder gut und blieb.[27]

Manchmal kreisen die Angstphantasien auch um das Publikum. Es erscheint wie ein gefährliches Raubtier, das auf seine Beute wartet, und die Beute ist natürlich der arme Musiker, der nicht dem Perfektionsanspruch der zahlenden Zuhörer genügt.

Gehören Sie zu den Musikern, die mit versteinerter Miene das Podium betreten, das Publikum auch beim Verbeugen keines Blickes würdigen und damit kundtun, wie unwichtig die Zuhörer sind, weil das einzige, was für Sie zählt, die Musik ist? Sicher kann man unterschiedlicher Meinung darüber sein, ob es wichtig ist, mit seinem Vortrag das Publikum anzusprechen, oder ob es bei einem Auftritt einzig und allein darauf ankommt, ein Kunstwerk vollendet zu spielen. Die Missachtung des Publikums kann aber auch ein Schutzschild sein nach dem Motto,

[27] The Beatles Anthology (3), Dokumentation, ZDF, 28.12.1995.

ich tue so, als sei überhaupt niemand da, der mir zuhört. Sicher ist dies ein möglicher Weg, die Angst vor dem Auditorium zu bewältigen, auch schlechten Kritiken wird damit der Stachel abgebrochen:

„Wichtig ist für mich nur das Kunstwerk, was die Zuhörer denken und fühlen oder wie sie reagieren, interessiert mich nicht.“

Es darf wohl bezweifelt werden, dass dies unbedingt eine empfehlungswerte Haltung ist. Eine schützende Einstellung dem Publikum gegenüber brauchen aber viele Musiker, auch wenn sie bewusst für die Zuhörer musizieren und sie mit ihrer Musik ansprechen wollen. Auch hier ist ein wichtiger Schritt herauszufinden, warum ein Publikum als bedrohlich empfunden wird: Sind es die Blicke, die Sie belästigen, die Meinungen, die die anderen haben könnten, die Tatsache, dass sich die Zuhörer vielleicht langweilen, oder sich sogar ärgern, dass sie Geld für ein Konzert ausgegeben haben, das ihnen nicht gefällt?

Wenn Sie die Gedanken an Publikum bedrücken und lähmen, überlegen Sie und schreiben Sie auf, was daran so beängstigend ist. Vielleicht steht auf Ihrem Blatt Papier:

„Ich fürchte, dass ich das Publikum nicht zufriedenstellen kann.“

Überlegen Sie dann, wie Sie damit umgehen können, wenn Sie nicht den Weg einschlagen wollen, dass Sie das Publikum grundsätzlich nicht interessiert. Vielleicht lauten Ihre Antworten dann:

„Es ist niemals möglich, alle Menschen zufrieden zu stellen, das liegt schon daran, dass es so viele verschiedene Meinungen gibt.“
„Mein Spiel muss nicht allen Zuhörern gefallen, es reicht mir schon aus, wenn ich nur einem Einzigen eine Freude machen kann oder ihn mit meiner Musik anspreche.“
„Wenn ich mit Engagement bei meiner Musik bin, wird sich das auch dem Publikum mitteilen, ob es ihm gefällt oder nicht, ist dabei nicht entscheidend.“
„Es ist schade, wenn es dem Publikum nicht gefällt, aber das Wichtigste ist für mich, dass ich diese Vorspielsituation bewältige.“

Für andere Befürchtungen werden Sie andere Antworten finden. Formulieren Sie sie ganz konkret und verinnerlichen Sie sich diese Sätze, bis sie Macht haben über zerstörerische Gedanken. Wie Sie sich auf die Anwesenheit des Publikums durch weitere mentale Übungen vorbereiten können, folgt auf Seite 153.

Machen Sie sich auch klar, dass Sie selbst in der Regel durch die Fehler stärker enttäuscht sind als das Publikum. Die Zuhörer wissen nicht, wenn Sie eine Stelle besonders schön spielen wollten und dies nicht ganz realisieren konnten. Manche Ungenauigkeit und mancher Fehler, die Sie schrecklich finden, können, besonders beim gemeinsamen Musizieren, von den meisten Außenstehenden gar nicht bemerkt werden.

Wenn Sie dann tatsächlich auf der Bühne stehen und beim Verbeugen ins Publikum sehen, beachten Sie die Gesichter, die Freude über das Konzert ausstrahlen, die mürrischen, gähnenden, gelangweilt klatschenden ignorieren Sie. Gerade bei Patzern gibt es einige, die verständnisvoll lächeln. Ein Publikum mit begeisterten oder zumindest wohlwollenden Gesichtern ist ein Ansporn und eine Ermutigung, die man ruhig beachten sollte. Und wenn tatsächlich einmal niemand im Publikum mit einem freundlichen Gesichtsausdruck zu entdecken ist, liegt das mit viel größerer Wahrscheinlichkeit an den ausgewählten Stücken als an ihrem Spiel (oder fänden Sie lächelnde Gesichter oder gar tosenden Applaus nach dem Schlusschor der Matthäus-Passion von Johann Sebastian Bach, dem ergreifenden *Wir setzen uns mit Tränen nieder,* angebracht?)

Ängste blühen besonders dann auf, wenn eine Prüfung bevorsteht, von der wesentliche Dinge abhängen. Wenn Sie Ihre Befürchtungen konkret formulieren, lautet ein Satz vielleicht:

„Was passiert, wenn ich schlecht spiele?“

Wahrscheinlich antwortet Ihre innere Stimme dann:

„Dann bekommst du den Studienplatz (oder die Orchesterstelle) nicht.“

Dies sollte nicht die letzte Überlegung sein. Auch dann gibt es in der Regel noch Alternativen:

„Ich kann mich an anderen Hochschulen oder zu einem späteren Zeitpunkt noch einmal bewerben“.

Oder

„Ich könnte eine Ausbildung wählen, bei der pädagogische Fähigkeiten wichtiger sind als Höchstleistungen auf dem Instrument.“
„Ich kann auch weiter musizieren, wenn ich nicht studiere.“

Machen Sie sich klar, dass, selbst wenn eine entscheidende Prüfung endgültig nicht gemeistert werden kann, das Leben Ihnen wahrscheinlich Alternativen bietet, von denen Sie jetzt noch nichts ahnen, die sich aber möglicherweise günstiger für Sie auswirken als der ursprünglich angestrebte Weg.

Besonders das (verständliche) Karrierestreben von Orchestermusikern kann eine Quelle großer Angst sein:

„Wenn ich schlecht spiele
- bekomme ich keine Orchesterstelle
- bekomme ich nicht die Stelle in einem besseren Orchester
- werde ich nicht als Solist angestellt
- verliere ich meine Position wieder."

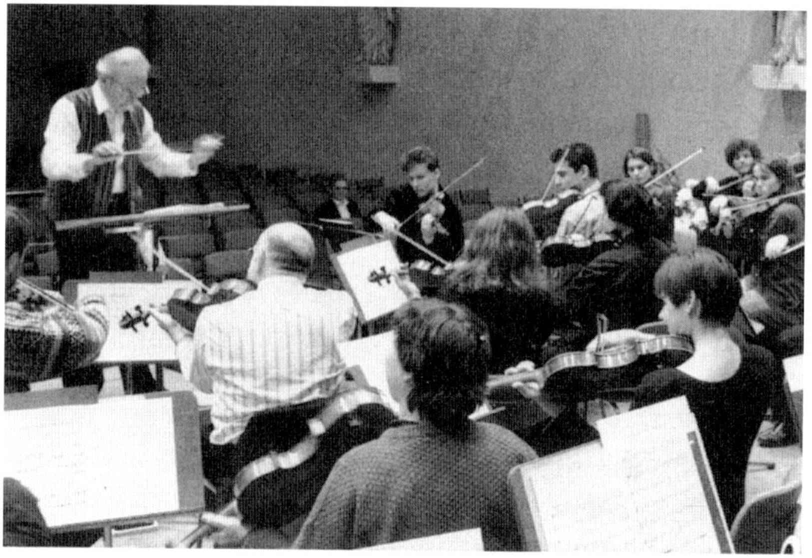

Auch hier überlegen Sie sich ganz konkret, was diese Befürchtungen – sollten sie Realität werden – tatsächlich für Auswirkungen haben und versuchen Sie, sich innerlich damit zu arrangieren. Schaffen Sie in der Vorstellung oder in der Realität Alternativen, aber vermeiden Sie eine nihilistische oder zynische Einstellung:

„Ich bin immer auf der Seite der Verlierer."
„Es wird sicher schief gehen."

Immer sollte am Ende Ihrer Strategien zur Angstbewältigung der Gedanke stehen:

„Ich werde es schaffen. Ich werde in jedem Fall mein Bestes geben. Auch wenn mir Fehler passieren, gebe ich nicht auf".

Alle diese auf den vorhergehenden Seiten ausgeführten Gedanken nützen Ihnen erst dann, wenn Sie sie nicht nur lesen, sondern wenn Sie sich Zeit nehmen, sie in

Ihrem Innern zu bewegen und sie zu Ihren eigenen werden lassen. Das Ziel dieser Sätze ist, eine innere Einstellung zu finden, ohne Selbstbetrug mit Ängsten umgehen zu können. Je klarer Ihnen ein Problem ist, umso besser können Sie Strategien entwickeln, es zu bewältigen.

Manche der Befürchtungen lassen sich, wenn sie innerlich konkret formuliert sind, weniger durch mentale Übungen als durch praktische Maßnahmen bewältigen, wodurch sich ein Weg öffnet, den befürchteten Katastrophen entgegenzuwirken.

Zum Beispiel bei:

„Es wäre entsetzlich, wenn Gedächtnislücken auftreten."

kann man wirksame Mittel ergreifen, damit Gedächtnislücken, vor denen niemand restlos gefeit ist, nicht tatsächlich zum Fiasko führen. Dazu gehört, wenn das Weiterspielen nicht von selbst normalerweise gut gelingt, beim Üben genügend „Einfädelstellen" zu überlegen, an denen man, ohne zu suchen oder nachzudenken, sofort weiterspielen kann. Dieses möglichst lückenlose Fortsetzen sollte grundsätzlich auch beim Üben angestrebt werden. Fehler sollten (zumindest in weitgehend beherrschten Stücken) erst, wenn die Stolperstelle so unauffällig wie möglich überwunden ist, verbessert werden und zwar sorgfältig. Auch ein Verständnis für den formalen Aufbau eines Stückes kann helfen, die Gefahr von Gedächtnisfehlern zu verringern und eine besondere Sicherheit vermittelt das gelegentliche nur mentale Durchspielen der Stücke.

Beim Ensemblespiel wird die Befürchtung vielleicht lauten:

„Ich könnte 'rausfliegen' und nicht gleich wieder den Anschluss finden."

Die Gefahr, bei Patzern nicht sofort wieder den Anschluss zu finden, können Sie dadurch verringern, dass Sie auch bei Proben nicht abbrechen, sobald Sie nicht mehr zusammen sind, sondern grundsätzlich das Wiederzusammenfinden üben. Wenn es tatsächlich ein Problem für Sie ist, manchmal vollkommen auszusteigen und Ihr Ensemble ausreichend Verständnis und Wohlwollen mitbringt, können Sie auch üben, schnell wieder den Einstieg zu finden, indem Sie bei einer Probe absichtlich immer nach ein paar Takten unterbrechen und versuchen, sich rasch neu zu orientieren und wieder mitzuspielen.

Wenn Ihre Mitspieler nicht die entsprechende Geduld aufbringen, können Sie für viele Kompositionen eine stets zuverlässige und niemals müde werdende Begleitung für wenig Geld käuflich erwerben. Gemeint sind die inzwischen in großer Zahl erhältlichen Aufnahmen (Orchester, Klavier, Basso continuo) ohne

Solostimme. Hiermit können Sie solange üben, bis Sie sicher sind, dass ein Patzer nicht zur Katastrophe wird. Einen Nachteil hat das häufige Üben mit diesen Aufnahmen allerdings: Es besteht die Gefahr, dass Sie sich an das Tempo und die agogische Gestaltung gewöhnen. Unter diesen Umständen kann es schwierig werden, sich später flexibel auf die leibhaftigen Mitspieler einzustellen. Andererseits erlaubt die größere Vertrautheit ein besseres Hören auf die anderen. Eine erhöhte Sicherheit im Zusammenspiel kann auch dadurch erlangt werden, dass die anderen Stimmen beim Üben innerlich mitgehört werden (siehe S. 58).

Wenn Ihre Gedanken angstvoll darum kreisen, ob Sie mit der Vorbereitung eines Konzertes fertig werden, können Sie einen Übeplan aufstellen, in dem Sie besonders bei Zeitmangel auch berücksichtigen, was Ihnen sehr wichtig und was unwichtiger ist und entsprechend Schwerpunkte beim Üben setzen.

Um mit praktischen Maßnahmen Angststellen, an denen Sie sich schon häufig verspielt haben, in den Griff zu bekommen, werden Sie wahrscheinlich versuchen, die Passage noch sorgfältiger zu üben. Häufig gelingt der Abschnitt auch, nachdem er geübt wurde, sobald Sie aber im richtigen Tempo im Zusammenhang spielen, misslingt er wieder. Wichtig ist, dass dies eine Zeitlang vollständig unterlassen wird, weil Sie mit jedem Mal, bei dem Sie sich verspielen, den Fehler erneut einprägen, auch wenn die Ausführung zwischendurch richtig ist. Spielen Sie deswegen (neben dem mentalen Üben wie es im Kapitel über die Methode von Tatjana Orloff-Tschekorsky beschrieben ist) verfahrene Problemstellen über eine verhältnismäßig lange Zeitspanne entweder nur langsam oder nur in Abschnitten beziehungsweise nach einem kurzen absichtlichen Innehalten mit einem Durchdenken der folgenden Töne. Andernfalls festigen Sie den Fehler durch die häufige Wiederholung besonders gut und lernen dabei gleich noch, vor dieser Stelle Angst zu haben. Auch ein Anhalten unmittelbar nach den kritischen Tönen kann helfen, fehlerfrei zu spielen, weil manchmal die Vorplanung für das anschließend Kommende die richtige Ausführung verhindert. Ihr Ziel muss für längere Zeit sein, die Problemstelle nur so zu spielen, dass Sie mit größter Wahrscheinlichkeit gelingen wird. In welchem Tempo das noch möglich ist und ob Sie vorher, zwischendurch oder direkt danach absichtlich unterbrechen, um fehlerfrei spielen zu können, müssen Sie sehr genau beobachten. Wenn Sie dann nach einiger Zeit im richtigen Tempo durchspielen, ist die Stolperstelle mit großer Wahrscheinlichkeit (zunächst) nicht mehr vorhanden. Sobald der Fehler aber erneut auftritt, muss er wieder mit der gleichen Sorgfalt behandelt werden wie vorher. Besser ist es natürlich, derartige Probleme gar nicht erst entstehen zu lassen und das Einschleifen von Fehlern u.a. mit Hilfe des Mentalen Trainings von Anfang an zu vermeiden.

In den vorangehenden Abschnitten ging es darum, sich die möglichen Befürchtungen konkret vor Augen zu führen. Wenn Sie aus dem ungerichteten Gefühl der Bedrohung klar formulierte Probleme werden lassen, können Sie auch Zutrauen zu dem bekommen, was Sie sicher können. Die unbestimmte Angst, Sie würden womöglich grundsätzliche Dinge plötzlich nicht mehr beherrschen, entpuppt sich dann als Hirngespinst.

Setzen Sie sich so, wie es beschrieben wurde, mit den Gedanken auseinander, die Sie belasten und die sich Ihnen aufdrängen, aber fördern Sie negative Vorstellungen nicht unnötig. Sie brauchen kein schlechtes Gewissen zu haben, wenn Sie mit positiven Erwartungen in ein Vorspiel gehen, sofern Sie sich in der nötigen Weise darauf vorbereitet haben. Aber, wie auch immer Ihre Gefühle sein mögen: Vermeiden Sie das dumpfe Grübeln, das Ihnen den Schlaf raubt. Gehen Sie konstruktiv mit der Angst um.

C: Entspannungstechniken anwenden

Ein Auftritt erfordert zweifellos höchste Konzentration und Wachheit. Entspannung hingegen ist ein Zustand, der assoziiert wird mit Ruhe, Feierabend und Einschlafen. Deswegen wird sich mancher Leser sicher fragen, was Entspannung mit der Vorbereitung auf einen Auftritt zu tun hat. Dass Entspannungsübungen nach dem Konzert nützlich sind, um die noch vorhandene Spannung abzubauen und helfen, Schlafstörungen zu überwinden, ist selbstverständlich. Entspannung vor dem und auch beim Konzert sind aber ebenso wichtig, um Ängste abzubauen und die Anspannung und Erregung auf einem Niveau zu halten, das einer guten Leistung zuträglich ist.

Übersteigt die Aufregung ein gewisses Maß, werden das normale Denken und Wahrnehmen blockiert. Schnelle Passagen, die sonst noch gedanklich verfolgt werden konnten, entziehen sich mit einem Mal dem Mitdenken und bei langsamen Stellen fehlt plötzlich die Erinnerung daran, wie es weitergeht. Beim gemeinsamen Musizieren werden die Aktionen der Mitspieler nicht mehr ausreichend wahrgenommen und schlimmstenfalls verwandelt sich das Notenbild in ein undurchschaubares Muster von schwarzen Punkten und Strichen auf weißem Hintergrund. Waren die Musizierbewegungen so gut eingeübt, dass sie automatisch und mit einem Minimum an Wahrnehmung ablaufen können, brauchen derartige Augenblicke von höchster Aufregung dem Publikum gar nicht aufzufallen. Wenn dieser Zustand aber anhält, ist das unbeeinträchtigte Weiterspielen oft nicht möglich. Auch eine musikalische Gestaltung, die über eingeübte Automatismen hinausgeht und sensibles Zusammenspiel sind bei zu starker Erregung ausgeschlossen. Konzentriert ganz bei der Sache zu sein hat zwar nichts mit entspannter Schläfrigkeit zu tun, größte Aufregung ist Konzentration aber in gleichem Maße abträglich.

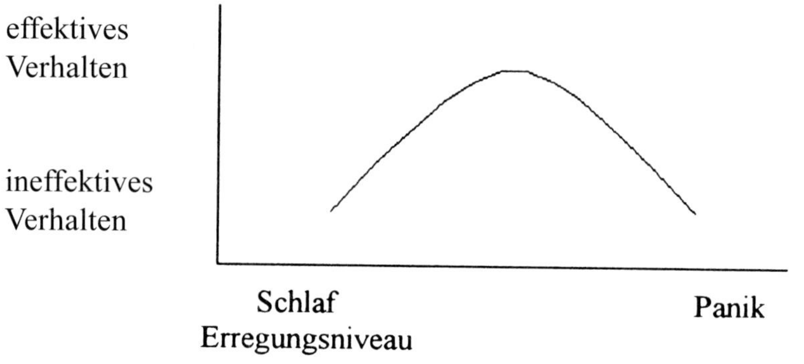

Wer Entspannungstechniken sicher beherrscht, ist häufig in der Lage, vor einem oder sogar noch während des Konzertes eine die Konzentration behindernde geistige Übererregung abzubauen. Darüber hinaus kann bereits durch Muskelentspannung Angst vermindert werden. Wenn man seine Muskeln entspannt, überträgt sich die Entspannung auch auf den geistigen Zustand und die durch Aufregung ausgelösten Reaktionen des vegetativen Nervensystems werden vermindert, denn Körper, Geist und Seele sind untrennbar miteinander verbunden. Nicht nur die Spannung der Muskulatur nimmt ab, sondern auch die Atmung wird gleichmäßiger und langsamer, die Herzfrequenz sinkt und die peripheren Blutgefäße erweitern sich, was mit einem Wärmegefühl verbunden ist. Wie ausgeprägt die gezielte Entspannung in einer Stresssituation gelingt, ist individuell unterschiedlich. Neben der veranlagten Stärke der vegetativen Reaktionen ist das Ergebnis vor allem auch von regelmäßigen Entspannungsübungen abhängig.

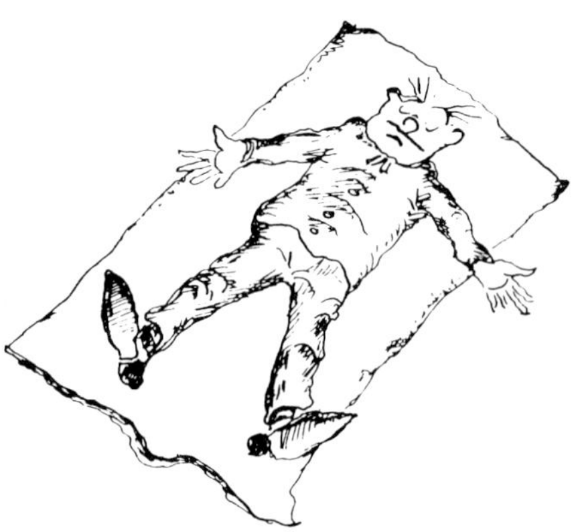

Mittlerweile gibt es eine Vielzahl verschiedener Methoden, den Bewusstseinszustand oder die körperliche und geistige Spannung zu beeinflussen. Manche Techniken sind schon sehr alt, wie das Yoga, das sich seit etwa 7000 Jahren bewährt. Die bekanntesten westlichen Entspannungsmethoden sind das Autogene Training nach Johannes Heinrich Schultz, bei dem durch gezielte Übungen (zum Beispiel Schwere- und Wärmeübungen) eine Entspannung quasi durch Selbsthypnose hergestellt wird und die Progressive Muskelentspannung nach Edmund Jacobson, für die eine ausführliche Anleitung auf den nächsten Seiten folgt. Regelmäßiges, möglichst tägliches Üben ist bei allen diesen Techniken Voraussetzung dafür, dass die Entspannung auch in Stresssituationen erreicht werden kann. Welche Methode gelernt wird, ist weniger entscheidend, als dass ein Musiker überhaupt ein Entspannungsverfahren beherrscht. Die Auswahl kann sich vor allem danach richten, was in der Umgebung angeboten wird und was den persönlichen Neigungen am meisten entspricht.

Es ist nicht leicht, eine Entspannungstechnik nur im Selbststudium zu lernen. Die positiven Erfahrungen stellen sich viel wahrscheinlicher bei sachkundiger Anleitung und im Gedankenaustausch mit dem Leiter oder mit Gruppenmitgliedern ein, denn durch die Berichte der anderen werden erst die Augen geöffnet für Empfindungen, die man auch bei sich selbst wahrnehmen kann. J.H. Schultz war aus Sorge über mögliche schädliche Nebenwirkungen sogar der Ansicht, dass das Autogene Training ausschließlich durch Ärzte oder Psychologen unter ärztlicher Aufsicht vermittelt werden dürfe. Heute gibt es abgewandelte Verfahren, mit denen sich ein körperlich und psychisch gesunder Mensch das Autogene Training im Selbststudium aneignen kann, ohne vor schwerwiegenden unerwünschten Reaktionen Angst haben zu müssen[28]. Vorsicht ist aber weiterhin bei psychischen Krankheiten wie Schizophrenie und manchen neurotischen Störungen am Platze.

Die im Folgenden dargestellte Progressive Muskelentspannung (PM) kann verhältnismäßig gut nach einer schriftlichen Anleitung erlernt werden. Wie das Autogene Training setzt auch sie eine anhaltende Konzentration auf den Körper voraus, die in diesem Fall jedoch dadurch leichter aufrechterhalten werden kann, weil einzelne Muskelgruppen zeitweilig angespannt werden. Im Gegensatz zum Autogenen Training, bei dem durch Vorstellungen wie „*Mein rechter Arm ist schwer*" der Körper beeinflusst wird, tritt bei der Progressiven Muskelentspannung die körperliche Aktivität als Zugang zur Entspannung in den Vordergrund. Wegen der Muskelanspannung sollte die Methode allerdings bei manchen Gelenk-

[28] Ein geeignetes Buch stammt von dem mittlerweile verstorbenen Professor für Psychotherapie und medizinische Psychologie Dietrich Langen. Es wurde 2005 unter dem Titel *Autogenes Training* neu aufgelegt.

und Muskelerkrankungen, bei frischem Hexenschuss sowie bestimmten Herz- und Kreislauferkrankungen nicht angewendet werden. Im Zweifelsfalle sollte man seinen Arzt um Rat fragen.

Bei der Progressiven Muskelentspannung werden einzelne Muskelgruppen nicht nur willentlich angespannt sondern auch wieder entspannt, um den Unterschied zwischen beiden Zuständen bewusst fühlen zu lernen. In der Regel bessert sich dadurch das Empfinden für die Spannung der Muskulatur auch in den Alltagssituationen. Gerade beim Musizieren wird nicht selten in der Folge eine unnötige und hinderliche Spannung der Muskulatur festgestellt. Auch kann man bemerken, wenn bei vielen Aktivitäten Muskelgruppen beteiligt sind, die gar nicht benötigt werden. Allmählich wird quasi nebenbei gelernt, diese Überspannung bei Haltung und Bewegung zu vermeiden.

Durch das zunehmend bessere Empfinden der Muskelentspannung verbessert sich mit der Zeit die Sensibilität für körperliche und emotionale Anspannung. Dadurch wird es allmählich möglich, auf das Maß der Anspannung Einfluss zu nehmen und sich bewusster und adäquater auf vorgegebene Situationen einzustellen. Kann dabei ein Gefühl der inneren Ruhe hergestellt werden, nehmen auch Herz- und Atemfrequenz ab.

Sechzehn verschiedene Muskelgruppen werden bei der klassischen Form der Progressiven Muskelentspannung nach Jacobson jeweils einzeln einige Sekunden lang intensiv angespannt und anschließend sofort entspannt. Durch die vorhergehende Anspannung wird die Entspannung als Gegensatz besonders gut gespürt, wodurch die Methode leichter als andere gelernt werden kann und eine gute Kontrolle der Entspannung möglich ist. Fortgeschrittene können diese 16 Muskelgruppen zu sieben beziehungsweise vier Gruppen zusammenfassen oder alle Muskelgruppen auf einmal anspannen, wodurch sich der Zeitbedarf beträchtlich verkürzt. Damit sollte jedoch nicht zu früh begonnen werden, da der positive Effekt auf die allgemeine Entspannung (und die Steigerung der Konzentrationsfähigkeit) auch mit der Dauer der Übung zusammenhängt. Zu einem späteren Zeitpunkt ist es auch möglich, auf die Anspannung ganz zu verzichten und nur der Muskelentspannung nachzuspüren.

In welcher Weise die Progressive Muskelentspannung wie auch andere Entspannungsübungen helfen, Angst zu bewältigen, wurde schon auf Seite 26 ausführlicher erwähnt. Nicht nur als Hilfe zum Bewältigen von Ängsten hat sich die PM bewährt, sondern sie ist ganz besonders geeignet, muskuläre Verspannungen beim Musizieren zu bemerken und zu beheben und damit Schmerzen und Überlastungen am Bewegungsapparat zu verhindern. Auch für das mentale Bewegungslernen nach Tatjana Orloff-Tschekorsky ist diese Methode geeignet, wenn bei entsprechender Übung mit Hilfe der PM rasch ein entspannter Zustand hergestellt werden kann.

Die Praxis der Progressiven Muskelentspannung

Wenn diese Technik selbstständig gelernt werden soll, sind optimale äußere Übebedingungen besonders wichtig, damit es gelingt, die Aufmerksamkeit ausreichend lange nach innen zu richten. Vor allem muss genügend Zeit zur Verfügung stehen, während der mit großer Wahrscheinlichkeit keine Störungen auftreten (möglichst fünfzehn bis zwanzig Minuten, auch wenn Sie sich anfangs noch nicht so lange konzentrieren können und Sie entsprechend weniger Zeit benötigen). Der Raum sollte möglichst ruhig sein. Wenn sich dies nicht einrichten lässt (Straßenlärm oder Musik aus anderen Räumen), versuchen Sie nicht, die Geräusche unbedingt auszublenden, denn diese geistige Anstrengung stört möglicherweise mehr Ihre Entspannung, als wenn Sie den Lärm als gegeben hinnehmen und die zeitweilige Ablenkung akzeptieren.

Die Haltung muss bequem sein, wobei Sitzen oder Liegen möglich ist. Übungen im Sitzen haben den Vorteil, dass Sie sich in dieser Position auch in Gegenwart anderer Menschen weitgehend unauffällig entspannen können. Der Raum sollte ausreichend warm und möglichst nicht zu hell beleuchtet sein, die Kleidung darf nicht beengen.

Verschiedene Sitzpositionen sind geeignet: Am einfachsten kann eine entspannte Haltung in einem bequemen Sessel eingenommen werden. Empfehlenswert ist aber auch (besonders, wenn Entspannungsübungen auch beim Musizieren durchgeführt werden sollen), eine Haltung, die auf einem normalen Stuhl oder auf einem Sitz ohne Rückenlehne (Klavierstuhl, Orgelbank) möglich ist.

Ohne Lehne kann die „Droschkenkutscherhaltung“ eingenommen werden, bei der die Unterarme auf den leicht gegrätschten Beinen aufgestützt werden. Die Hände hängen entspannt nach unten, möglichst ohne sich zu berühren. Das Gewicht ruht auf dem vorderen Teil der Sitzfläche. Der Oberkörper ist nach vorn gebeugt, der Kopf hängt locker auf die Brust. Diese Haltung hat den Nachteil, dass die freie Atmung behindert wird, sie hat sich aber trotzdem bei Entspannungsübungen bewährt.

Ohne Rückenlehne möglich ist auch eine aufrechte Sitzhaltung, besonders, wenn man das Sitzen ohne sich anzulehnen vom Musizieren her gewohnt ist. Das Körpergewicht ruht wieder auf dem vorderen Teil der Sitzfläche und die Fußsohlen stehen leicht gegrätscht auf dem Boden. Die Hände können seitlich herunterhängen oder auf die Oberschenkel gelegt werden. Wenn Sie diese Haltung einnehmen wollen, richten Sie sich zunächst gut auf, um danach ein wenig zusammenzusinken. Problemzone bei dieser Haltung ist meist der Nacken: Lässt man den Kopf aus der aufrechten Position nach vorn sinken, treten manchmal Nackenschmerzen auf, während das aufrechte Ausbalancieren des Kopfes mit minimaler Anspannung der Halsmuskulatur nicht immer gelingt. Hat der Stuhl eine Rückenlehne, setzen Sie sich auf der Sitzfläche weit nach hinten, richten Sie sich gut auf und lehnen Sie dann den Rücken an. Die Füße sollten mit der ganzen Sohle aufgestellt werden. Ist die Lehne hoch genug, kann der Kopf angelehnt werden, sonst wird der Kopf wie bei der aufrechten Sitzposition entweder nach vorn geneigt oder ausbalanciert gehalten.

Um die Übungen der Progressiven Muskelentspannung nach schriftlicher Anleitung anwenden zu können, sollten Sie sie weitgehend auswendig beherrschen, damit Sie nicht ständig nach dem Buch greifen müssen.

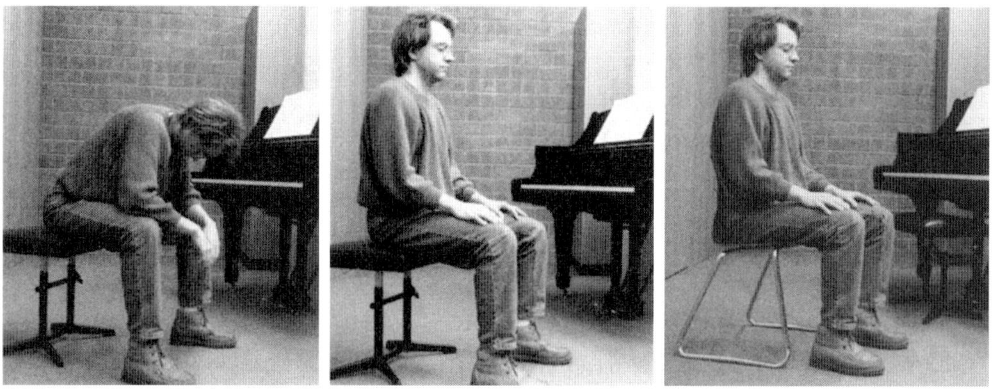

Da am Anfang die Konzentration ohne einen Übungsleiter häufig nicht für alle sechzehn Muskelgruppen aufrechterhalten werden kann, können Sie sich zunächst nur die ersten acht Gruppen merken. Dies ist nicht schwer, sobald man ein oder zweimal ausprobiert hat, auf welche Weise die logisch aufeinanderfolgenden Gruppen angespannt werden. Wenn allmählich die Konzentration länger aufrecht erhalten werden kann, dehnen Sie die Übung auf weitere Muskelgruppen aus.

Ehe Sie die Muskelgruppen nacheinander anspannen, probieren Sie dies erst an einer Gruppe aus[29]:

[29] Die folgenden Anleitungen sind großenteils in leicht abgewandelter Form aus dem Buch *Progressive Muskelentspannung. Eine Einführung in das Entspannungstraining nach Jacobson* von Adalbert Olschewski, 1996 Heidelberg, übernommen.

Bilden Sie mit der rechten Hand eine Faust und spannen Sie die Muskeln Ihrer rechten Hand und des rechten Unterarms maximal an. Halten Sie diese Spannung für fünf bis sieben Sekunden. Nehmen Sie die Spannung der Muskulatur bewusst war, fühlen Sie, wie fest alle angespannten Muskeln jetzt sind. Lassen Sie die Spannung dann wieder vollständig los und spüren Sie der Entspannung der Muskulatur nach.
Gelingt es Ihnen nicht, nach der Anspannung die Muskeln sofort vollständig zu entspannen, lösen Sie die Spannung durch Ausschütteln oder Streckbewegungen der Finger. Wenn Sie die Anspannung als sehr unangenehm oder gar schmerzhaft empfinden und sich die Muskeln verkrampfen, sollten Sie die Anspannung etwas weniger intensiv oder kürzer durchführen. Versuchen Sie dasselbe noch einmal.

Üblicherweise wird jede Muskelgruppe nach einer Pause von fünfzehn bis zwanzig Sekunden noch ein zweites Mal angespannt. Danach folgt eine Pause von 30–40 Sekunden. In dieser Zeit beobachten Sie, ob sich der rechte Arm jetzt anders anfühlt als der linke. Vielleicht fühlen sie ihn schwerer oder leichter, vielleicht auch kürzer oder länger oder wärmer als den linken.

Mit Hilfe der folgenden Anleitung können Sie die Übungen der Progressiven Muskelentspannung selbstständig durchführen. Die zeitliche Abfolge und die Wiederholung sind bei allen Muskelgruppen gleich und werden deswegen nur bei der ersten Gruppe erwähnt.

Setzen Sie sich auf einen Stuhl (s.o.) oder legen Sie sich auf dem Rücken ausgestreckt bequem hin. Schließen Sie die Augen so weit, wie es ohne Anstrengung geht und entspannen sie alle Muskeln so gut wie möglich. Atmen Sie tief aus und machen Sie danach eine kurze Pause, bis die nächste Einatmung wie von selbst erfolgt. Wiederholen Sie dies noch einmal.

1. Beginnen Sie mit der rechten Hand und dem rechten Unterarm (bei Linkshändern mit der linken Seite). Bilden Sie mit der rechten Hand eine Faust und spannen Sie die Muskeln Ihrer rechten Hand und des Unterarms maximal an. Fühlen Sie diese intensive Spannung, halten Sie sie noch ein wenig (insgesamt fünf bis sieben Sekunden) und lassen Sie wieder los. Machen Sie eine Pause von fünfzehn bis zwanzig Sekunden. Wiederholen Sie die Anspannung noch einmal und spüren sie danach der Entspannung für dreißig bis vierzig Sekunden nach. Fühlen Sie in sich hinein und vergegenwärtigen Sie sich das unterschiedliche Gefühl im rechten gegenüber dem linken Arm.

2. Spannen Sie dann den rechten Oberarm an, indem Sie den angewinkelten Arm gegen den Brustkorb drücken. Achten Sie darauf, die Muskeln des Unterarmes und der Hand dabei weitgehend locker zu lassen.

3. Spannen Sie danach die linke Hand und den linken Unterarm zweimal an.

4. Anschließend folgt der linke Oberarm. Vergleichen Sie bei der anschließenden Entspannung auch das Gefühl in der gerade an- und entspannten Muskelgruppe mit einer anderen, die Sie schon vorher entspannt hatten oder einer, der Sie sich noch nicht gewidmet haben. Spüren Sie, wie sich die Entspannung mehr und mehr in Ihrem Körper ausbreitet und genießen Sie dieses Gefühl.

5. Spannen Sie anschließend die Muskeln des oberen Gesichtsdrittels an, indem Sie die Augenbrauen nach oben ziehen. Dehnen Sie dabei die Anspannung auch auf die Stirn- und Scheitelregion aus.

6. Als nächste Muskelgruppe folgen die mittleren Gesichtspartien. Kneifen Sie die Augen fest zu und rümpfen sie gleichzeitig die Nase.

7. Die Muskeln des unteren Gesichtsdrittels werden angespannt, indem Sie die Zähne fest zusammenbeißen und die Mundwinkel nach unten außen ziehen. Vergessen Sie nie, sich nach der Anspannung reichlich Zeit zu lassen, die Muskeln immer wieder ausgiebig zu lockern, denn die Entspannung und nicht die Anspannung ist das eigentliche Ziel der Übungen.

8. Anschließend spannen Sie die Halsmuskeln an, indem Sie das Kinn in Richtung Brust ziehen aber gleichzeitig die Nackenmuskulatur anspannen, so dass sich die Anspannung der vorderen und hinteren Halsmuskulatur aufhebt. (Wenn Sie Probleme mit der Halswirbelsäule haben, sollten sie bei dieser Übung die Muskeln etwas vorsichtiger anspannen. Die nachfolgende Entspannung sollten Sie ganz besonders bewusst wahrnehmen, damit Sie lernen, in Alltagssituationen Verspannungen der Nackenmuskulatur zu vermeiden, denn diese sind eine wesentliche Ursache für die Beschwerden.)

9. Als nächstes spannen Sie die Muskeln des Schultergürtels, der Brust und der oberen Rückenpartie an. Ziehen Sie hierfür die Schultern nach hinten und die Schulterblätter nach innen zusammen. Gleichzeitig spannen Sie die Brustmuskeln an und senken die Schultern. Beobachten Sie beim Entspannen, welche Unterschiede sich zu den noch nicht entspannten Körperregionen einstellen und beobachten Sie bei der Lockerung sehr genau das Gefühl für entspannt gesenkte Schultern.

Wenn es Ihnen schwer fällt, bestimmte Muskelgruppen willkürlich anzuspannen, können Sie ein besseres Körpergefühl entwickeln, indem Sie zunächst Bewegungen ausführen, bei denen Sie die entsprechenden Muskeln benötigen. Für die Schulterübung können Sie als Vorübung die hängenden Arme weit nach hinten führen. Prägen Sie sich das Gefühl in Schultern und Rücken ein und wiederholen Sie die Bewegung der Schultern und Schulterblätter, ohne die Arme mit nach hinten zu nehmen. Um die willkürliche Anspannung der Brustmuskeln zu lernen, können Sie beide Hände vor der Brust zusammenpressen. Merken Sie sich das Spannungsgefühl in der Muskulatur zwischen Brust und Oberarm. Bei der eben beschriebenen Übung sollen die vorderen und hinteren Muskeln gleichzeitig angespannt werden, so dass keine wesentliche Bewegung der Schultern erfolgt.

10. Danach folgt die Bauch- und untere Rückenmuskulatur. Spannen Sie die Bauchmuskeln an, indem Sie den Bauch hart werden lassen. Spannen Sie gleichzeitig die Rückenmuskulatur im Bereich der Lendenwirbelsäule etwas an, damit sich der Rumpf nicht durch die angespannte Bauchmuskulatur nach vorn bewegt.

Es hat sich bewährt an dieser Stelle, zusätzlich zu den 16 Muskelgruppen von Jacobson, noch die An- und Entspannung der Gesäß- und Beckenmuskulatur einzufügen. Spannen sie dafür die Gesäßmuskeln so an, dass Sie auf Ihrem Sitz ein wenig nach oben gehoben werden und dehnen Sie die Spannung auf den Beckenboden aus. Lassen Sie in den Pausen nach der Anspannung alle Muskeln vollständig locker. Spüren Sie, wie sich ein Schweregefühl allmählich über den ganzen Körper ausbreitet.

11. Widmen Sie sich nun den Muskeln des rechten Oberschenkels (bei Linkshändern des linken) und spannen Sie die Muskulatur der Vorderseite so an, als wollten Sie das Bein strecken und halten Sie gleichzeitig mit den hinteren Muskeln dagegen. Sie können dabei das Bein etwas vom Boden abheben und ein wenig nach vorn strecken. Wenn Sie mit der Anspannung beider Muskelgruppen Schwierigkeiten haben, können Sie (wenn Sie sitzen) das Bein wieder auf den Boden stellen und den Fuß fest nach unten drücken.

12. Um den rechten Unterschenkel anzuspannen, ziehen Sie die Zehen in Richtung Ihres Kopfes und spannen Sie gleichzeitig die Rückseite des Unterschenkels an, so dass eine Gegenkraft entsteht, die den Fuß wieder senken will.
13. Nun folgt die Anspannung der Fußmuskeln der rechten Seite: Heben Sie den Fuß etwas vom Boden ab, strecken Sie den Fuß in Richtung zum Boden, beugen Sie die Zehen, drehen Sie den Fuß leicht nach innen und spannen Sie dabei die Fußmuskeln kräftig an. Bei dieser und anderen Übungen kann in

seltenen Fällen ein Muskelkrampf ausgelöst werden. Wenn dies geschieht, dehnen und lockern Sie die verkrampften Muskeln sofort vorsichtig (eventuell mit den Händen) und spannen Sie die betroffene Muskelgruppe in Zukunft kürzer und weniger intensiv an.

14. bis 16. Anschließend werden der linke Oberschenkel, Unterschenkel und Fuß ebenso angespannt und wieder entspannt wie rechts.

Bleiben Sie danach locker und entspannt noch einige Minuten sitzen oder liegen und nehmen Sie wach und aufmerksam wahr, welche Veränderungen aufgetreten sind und was Sie davon jetzt noch beobachten können. Strecken und dehnen Sie sich anschließend. Achten Sie darauf (wenn Sie nicht direkt vor dem Einschlafen geübt haben), dass Sie aus dem Übezustand vollständig zurückkehren und Sie wach und gleichzeitig entspannt sind.

Um die Wahrnehmung von unnötiger Anspannung der Muskulatur in Alltagssituationen zu verbessern und um zu lernen, sich auch in aufregenden Situationen zu entspannen, sollte regelmäßig geübt werden und zwar möglichst täglich ein- bis zweimal für zehn bis fünfzehn Minuten.

Manchmal reicht bei den ersten selbstständigen Versuchen mit der Progressiven Muskelentspannung die Konzentrationsfähigkeit nicht aus, um für mehrere Minuten in Gedanken beim eigenen Körper zu bleiben, obwohl dies durch die zeitweilige Anspannung der Muskeln erleichtert wird. Wenn die Gedanken zeitweilig kurz abschweifen, aber gleich wieder zur Aufgabe zurückgeholt werden können, ist das nicht weiter schlimm, weil sich die Konzentrationsfähigkeit in der Regel allmählich von selbst verbessert. Sind die Gedanken aber schon nach wenigen Augenblicken bei anderen Dingen und immer nur für kurze Zeit bei den körperlichen Wahrnehmungen, sollten die Übungen von vornherein stark verkürzt werden. Das bedeutet, dass das Ziel für Zahl und Dauer der Übungen so gesteckt wird, dass es mit einigermaßen gleichbleibender Konzentration erreicht werden kann.

Nehmen Sie sich zum Beispiel vor, in der ersten Übungswoche nacheinander nur Unterarm und Hand rechts und links in der üblichen Reihenfolge je zweimal anzuspannen und zu entspannen. Auch die Pausen zum Nachspüren sollten nicht so ausgedehnt sein wie üblicherweise, sondern nur so lang, wie die Gedanken einigermaßen bei der Sache bleiben können. Stattdessen verlängern Sie die Anspannungsphasen etwas, weil hierbei die Konzentration leichter aufrechterhalten werden kann. In den Pausen können Sie die Konzentration dadurch fördern, dass Sie sich sehr detailliert Rechenschaft über die Veränderungen des Körpergefühls ablegen. Zu diesem Zweck können Sie der jeweiligen Muskelspannung Zahlen zuordnen: Sind die Muskeln maximal angespannt (aber nicht schmerzhaft verkrampft), ordnen Sie diesem Zustand die Zahl 100 zu. Sind Sie völlig entspannt, entspricht dies der Zahl 0. Versuchen Sie dann, die vollständige Spannung auf die Hälfte abzubauen und ordnen Sie diesem Zustand die Zahl 50 zu. Mit wachsender Erfahrung können Sie die Zahlenskala immer feiner unterteilen, erst zusätzlich mit den Stufen 25 und 75, später in Zehnerschritten und schließlich noch feiner.

Eine kurze Konzentrationsspanne ist kein Grund, die Entspannungsübungen gleich wieder aufzugeben, sondern ganz im Gegenteil, denn praktisch alle Entspannungsübungen sind gleichzeitig Konzentrationsübungen, ob sich nun die Aufmerksamkeit auf das Körpergefühl, die Atmung, ein Bild, ein Wort oder irgend etwas anderes richtet.

Wenn Sie einige Zeit mit gutem Erfolg und guter Konzentration selbstständig geübt haben, ist es eventuell möglich, mehrere Muskelgruppen zusammenfassen, ohne dass die Tiefe der Entspannung darunter leidet. Hierfür können die ursprünglich beim klassischen Verfahren verwendeten sechzehn Muskelgruppen zunächst zu sieben Muskelgruppen zusammengefasst werden:

1. Die Muskeln des rechten Armes (bei Linkshändern des linken Armes) werden alle gemeinsam angespannt.

   Bilden Sie eine Faust, halten Sie den Arm im Ellenbogen etwa 45° gebeugt und drücken Sie ihn an den Körper heran oder auf die Lehne beziehungsweise Unterlage herunter. Überprüfen Sie, ob alle Armmuskeln angespannt sind. Verändern Sie möglicherweise nochmals die Position des Armes, um bei der Anspannung wirklich alle Armmuskeln zu erfassen. Anfangs kann es sinnvoll sein, den Unterarm in der Anspannungsphase etwa in Nabelhöhe vor den Bauch zu halten und bei der Anspannun die Schulter etwas nach unten zu ziehen. Nehmen Sie sich danach reichlich Zeit der Entspannung nachzuspüren.

2. Die Muskulatur des anderen Armes wird angespannt.

3. Die gesamte Gesichtsmuskulatur wird angespannt.

   Runzeln Sie die Stirn, kneifen Sie gleichzeitig die Augen zusammen, beißen Sie auf die Zähne und lassen Sie den Mund ganz breit werden, indem Sie die Mundwinkel zur Seite ziehen. Rümpfen Sie gleichzeitig die Nase.
   Ist die gesamte Gesichtsmuskulatur jetzt angespannt? Gehen Sie andernfalls die einzelnen Muskelgruppen durch und verändern Sie nötigenfalls die Haltung des Kopfes, um sämtliche Gesichtsmuskeln besser gleichzeitig anspannen zu können.

4. Die nächste Muskelgruppe entspricht der achten Gruppe beim klassischen Verfahren:

Ziehen Sie das Kinn leicht zur Brust, den Kopf etwas nach hinten und spannen Sie gleichzeitig die Nackenmuskeln fest an.

5. Die fünfte Gruppe umfasst die Muskulatur der Schultern, des gesamten Brustkorbes sowie die Bauchmuskeln und Rückenmuskeln.

Ziehen Sie die Schultern etwas nach hinten und gleichzeitig mit den Brustmuskeln etwas nach unten und lassen Sie den Bauch und die Rückenpartien hart werden.

6. Die sechste Muskelgruppe besteht aus der gesamten Ober- und Unterschenkel- sowie der Fußmuskulatur des rechten Beines (bei Linkshändern des linken Beines).

Beugen Sie die Zehen, bis die Fußmuskeln und die Waden angespannt sind, drehen Sie den Fuß leicht nach innen und drücken Sie mit der Außenkante der Fußsohle und mit der Ferse nach unten. Spannen Sie dann, wenn der Fuß fest am Boden fixiert ist, zusätzlich noch die Oberschenkelmuskulatur an, so als wollten Sie den Fuß nach vorn von sich wegschieben. (Wenn Sie im Liegen üben, beugen Sie ebenfalls die Zehen, bis die Fuß- und Wadenmuskeln gespannt werden, strecken Sie die Füße nach unten, und drehen Sie sie noch ein wenig einwärts. Spannen Sie die Oberschenkelmuskulatur an, indem Sie das Bein in den Knien maximal strecken und dabei auch die Oberschenkelunterseite anspannen.)

7. Die Muskulatur des anderen Beines wird angespannt.

Schließlich können die ursprünglich beim klassischen Verfahren verwendeten 16 Muskelgruppen zu vier Muskelgruppen zusammengefasst werden. Dabei sollten Sie kritisch beobachten, ob die tiefe Entspannung tatsächlich noch erreicht wird, oder ob die stark verkürzte Muskelentspannung nicht nur noch pro forma, aber ohne wesentlichen Erfolg durchgeführt wird.

1. Als erstes wird die Muskulatur der beiden Hände, Unterarme und Oberarme gemeinsam angespannt.

Ähnlich wie beim Entspannungsverfahren für sieben Muskelgruppen können Sie verschiedene Armstellungen ausprobieren. Sollte es nicht gelingen, die

Muskelgruppen gleichzeitig anzuspannen, modifizieren Sie die Armstellung weiter. Winkeln Sie beide Arme im Ellenbogen etwas an, machen Sie mit Ihren Händen Fäuste und drücken Sie die Arme an den Körper heran. Ziehen Sie die Schultern etwas nach unten. Nach einigem Üben gelingt es immer besser, alle zu dieser Muskelgruppe gehörenden Muskeln gleichzeitig anzuspannen.

2. Die zweite Gruppe umfasst die gesamte Gesichts- und Nackenmuskulatur.

   Verfahren Sie wie bei der dritten Gruppe des Entspannungsverfahrens für sieben Muskelgruppen und ziehen Sie zusätzlich das Kinn etwas in Richtung Brustbein und den Kopf nach hinten oben. Sind alle Muskeln gleichzeitig angespannt? Verändern Sie, falls eine gleichzeitige Anspannung nicht gelingt, noch etwas die Kopfstellung.

3. Die dritte Muskelgruppe besteht aus der Muskulatur des Brustkorbs, der Schultern, des gesamten Rückens und des Bauches.

   Spannen Sie die Muskeln an, wie bei der fünften Gruppe des Entspannungsverfahrens für sieben Muskelgruppen beschrieben wurde.

4. Als vierte Gruppe spannen Sie die Muskulatur beider Ober- und Unterschenkel sowie die Muskulatur beider Füße gleichzeitig an.

   Beugen Sie die Zehen, bis die Fuß- und Wadenmuskeln gespannt werden, drehen Sie die Füße etwas nach innen, bis Sie mit der Außenkante der Fußsohle fest auf den Boden drücken können. Spannen Sie zusätzlich die Oberschenkelmuskulatur an, so als wollten Sie den Fuß auf dem Boden nach vorn von sich wegschieben.
   (Wenn Sie im Liegen üben, beugen Sie ebenfalls die Zehen, bis die Fuß- und Wadenmuskeln gespannt werden, strecken Sie die Füße nach unten und drehen Sie sie noch ein wenig einwärts. Spannen Sie die Oberschenkelmuskulatur an, indem Sie die Beine in den Knien maximal strecken.)

In manchen Situationen ist es nötig, sich von einem Augenblick zum anderen zu entspannen. Wenn Sie sonst ausgiebiger üben, können Sie meist schon dadurch einen entspannten Zustand erreichen, dass Sie alle Muskelgruppen auf einmal anspannen und wieder entspannen.

Spannen Sie dazu von den Zehenspitzen aufwärts den ganzen Körper fest an. Halten sie die Spannung für fünf bis sieben Sekunden und lassen Sie dann die Spannung los. Spüren Sie, wie sich der ganze Körper entspannt und sich alle aufgebauten Spannungen mehr und mehr lösen. Wiederholen Sie dasselbe noch einmal. Sollten sich einzelne Körperteile noch verspannt anfühlen, lockern Sie auch diese vollständig.

Nicht in allen Lebenslagen ist es möglich, die Muskeln kräftig anzuspannen ohne unliebsam aufzufallen. Außerdem wird die Anspannung unter Umständen, zum Beispiel vor dem Einschlafen als unangenehm empfunden. In diesen Fällen sollte das „Vergegenwärtigungsverfahren" versucht werden, mit dem man mit einiger Übung ähnliche Entspannungstiefen erreichen kann wie mit dem klassischen Verfahren. Ähnlich wie beim Autogenen Training wird die Entspannung hierbei nicht durch den Zugang über körperliche Aktionen sondern über die mentale Ebene hergestellt.

Konzentrieren Sie sich nacheinander auf die Muskelgruppen, die Sie beim klassischen Verfahren angespannt haben. Nehmen Sie den dort vorhandenen Spannungszustand genau wahr, lassen Sie sich für jede Muskelgruppe zehn bis fünfzehn Sekunden Zeit und lösen Sie dann mit einem Mal alle Spannungen in diesen Muskeln. Erinnern Sie sich daran, wie sich die Muskeln angefühlt haben, als Sie sie nach der vorhergehenden Anspannung locker gelassen haben und stellen Sie den gleichen Zustand ohne vorausgehende Anspannung her.

Beim Üben am Instrument sollten Sie zeitweilig die Erinnerung an die durch Progressive Muskelentspannung gelockerte Muskulatur wachrufen und vergleichend beobachten, wo beim Spiel unnötige Muskelspannungen auftauchen. Gehen Sie dazu gelegentlich in Gedanken alle sechzehn beziehungsweise siebzehn Muskelgruppen durch und fühlen Sie die Spannung der Muskulatur. Oft sind Körperregionen verspannt, die für die eigentlichen Musizierbewegungen gar nicht benötigt werden: das Gesicht, der Rücken und Hals, manchmal auch die Beine und besonders häufig die Schultern. Das durch die Entspannungsübungen zunehmend bessere Körpergefühl versetzt Sie in die Lage, beim Spiel hinderliche und der Gesundheit abträgliche Verspannungen mehr und mehr zu erkennen und abzubauen.

Entspannung mittels bildhafter Vorstellung

Von den vielen möglichen Entspannungstechniken soll noch eine sehr nützliche und praktikable Methode erwähnt werden, nämlich die Entspannung mittels eines imaginierten Bildes. Jede als entspannend und angenehm empfundene Szene ist geeignet: Ein Strand, an dem Sie spazieren gehen oder ruhen, eine Wiese, ein sonnendurchfluteter Wald, ein gemütlicher Raum mit weichen Teppichen, ein Dampfbad oder auch eine Badewanne mit warmem Wasser, in der Sie sich wohlig ausstrecken. Beziehen Sie sämtliche Sinne in die Phantasie ein und hören, sehen, fühlen, schmecken (zum Beispiel das Salz des Meeres) und riechen Sie innerlich, was Sie bei dem vorgestellten Erlebnis wahrnehmen können. Nehmen Sie sich auch hierfür viel Zeit, versenken Sie sich ganz in die vorgestellte Situation und fühlen Sie die Entspannung, die sich in Ihrem Körper ausbreitet.

Stellen Sie sich vor, dass Sie mit geschlossenen Augen auf einer großen weichen Decke auf einer sanft geneigten Bergwiese im lichten Schatten unter einem Baum liegen. Sie spüren die Wärme des Sommers auf der Haut, den weichen Stoff der Decke und die Schwere Ihres Körpers. Manchmal streicht ein warmer Windhauch über Ihre Haut und trägt den Duft von blühenden Linden zu Ihnen herüber. Die Blätter über Ihnen rauschen leise. Sie öffnen die Augen. Am blauen Himmel ziehen ein paar weiße Wolken, die sich langsam verändern. Mal quellen sie weiter auseinander, mal lösen sie sich wieder auf und immer ziehen sie ganz langsam weiter und ihre Schatten wandern über die Landschaft, die weit ausgebreitet vor Ihnen liegt. Gräser und Wiesenblumen neben Ihnen biegen sich im warmen Hauch sanft zur Seite. Sie riechen den würzigen Geruch der im letzten Winter geschlagenen Stämme im nahen Fichtenwald. Manchmal dringt Vogelgezwitscher zu Ihnen herüber. Nach einer Weile, die Sie ganz entspannt liegen, hören Sie leise das Läuten der Kirchenglocken aus dem Dorf, das weit unten im Tale liegt. Sie lauschen, wie die Töne mit dem sanften Wind mal lauter und mal leiser werden. Sie spüren die Weite um sich und sind ganz ruhig.

Je nachdem, in welcher Situation Sie derartige Bilder ausmalen, kann es nötig sein, die Vorstellung bewusst zu beenden, um wieder hellwach ins Hier und Jetzt zurückzukehren. Wenn Sie sich mit Hilfe des Bildes unmittelbar vor einem Konzert entspannen, können Sie direkt von der Entspannungsszene zur mentalen Vorbereitung des Konzertes übergehen:

Gerade haben Sie noch die Weite und Ruhe der Landschaft genossen. Nun setzen Sie sich auf und recken und strecken sich kräftig (in Gedanken oder in

Wirklichkeit). Sie blicken aufmerksam umher und fühlen die Kraft und das angenehme Gefühl, das sich durch die Ruhepause eingestellt hat. Sie sind wieder hellwach. Stellen Sie sich dann vor, wie Sie in guter Verfassung, voller Zuversicht mit sicheren Schritten und in aufrechter Haltung auf das Podium gehen. Sie haben sich sorgfältig vorbereitet und werden die Situation gut meistern.

Wenn Sie sich in eine entspannende Szene hineindenken, um besser einzuschlafen, ist eine solche Rückkehr in die Realität natürlich nicht nötig. Sollten Sie nach einem Konzert oder einer Probe durch Melodien, die Ihnen endlos im Kopf herumgehen, am Schlafen gehindert werden, können Sie versuchen, die Ohrwürmer zum Schweigen zu bringen, indem Sie sich intensiv die mit dem Bild verbundenen Geräusche ins Bewusstsein rufen. Eine langweiligere Methode gegen Ohrwürmer ist das Vorstellen einer einfachen Tonfolge der Tonleiter, was ebenfalls die unbeabsichtigt kreisenden Melodien zum Schweigen bringen kann.

Um in einer aufregenden Situation mittels einer vorgestellten Szene die Erregung unter Kontrolle zu halten, ist ebenso wie bei anderen Entspannungstechniken regelmäßige Übung wichtig. Das Bild sollte jederzeit abrufbar sein, so dass bereits das Denken daran sofort Entspannung hervorruft. Es lohnt sich, immer wieder Zeit für diese entspannenden Vorstellungen zu verwenden, um ruhiger auf das Podium treten zu können, denn Entspannung ist unvereinbar mit Angst.

Jede Entspannungsübung beginnt mit der Einstellung, sich etwas Zeit für sich selbst zu nehmen. Gerade, wenn Sie meinen, am wenigsten Muße zu haben, ist Entspannung meist am nötigsten und besonders wohltuend. Vielleicht kennen Sie die Situation: Wenige Tage vor einem Konzert beherrschen Sie das Programm noch nicht vollständig, Diverses muss vorher noch organisiert werden, die Schüler wollen unterrichtet sein und außerdem warten noch eine ganze Reihe anderer Dinge darauf, von Ihnen erledigt zu werden. Sie beginnen zu üben, aber Ihre Gedanken rasen im Kopf herum, so dass an zielgerichtetes Üben kaum zu denken ist. Nehmen Sie sich in dieser Situation vor dem Üben fünf oder zehn Minuten Zeit (sehen Sie, wenn Sie sonst nicht die Geduld aufbringen, ruhig zwischendurch ein- oder zweimal auf die Uhr) und entspannen Sie sich erst einmal. Sie können danach mit Sicherheit viel konzentrierter und zielstrebiger an die Arbeit gehen, als wenn Sie sich fühlen wie ein aufgescheuchter Hase. Wie wenig zählen dann die fünf Minuten, die Sie von ihrer Übezeit geopfert haben!

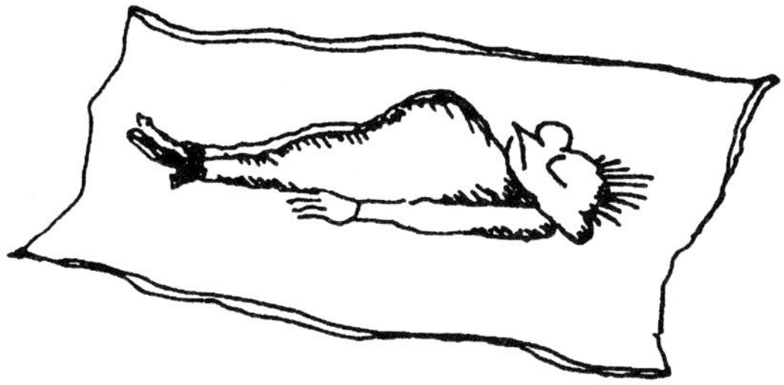

D: Konzentration üben

Auf die Frage „Welche Eigenschaften zeichnen mich als Bundesteilnehmer von Jugend musiziert aus?“, die 62 Teilnehmern des Wettbewerbes auf Bundesebene gestellt wurde, nannten 70 Prozent die Konzentrationsfähigkeit.[30] Die Konzentration rangiert damit bei den genannten Voraussetzungen an erster Stelle, noch vor Zielstrebigkeit mit 67 Prozent. Musikalisches Gedächtnis und andere wichtige Voraussetzungen werden im Vergleich viel seltener genannt.

Konzentration ist selbstverständlich wichtig, um im Konzert Fehler zu vermeiden. Sie erweist sich aber außerdem noch in einer weiteren Hinsicht als sehr nützlich: Beängstigende Gedanken haben keinen Platz, wenn sich die Aufmerksamkeit völlig auf die Musik richtet. Auch die Konzentration kann und muss schon vor dem Konzert geübt werden. Wer beim Üben immer seine Gedanken abschweifen lässt, der wird auch auf dem Podium größere Schwierigkeiten haben, bei der Sache zu bleiben, als jemand, der gewohnt ist, konzentriert zu üben.

Aus:

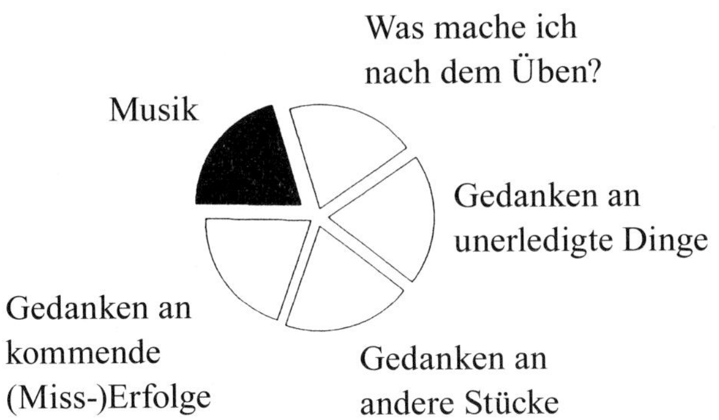

beim Üben wird sonst beim Konzert:

[30] Hans Günther Bastian: *Leben für Musik. Eine Biographie-Studie über musikalische (Hoch)Begabungen*, Mainz 1989, S. 283.

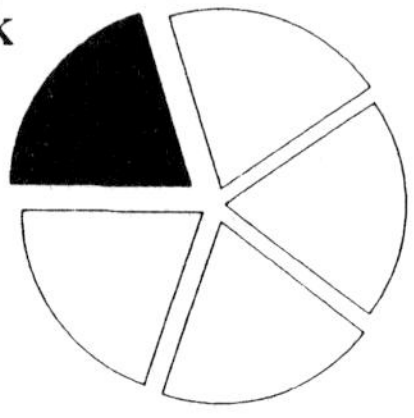

Beim Üben werden Gewohnheiten erworben. Auch die Gewohnheit, mehr oder weniger konzentriert zu spielen, gehört dazu. Normalerweise wird einer Tätigkeit, die automatisch ablaufen kann, keine Aufmerksamkeit mehr geschenkt, ein alltägliches Phänomen, das Vor- und Nachteile hat: Wie könnte man beim Autofahren reden, wenn man sich noch aufs Schalten und Lenken konzentrieren müsste, wie könnte man einen Brief schreiben, wenn die Bewegungen der Hand noch genau überwacht werden müssten, wie könnte man gemeinsam mit anderen musizieren, wenn man seine volle Aufmerksamkeit noch auf das eigene Spiel lenken müsste?

Häufig besteht zwischen Handeln und Denken eine tiefe Kluft. Die Gedanken sind bei völlig anderen Dingen oder weit voraus oder wandern zurück zu dem, was gerade geschehen ist. Nur etwas Unerwartetes lenkt die Gedanken zum Tun zurück. Aufmerksam und konzentriert zu sein ist aber eine wichtige Voraussetzung, um bei schwierigen Aufgaben die bestmögliche Leistung zu erbringen.

Konzentration kann nicht gelernt werden, indem man nur daran denkt, sich zu konzentrieren. Das Dilemma, dass der Gedanke „*Ich will mich konzentrieren*“ bereits von dem eigentlich gewählten Gegenstand der Konzentration ablenkt, macht Konzentration zu einem Vexierbild, das sein Geheimnis nicht entdecken lässt, wenn sinnlose Anstrengung das Wesentliche verbirgt. Konzentration tritt dann von selbst auf, wenn das Objekt der Konzentration fasziniert. Einen spannenden Kriminalroman aufmerksam zu lesen ist kein Kunststück, ein relativ einfaches, aber interessantes neues Musikstück konzentriert zu spielen, fällt ebenfalls nicht allzu schwer. Schwieriger wird es, wenn der Gegenstand der Konzentration nicht oder nicht mehr fasziniert, weil nichts Interessantes mehr an ihm entdeckt wird. Erlahmt das Interesse und tritt Langeweile auf, beginnen die Gedanken zu wandern.

Aber nicht nur durch zu geringe Anforderung kann die Konzentration ermüden. Auch ein zu hohes Maß an Komplexität lässt die Gedanken abschweifen: Je größer die für die Aufmerksamkeit erforderliche Anstrengung ist, desto schwieriger ist es, konzentriert bei der Sache zu bleiben. Deswegen sind die Gedanken häufig ganz woanders, wenn ein schwer verständlicher Text gelesen wird, und deswegen fällt es manchem schwerer, eine mühevoll eingeübte komplizierte Fuge konzentriert zu spielen als ein ebenfalls schon bekanntes weniger vielschichtiges Musikstück. Die Gedanken finden bei zu komplexen Aufgaben keinen roten Faden, sondern irren orientierungslos umher oder wandern zu völlig anderen Dingen.

Konzentrieren heißt, die Aufmerksamkeit auf einen bestimmten Gegenstand zu lenken. Damit die Gedanken bei dieser Sache bleiben, brauchen sie einen Anziehungspunkt, das heißt, wenn die Gedanken sonst davoneilen, muss man wissen, worauf man sich konzentrieren will. *„Ich will mich auf das Üben konzentrieren"* reicht als Ziel meist nicht aus, sondern die Aufmerksamkeit muss auf sehr viel konkretere Einzelheiten gelenkt werden. Diese werden in jeder Situation, in der die Gedanken im Hier und Jetzt bleiben sollen, andere sein. Häufig wird der Klang der Musik im Mittelpunkt des Bewusstseins stehen, aber nicht der Klang als Allgemeines und Ganzheitliches, sondern seine Einzelheiten, die, einmal wahrgenommen, eine ständige Differenzierung erfahren und dadurch ein kaum erschöpfbarer Anreiz der Aufmerksamkeit sind: Die Dynamik eines jeden Tones, die Klangfarbe, die Phrasierung und Artikulation, das Zusammenklingen mehrerer Stimmen, Tempo und Rhythmus oder auch der Ausdrucksgehalt der Musik und anderes mehr. Im Kapitel *Musizieren lernen mit Mentalem Training* wurde bereits ausgeführt, was alles zeitweilig in den Mittelpunkt der Konzentration gerückt werden kann und sollte. Nicht nur verhindert diese bewusst von einem Aspekt zum anderen wandernde Aufmerksamkeit das Abschweifen der Gedanken, sondern sie nützt auch einer zunehmend differenzierten Gestaltung. Zur letzten Vorbereitung auf das Spielen vor Publikum wird dieses Wechseln zwischen den verschiedenen Aspekten einer weitgehend gleichbleibenden Beschränkung auf wenige wesentliche Punkte Platz machen. Dies können das Nachvollziehen und Empfinden des musikalischen Ausdrucks, das bewusste Mitdenken an schwierigen Übergängen, gegebenenfalls das sorgfältige Hören auf die Mitspieler oder anderes sein.

Das mentale Üben selbst ist eine hervorragende Konzentrationsschulung. Das Vorstellen von Klang oder Bewegung beziehungsweise beim Auswendiglernen eventuell auch vom Noten- oder Tastenbild bedeutet ja, dass die Gedanken tatsächlich bei der Sache sein müssen. Vorstellen des Einen und denken an etwas Anderes ist nicht möglich, allenfalls kann es passieren, dass die Gedanken nach kurzer Zeit abschweifen und immer wieder zur Aufgabe zurückgeholt werden müssen. Beim mentalen Üben wird in der Regel sofort bemerkt, wenn die Konzentration nachlässt, während man sich beim motorischen Üben durchaus daran gewöhnen kann, mit den Gedanken meist ganz woanders zu sein. Nahezu alle Studenten, die während eines Kurses gelernt hatten, nach der Methode von Tatjana Orloff-Tschekorsky zu üben, bemerkten eine deutliche Zunahme der Konzentration und bereits durch gelegentliches mentales Üben entwickelte sich ein sicheres Gefühl für unkonzentriertes Spiel.

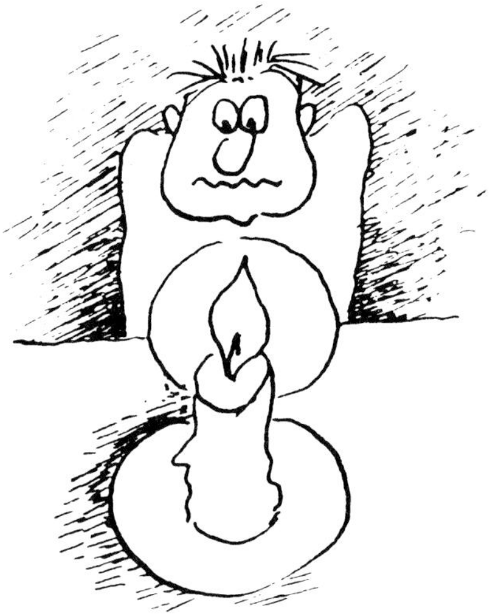

Ängstliche Selbstbeobachtung nach dem Motto *Spiele ich jetzt wirklich konzentriert?* und krampfhaftes Bemühen um Konzentration führen mit großer Wahrscheinlichkeit nicht zum Ziel. Vielmehr gehört eine Portion Gelassenheit dazu, wenn die Gedanken bei der Aufgabe bleiben sollen. Allgemeiner Stress, Angst oder viele andere Verpflichtungen neben dem Üben wirken sich immer nachteilig aus. Ungünstig für konzentriertes Üben ist es auch, irgendetwas sehr häufig in gleicher Weise zu wiederholen und zu lange ohne Pause zu üben. Ist Konzentrationsmangel ein schwerwiegendes Problem, kann es (neben häufigem mentalem Üben) sinnvoll sein, die Übezeiten zumindest vorübergehend drastisch zu verkürzen.

Das stundenlange Üben ohne Konzentration auf die Töne oder darauf, was die Hände tun, war zumindest jahrzehntelang durchaus üblich und wurde auch für nützlich gehalten. Vor allem in der ersten Hälfte des 19. Jahrhunderts war das absichtlich gedankenlose Abspulen von Übungen gang und gäbe, um die Bewegungen so vollständig zu automatisieren, dass sie auch ohne Aufmerksamkeit noch unbeeinträchtigt ablaufen konnten. Über Franz Liszts Fingerübungen heißt es:

Stundenlang treibt er es so für sich und liest dabei, um sich zu unterhalten. So versenkt er sich in seine Lektüre, während er zur gleichen Zeit seine Finger einübt.[31]

Schon damals waren die Meinungen über diese Übetechnik geteilt, und Chopin wandte sich entschieden gegen das mechanische Üben und das gleichzeitige Lesen. Mögen die Bewegungen bei dieser gedankenlosen Art zu üben auch sicher eingeprägt werden, worauf sich die Gedanken beim Konzert richten sollen, ist damit jedoch noch nicht mitgeübt. Einen Schutz davor, dass die Gedanken beim Vortrag um die Angst vor Fehlern kreisen, bietet diese Übemethode jedenfalls nicht. (Mit Sicherheit hat auch Liszt nicht nur mit rein mechanischen Fingerübungen in der beschriebenen Weise seine Hände gedrillt.)

Es ist eine alltägliche Erfahrung, die auch experimentell bestätigte, dass Angst in Wartesituationen oder bei automatisch ablaufenden Handlungen subjektiv stärker wahrgenommen wird, als während einer Aufmerksamkeit erfordernden Tätigkeit. Das Herzklopfen, die zitternden, kalten oder feuchten Hände, der trockene Mund, all das wird dann plötzlich bemerkt und angstbesetzte Gedanken drängen in den Vordergrund. Werden die körperlichen Reaktionen und das Gefühl der Angst wahrgenommen, können in der Folge die vegetativen Reaktionen und die Angst verstärkt werden. Dieser Teufelskreis von Wahrnehmung mit anschließender Verstärkung der Angst sollte möglichst schnell durchbrochen werden, oder besser noch, gar nicht erst beginnen.

Angenommen, zwei Musiker betreten mit etwa gleichem Angstgefühl und vergleichbar stark ausgeprägten körperlichen Reaktionen auf ihre Angst das Podium. Der eine von beiden akzeptiert seine Nervosität. Er hat gelernt, auch in dieser Situation mit den Gedanken ganz bei der Musik zu sein, denn er weiß, worauf er sich konzentrieren will. Dieser an seine Tätigkeit gebundene Fluss der Gedanken ist mitgeübt und kann als Teil eines Gesamtprogramms der Bewegungen und Gedanken weitgehend von selbst ablaufen. Selbst nach einem Fehler kehren die Gedanken sofort zum Tun zurück. Auch wenn doch einmal Aufregung oder Angst plötzlich ins Bewusstsein drängen, beispielsweise vor einer schwierigen Stelle, kann die Aufmerksamkeit gleich wieder auf die Musik gerichtet werden.

[31] Auguste Boissier: *Franz Liszt als Lehrer. Tagebuchblätter von Auguste Boissier,* deutsch hrsg. von D. Thode, Berlin 1832/1930.

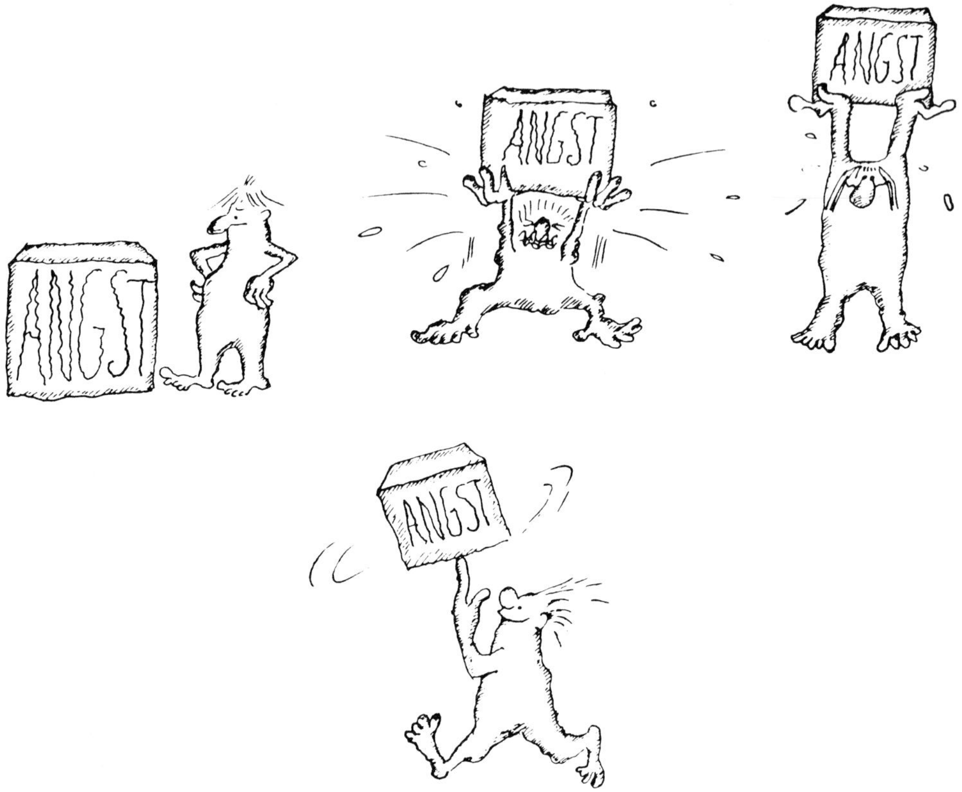

Nun zu dem anderen Musiker, der ebenfalls das Podium betritt. Auch er beginnt zu spielen, aber seine Aufregung überrascht ihn. Er bemerkt seine kalten, feuchten oder zitternden Hände, die magisch die Aufmerksamkeit und die Gedanken auf sich ziehen:

> *„Mit diesen feuchten Händen kann ich nicht spielen, die Finger werden auf dem Instrument rutschen! Sie sind ganz steif vor Kälte!*
> *Das Publikum wird meine zitternden Hände bemerken!"*

Dabei versucht er, die Hände ruhiger zu halten, was in der Regel das Gegenteil bewirkt, und beobachtet ängstlich, ob sein Spiel durch den misslichen Zustand beeinträchtigt ist. All das fordert praktisch seine ganze Konzentration. Während er sich in Gedanken seinen negativen Gefühlen und seinem körperlichen Zustand widmet, verstärkt sich die Angst weiter, die bald so groß ist, dass gezielte Konzentration auch dadurch nicht mehr möglich ist. Wenn er so geübt hat, dass die Bewegungen weitestgehend automatisiert sind und das Programm nicht höchste Ansprüche stellt, gelingt es ihm mit etwas Glück trotzdem, einigermaßen durch das Programm durchzukommen. Von musikalischem oder künstlerischem Spiel oder auch von Freude am Musizieren kann aber unter diesen Umständen kaum die Rede sein.

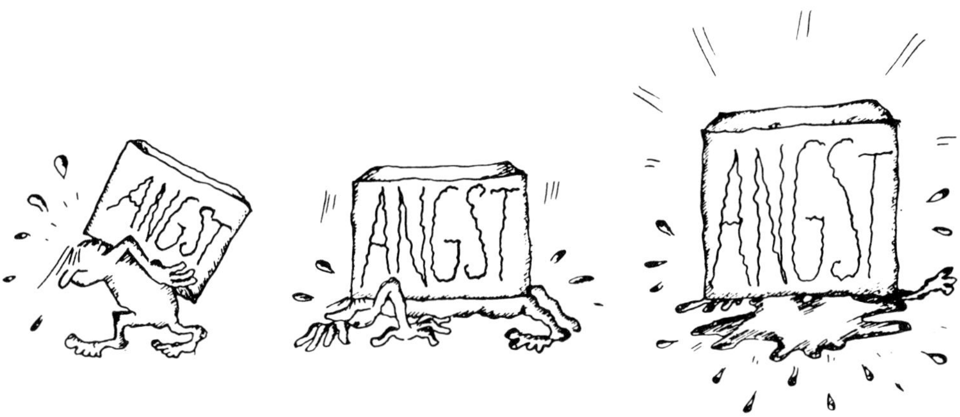

Selbst wenn sich dieser Musiker unter den gegebenen Voraussetzungen darum bemüht hätte, mit den Gedanken bei der Musik zu bleiben, wäre es ihm womöglich nicht geglückt. Genauso wenig, wie der Wunsch *Ich will mich konzentrieren* die Konzentration zwangsläufig hervorruft, genauso wenig nützt der innere Befehl *Ich beachte meine kalten Hände nicht*, wenn die Gedanken nicht wissen, worauf sie sich stattdessen richten sollen. Auch wird es nur dann gelingen, die Aufmerksamkeit vom körperlichen Zustand abzuziehen, wenn dieser nicht völlig überraschend und sehr beängstigend wahrgenommen wird, denn beides hat größte Anziehungskraft auf die Gedanken. Wie eine Gewöhnung an die Aufregung erreicht werden kann, wird im Abschnitt über die Vorstellung der Konzertsituation auf den Seiten 154 und 166 beschrieben.

Häufig stellt sich Konzentration beim Vortrag oder auch beim Zusammenspiel mit anderen von selbst ein, weil Langeweile, die neben zu starker Erregung der größte Feind aller Konzentration ist, nicht auftritt:

> *Im Konzert gelingt es mir manchmal, in eine Trance zu geraten, und da merke ich die ganzen Dinge um mich herum nur von weitem. Da habe ich das Gefühl, das Klavier ist mir hörig. Alles was in der Probe unmöglich war – zum Beispiel im Piano-Bereich – gelingt.*[32]

[32] Der russische Pianist Anatol Ugorski in: *Die Zeit*, Nr. 33/7. 9. 1992, S. 41.

Anatol Ugorski benutzt in seiner Schilderung das Wort *Trance*. Ein solcher Zustand des ganz in eine Tätigkeit eingetaucht Seins ist mit Angst kaum vereinbar. Der Soziologe Mihaly Csikszentmihalyi (gesprochen „Tschiksentmihail“) hat solche Zustände untersucht, die er *Flow* nennt.[33] Er hat beobachtet, dass das *Flow*-Gefühl bei Tätigkeiten auftreten kann, die als befriedigend, faszinierend und lustvoll erlebt werden und die überwiegend um ihrer selbst willen durchgeführt werden.

Dieses Gefühl ist verbunden mit gehobener Stimmung und gekennzeichnet durch eine erhöhte Konzentration auf die ausgeübte Tätigkeit, durch eine Einengung des Wahrnehmungsfeldes und durch einen Verlust an Selbstaufmerksamkeit. Sorge, Angst und Langeweile sind nicht vorhanden, wenn ein Mensch dieses *Flow*-Erlebnis hat, sei es beim Klettern, Schachspielen, Tanzen, Komponieren, Musizieren oder irgend einer anderen Aktivität. Immer sind es Situationen, die dieses angenehme Gefühl hervorrufen können, bei denen Anforderungen bewältigt werden müssen, Schwierigkeiten zu überwinden sind oder Kreativität erforderlich ist und in denen ein spezielles Können angewendet wird.

Nur wenn die Anforderungen einer Tätigkeit und Fähigkeiten des Ausführenden ausgewogen sind, kann sich das *Flow*-Erlebnis einstellen und das Bewusstsein im höchsten Ausmaß mit dem Handeln verschmelzen. Das bedeutet, dass ein zu schweres Konzertprogramm dieses angenehme und mit höchster Konzentration verbundene Erlebnis zumindest bei den schwierigen Teilen nicht hervorrufen wird, weil das notwendige Gefühl der Kompetenz sich nicht einstellen kann. Auch wenn eine Aufgabe als zu leicht empfunden wird, bleibt das *Flow*-Erlebnis aus. Beim Musizieren vor Publikum dürfte es aber vor allem eine Frage der Einstellung sein, ob ein leichtes Stück beim Vortragenden das Gefühl von Langeweile und Unterforderung hervorrufen kann.

Das vielleicht deutlichste Zeichen von *Flow* ist das Verschmelzen von Handlung und Bewusstsein. Sobald sich aber die Aufmerksamkeit teilt, zum Beispiel, weil man sich plötzlich von außen beobachtet, wird das *Flow*-Gefühl unterbrochen. Normalerweise treten immer wieder kurzfristige Unterbrechungen des *Flow*-Zustandes auf, wenn Fragen durch den Kopf gehen wie *Mache ich meine Sache auch gut*? oder *Wie geht es weiter*? Typisch ist trotz der außerordentlichen Konzentration das Gefühl, alles geschähe wie von selbst. Das Bewusstsein liegt nur im Hier und Jetzt. Die Vergangenheit und die Zukunft, die weiter entfernt ist als die nächsten Augenblicke, werden aufgegeben.

Ein Tänzer beschreibt dies so:

[33] Mihaly Csikszentmihalyi: *Das Flow-Erlebnis. Jenseits von Angst und Langeweile: im Tun aufgehen*, Stuttgart [10]2008.

„Deine Konzentration ist vollständig, Deine Gedanken wandern nicht herum, Du denkst an nichts anderes, Du bist total in deinem Tun absorbiert.“

Nach diesem Exkurs zurück zu den beiden Musikern, von denen zuvor die Rede war. Eine Chance, diesen beglückenden *Flow*-Zustand mit vollständig auf das Tun zentrierter Aufmerksamkeit zu erreichen, hat nur der erste. Der zweite dagegen, zumindest solange er mit der Aufmerksamkeit mehr bei seinem Körper als bei der Musik ist, sicherlich nicht. Wahrscheinlich haben beide den Zustand des *Flow* irgendwann kennengelernt, denn Musizieren, wenn es um seiner selbst Willen geschieht, ist sehr häufig mit dem Gefühl der Faszination oder des ganz Weggetretenseins, verbunden. Wenn dieser Zustand auch im Konzert herbeigeführt werden kann, hat Angst keinen Platz mehr.

Dass die Konzentration auf das Tun die Gelassenheit fördert, ist wahrlich keine neue Erkenntnis in unserer Zeit. Johann Joachim Quantz schreibt 1752 in seinem *Versuch einer Anweisung, die Flöte traversiere zu spielen.*[34]

Ist der Flötenist, der sich öffentlich will hören lassen, furchtsam, und noch nicht gewohnt, in Gegenwart vieler Menschen zu spielen; so muss er seine Aufmerksamkeit, in währendem Spielen, nur allein auf die Noten, die er vor sich hat, zu richten suchen; niemals aber die Augen auf die Anwesenden wenden: Denn hierdurch werden die Gedanken zerstreuet, und die Gelassenheit geht verloren.

In einer Zeit, in der Abwechslung und Unterhaltung üblicher sind als die Konzentration auf eine Sache und ständig verschiedenste Anforderungen auf jeden Menschen zukommen, bedarf es einer beträchtlichen Anstrengung, sich von ständigen Ablenkungen frei zu halten. Es kann bedeuten, Konzentration zu einem übergeordneten alltäglichen Motto zu machen, mit anderen Worten, Konzentration zu üben, wo immer man ist und was immer man tut. Hierdurch tut sich ein erfolgversprechender Weg zur inneren Sammlung auf, die dann willentlich verfügbar gemacht werden kann, wenn sie erforderlich ist.

Konzentration nur auf das Tun oder einen Gedanken ist im Alltag manchmal zeitaufwändig und lästig. Viele Menschen sind es gewohnt, zwei oder noch mehr Dinge gleichzeitig zu tun oder wahrzunehmen. Es gibt sogar Familien, bei denen der Fernsehapparat nicht abgeschaltet wird, während die Kinder im gleichen Zimmer auf dem Klavier üben.

[34] Johann Joachim Quantz, *Versuch einer Anweisung, die Flöte traversiere zu spielen.* XVI. Hauptstück, 13. §. 3. Auflage, Breslau 1789, S. 168. Zitiert nach dem Faksimile-Nachdruck, Kassel 1992.

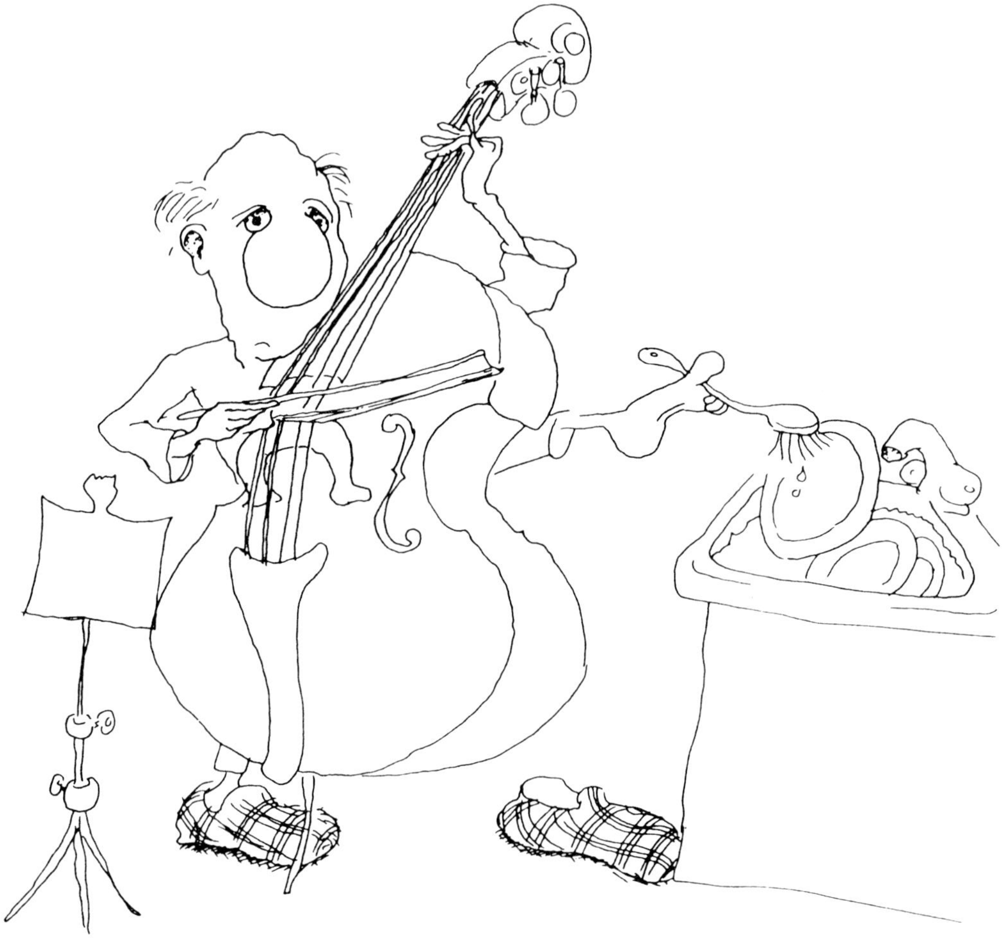

Wer nicht zwei Dinge auf einmal tut – zum Beispiel beim Telefonieren eine andere Tätigkeit nicht unterbricht, benötigt mehr Zeit, und daran fehlt es bei vielen. Auch die Übezeit auf dem Instrument darf dann nicht dafür genutzt werden, über andere Dinge nachzudenken. Oft werden die Gedanken von Dingen angezogen, die noch erledigt werden müssen und nicht vergessen werden dürfen. Gelingt es beim Üben nicht, die Aufmerksamkeit davon abzuwenden, helfen ein Zettel und ein Stift in greifbarer Nähe. Immer wenn sich Gedanken wie *„Ich darf dies*

nicht vergessen" oder *„Ich muss jenes noch erledigen"* aufdrängen, ist es die geringere Störung, das Spiel zu unterbrechen und die notwendigen Dinge aufzuschreiben. Danach ist es viel leichter, den Kopf wieder frei zu haben für die Musik.
Die bekannten Entspannungsübungen sind immer auch Konzentrationsübungen, sei es, dass die möglichst ungeteilte Aufmerksamkeit auf den Körper gelenkt, ein Wort in Gedanken wiederholt oder aber ein Bild oder eine Szene vorgestellt wird. Wenn man Entspannungsübungen unter Anleitung ausführt und sich das gewünschte Entspannungsgefühl nicht einstellt, liegt das zumeist daran, dass die Konzentration nicht lange genug aufrecht erhalten werden kann. Bei selbstständig durchgeführten Übungen kann es sogar schwer fallen, länger als einige Sekunden mit den Gedanken bei der Sache zu bleiben. Dies kann beim Autogenen Training besonders gravierend sein, weil die Körperteile, auf die sich die Aufmerksamkeit richten soll, nicht bewegt werden und nicht wie bei der Progressiven Muskelentspannung durch Anspannung und Lockerung der Muskulatur die Gedanken immer wieder auf sich ziehen. Erst allmählich, oft aber nicht kontinuierlich, wächst die Zeitspanne, während der Konzentration möglich ist und die Gedanken wie von selbst beim eigenen Körper bleiben. Entspannungsübungen sind deswegen nicht nur lohnend, um Aufregung besser zu beherrschen, sondern auch um die Konzentration zu schulen. Gezielte Entspannung ist die Schwester der Konzentration.

E: Konkretes Vorstellen der Vorspielsituation

Jedes Spiel vor Publikum ist für viele Musiker immer wieder aufs Neue beängstigend und benötigt eine sorgfältige psychische Vorbereitung und eine bewusste innere Einstellung auf das, was in der Vorspielsituation bewältigt werden muss. Die Erfahrung bei vorausgegangenen Vorspielen erlaubt, sich diese Situation vorsorglich mit vielen Einzelheiten beliebig häufig konkret vorzustellen. Es ist sinnvoll, sich dabei auch seiner Angst zu stellen. Innere Vorwegnahme der Angst, also die Vorstellung der erwarteten Angst, aktiviert und trainiert Bewältigungsmechanismen und Bewältigungsmöglichkeiten, die später im Ernstfall tatsächlich wirksam werden können. Mit anderen Worten, die Konfrontation mit der Angst fördert die „Angstvorwegverarbeitung", womit gemeint ist, dass die Angst sozusagen stückchenweise vorher verarbeitet wird. Die in der Prüfungs- oder Konzertsituation empfundene Angst ist dann bereits gedämpft, und dies wird natürlich als angenehm empfunden. Auch tritt durch wiederholte Vorstellung eine Gewöhnung an die Situation ein, was mit einem zunehmenden Vertrautheitsgefühl verbunden ist.

Im Gegensatz dazu kann Verdrängung der Angst vor dem Auftritt dazu führen, dass in der konkreten Situation die Angst überraschend heftig und überwältigend erlebt wird und nicht ausreichend beherrscht werden kann.

Wenn die Erfahrung eines Auftritts vor Publikum noch fehlt, ist die gedankliche Vorwegnahme auf jeden Fall in den Anteilen möglich, die sich bei anderen beobachten lassen. Dies ist der gesamte äußere Ablauf. Das Gefühl dabei ist aber auch höchstwahrscheinlich schon aus anderen aufregenden Situationen bekannt. Außerdem ist es eher selten, dass ein erwachsener Musiker, der sich in eine ängstigende Vorspielsituation begibt, keine Vorerfahrungen auf diesem Gebiet hat.

Die Vorspielsituation kann schon beim Üben, vor allem in den letzten Tagen oder Wochen vor einem Konzert, in Gedanken ausgemalt werden, um sich an das Spiel vor Publikum zu gewöhnen:

Stellen Sie sich vor, dass Zuhörer vor oder neben Ihnen sitzen. Spüren Sie die Blicke des Publikums, nehmen Sie wahr, was sich dadurch bei Ihnen verändert. Bemerken Sie, wie sich Gesichter Ihnen direkt zuwenden. Wenn Sie bei dem Gedanken an Zuhörer Anspannung und ungute Gefühle bemerken, entspannen Sie sich und suchen Sie nach einer positiven Einstellung dem Publikum gegenüber (wie auf Seite 122 beschrieben). Wenden Sie sich dann der Musik zu und beginnen Sie zu spielen. Wenn dies Ihrer Einstellung entspricht, spielen Sie bewusst für die Zuhörer, versuchen Sie, sie mit Ihrer Musik anzusprechen, teilen Sie mit, was Sie zu sagen haben, aber vermeiden Sie, sich selbst aus dem Blickwinkel der Zuhörer zu sehen. Verschwenden Sie keinen Gedanken daran, was das Publikum denkt, hört, sieht oder tut, aber sprechen Sie zu den Zuhörern.

Wenn Sie sich nicht bewusst mit Ihrer Musik an die Zuhörer wenden wollen, lassen Sie sie in der Vorstellung weit in der Ferne oder im Dunkel versinken und stellen Sie sich vor, Sie wären allein mit Ihrem Instrument oder mit Ihren Mitspielern. Hören Sie in der Vorstellung vorübergehend trotzdem die Geräusche aus dem Zuhörerraum, vielleicht sogar die Unruhe von hin- und herlaufenden Kindern und kehren Sie sofort wieder zu Ihrer Musik zurück. Was da vor oder neben Ihnen geschieht, betrifft Sie nicht. Sie haben dafür keine Verantwortung, selbst dann nicht, wenn jemand aufsteht und den Raum verlässt oder sich in irgendeiner anderen Weise störend verhält. Sie sind nur bei Ihrer Musik. Versuchen Sie beim Üben ein freudiges Gefühl in sich wachzurufen: Ich spiele gerne!

Nicht nur an die Anwesenheit von Publikum können Sie sich auf diese Weise bis zu einem gewissen Maß beim Üben gewöhnen, sondern auch an mögliche körperliche Reaktionen auf Ihre Aufregung. Der Umgang mit ihnen sollte rechtzeitig geübt werden, denn selbst bei sorgfältiger Vorbereitung lassen sie sich bei Musikern mit entsprechender Konstitution nicht mit Sicherheit verhindern.

Stellen Sie sich wieder vor, dass Publikum anwesend ist. Beginnen Sie dann zu spielen und rufen Sie sich ins Gedächtnis, wie es ist, wenn die Hände dabei zittern. Erinnern Sie sich an das Gefühl der veränderten Muskelspannung bei Aufregung, an kalte Hände oder trockenen Mund. Spielen Sie weiter, akzeptieren Sie die körperlichen Veränderungen und machen Sie sich klar, dass Sie trotzdem spielen können. Entspannen Sie sich und spüren Sie Zuversicht für das Kommende. Selbst wenn nicht alles hundertprozentig gelingt, werden Sie der Situation gewachsen sein. Kehren Sie mit diesem Gedanken ganz zur Musik zurück.

Indem Sie sich ins Bewusstsein rufen, wie Sie sich in Gegenwart von Publikum fühlen, können Sie auch ausprobieren, bei welchen Stücken Sie sich unter diesen Umständen noch wohl fühlen und bei welchen nicht. Eventuell kann es sinnvoll sein, daraufhin noch Veränderungen am Programm vorzunehmen. Wenn dies nicht möglich ist, sollten Sie sich bei den kritischen Stücken häufig in Gedanken und möglichst auch konkret allmählich an Publikum zu gewöhnen (von letzterem wird später noch die Rede sein).

Spielen Sie mit der Vorstellung, Sie wären auf dem Podium, an den Tagen vor dem Konzert Ihr ganzes Programm jeweils mindestens einmal im Zusammenhang vollständig durch. Gehen Sie dabei mit Fehlern so um, als wäre tatsächlich Publikum anwesend (also nicht unterbrechen und verbessern, sondern versuchen Sie, unbedingt weiter zu spielen, was allmählich mehr und mehr gelingen wird). Wenn Sie beim Üben Fehler machen, akzeptieren Sie bewusst, dass dies auch vor Publikum geschehen kann. Misslingt dann tatsächlich beim Konzert etwas, ist Ihnen die Situation schon vertraut und löst keine Überraschung oder gar Panik aus.
Bemühen Sie sich, über Fehler nicht nur so unauffällig wie möglich hinwegzukommen sondern auch, keinen unnötigen Gedanken darüber zu verlieren. Vermeiden Sie unbedingt Einstellungen wie „Heute ist ein schlechter Tag, heute gelingt gar nichts." Kehren Sie mit Ihrer Aufmerksamkeit immer so schnell wie möglich wieder zur Musik zurück beziehungsweise bleiben Sie dabei.
Achten Sie beim Üben mit der Vorstellung von Publikum (oder wenn Sie vor „inoffiziellen" Zuhörern spielen) auch einmal darauf, wie Sie auf Fehler äu-

ßerlich reagieren. Verziehen Sie das Gesicht, schütteln Sie den Kopf oder geben Sie gar Laute des Bedauerns von sich? Derartige Äußerungen sind oft auffälliger als der Fehler selbst und stören das Publikum. Sie sollten unbedingt abgestellt werden.

Negative Erwartungen müssen vermieden werden

Vielleicht fällt Ihnen beim Durchspielen des Programms auf, dass Sie mit manchen Stellen negative Erwartungen verknüpfen wie *„Dieser Sprung misslingt wahrscheinlich"* oder *„Durch diesen Lauf komme ich sicher nicht durch, ohne mich zu verspielen."* Derartige Gedanken, die sich mit den kritischen Stellen fest verbinden können, führen dazu, dass die befürchteten Fehler mit unnötig großer Wahrscheinlichkeit tatsächlich auftreten. Üben Sie deswegen, bei diesen Stellen mit der Aufmerksamkeit ganz bei der musikalischen Gestaltung zu sein oder die negativen Gedanken durch positive zu ersetzen:

„Es macht mir Freude diese großräumige Bewegung auszuführen.
Dieser schnelle Lauf klingt gut.
Ich habe die Stelle gut geübt, sie wird gelingen."

Manchmal ist es auch möglich, den heiklen Noten willentlich gar keine besondere Aufmerksamkeit mehr zukommen zu lassen, was allerdings voraussetzt, dass Sie sich dabei nicht (mehr) häufig verspielen. Gedanken wie *„Dieser Sprung ist sicher schwierig"* müssen dafür auch beim Üben möglichst vollständig vermieden werden. Allmählich können dann die negativen Erwartungen regelrecht vergessen werden. Sind auf dem Klavier die Schwierigkeiten sehr unterschiedlich auf beide Hände verteilt (zum Beispiel ein unangenehmer Sprung in der einen, bei einer problemlosen Passage in der anderen Hand), ist es oft hilfreich, die Aufmerksamkeit nicht auf den Sprung zu lenken, denn dessen Ausführung wird durch ängstliche Kontrolle eher gehemmt als gefördert, sondern auf die problemlose Hand. Dies setzt natürlich voraus, dass der schwierige Teil zuverlässig eingeübt wurde und gelingt, wenn nicht negative Erwartungen die Ausführung behindern. (Vorschläge dazu, wie Sie andere Stolperstellen in den Griff bekommen können, wurden auf Seite 126 gemacht).

Nur wer gewohnt ist, seine Gedanken willentlich von den sich aufdrängenden negativen Überlegungen zur Musik zurückzuführen, hat eine Chance, dass dies auch im Ernstfall gelingt. Genau wie die Kontrolle über die Bewegungen des Körpers durch Übung erlangt wird, ist die Beherrschung der Gedanken von Übung abhängig. Wer die erforderliche Kontrolle über seine Gedanken nicht besitzt, tut gut daran, sie zu schulen: beim normalen Üben, beim Üben mit der Vorstellung, vor Publikum zu spielen, in Gegenwart des Lehrers und bei jedem anderen Vorspiel. Eine Veränderung der alten Gewohnheiten braucht eine gewisse Zeit. Ebenso wie bei der Konzentration stellen sich auch hier Verbesserungen nicht durch krampfhafte Anstrengung ein, sondern Gelassenheit, Zuversicht und Geduld müssen die Bemühungen begleiten. Vertrauen Sie darauf, dass sich auch bei Ihnen bei entsprechender Übung allmählich die Gedanken mehr und mehr auf die Musik verlagern werden und die negativen Überlegungen in den Hintergrund treten.

Die Furcht vor Patzern und ängstliche verstandesmäßige Kontrolle sind bei einem sorgfältig geübten und normalerweise gut beherrschten Stück eine häufige Fehlerquelle. Weite Sprünge, schnelle Triller und vieles andere mehr gehen beim Musizieren in auffälliger Weise leichter ohne verbissene Kontrolle, Anstrengung und Anspannung. „Es" geschehen zu lassen, was so viele Male geübt wurde, führt zu den besseren Ergebnissen und macht das Denken und Empfinden frei für die musikalische Gestaltung.

Die Vorbereitung auf den Auftritt

Im Folgenden wird beschriebenen, wie Sie den Auftritt in Gedanken ausmalen können. Die Darstellung all dessen, was in Bezug auf die Vorspielsituation und die Zeit davor vergegenwärtigt werden kann, ist sehr detailliert. Nicht alles wird für Sie wesentlich sein. Suchen Sie sich das heraus, was für Sie wichtig ist und hilfreich sein kann. Der Zeitpunkt, an dem Sie diese geistige Vorbereitung durchführen und die Häufigkeit mit der Sie das tun, richtet sich danach, wie beängstigend die kommende Situation für Sie ist. Sehen Sie, was Ihre Beunruhigung betrifft, ein „Jahrhundertereignis" auf sich zukommen, ist es wahrscheinlich sinnvoll, schon Wochen vorher und dann in kürzeren oder längeren Abständen wiederholt den Auftritt vor dem inneren Auge vorbeiziehen zu lassen. Allmählich wird Ihnen dadurch die Situation so vertraut, als sei sie schon oft dagewesen.

Ist das Ereignis zwar beängstigend aber sehen Sie ihm insgesamt eher zuversichtlich entgegen, wird es ausreichen, wenige Tage vorher mit der psychischen Vorbereitung anzufangen. Ist Ihre Angst gering, können Sie sich wahrscheinlich darauf beschränken, die Äußerlichkeiten zu durchdenken (Was wird benötigt? Wo und wann genau findet das Konzert statt? Woran muss ich bei der Vorbereitung denken?).

Nehmen Sie sich also so oft wie nötig zwischendurch Zeit, unabhängig vom Üben auf dem Instrument, die Vorspielsituation und die Zeit davor in allen Einzelheiten vorzustellen. Beginnen Sie in Gedanken bei den letzten Vorbereitungen vor dem Auftritt zu Hause.

Stellen Sie sich vor, wie Sie Ihre Sachen zusammenpacken und sich fertig machen. Wenn Sie dabei bemerken, dass irgend etwas noch nicht in Ordnung oder vorhanden ist, schreiben Sie es sofort auf und erledigen Sie es bei nächster Gelegenheit (Hemd muss noch gebügelt werden, schwarze Strümpfe kaufen, Noten zum besseren Umblättern kopieren etc.). Notieren Sie eventuell auch, was sie alles mitnehmen müssen (Welche Noten, Notenständer, Zubehör für das Instrument, Stadtplan oder Wegskizze, welche Kleidungsstücke?).

Lassen Sie hier die Erfahrungen aus früheren Konzerten einfließen und nutzen Sie die kommenden, damit Sie sich in Zukunft noch besser vorbereiten können. Hierfür ist es sinnvoll, nach einem Konzert zu überlegen und zu notieren, was Sie künftig bedenken wollen, denn sonst ist es Ihnen vielleicht bis zum nächsten Konzert wieder entfallen. Wenn Sie sich so sorgfältig vorbereiten, brauchen Sie schon nicht mehr zu fürchten, dass Sie etwas vergessen könnten. (Vielleicht haben auch Sie schon vor Konzerten geträumt, sie hätten die Noten beziehungsweise das richtige Instrument nicht dabei oder auch Sie kämen zu spät oder fänden den Konzertsaal nicht.)

Wenn Sie spüren, wie bei dem Gedanken an den Auftritt und die Vorbereitungen die Aufregung immer wieder nach Ihnen greift, entspannen Sie sich und überwinden Sie das Gefühl der Angst. Sie können sich beruhigen, Sie werden nichts vergessen, Sie sind gut vorbereitet und haben an alles gedacht.
Stellen Sie sich dann vor, wie Sie ins Auto, in den Bus oder in den Zug steigen. Vielleicht ist Ihnen das auf- aber auch angeregte Gefühl dabei schon gut bekannt. Freuen Sie sich, dass jetzt der Augenblick gekommen ist, für den Sie geübt haben. Genießen Sie das „Jetzt ist es soweit".
Fahren Sie in Gedanken den Weg, den Sie nehmen werden, spüren Sie nach, wie Sie sich dabei fühlen. Stellen Sie sich vor, wie und wo Sie ankommen. Wenn Sie den Raum kennen, lassen Sie den Weg im Gebäude vor Ihrem inneren Auge vorbeiziehen. Spüren Sie, wie ihr Herz schneller schlägt, akzeptieren Sie es und entspannen Sie sich wieder. Sie haben den Raum erreicht. Wahrscheinlich sind die Stuhlreihen noch leer. Stellen Sie sich die Bühne vor und Ihren Platz darauf. Lassen Sie auch den weiteren Ablauf in Gedanken ablaufen. Können Sie sich vorher einspielen, werden noch andere Musiker da sein? Sind sie Ihnen bekannt oder unbekannt? Wie wird es sein, wenn sich der Raum füllt oder die Prüfungskommission anwesend ist?
Wenn Sie den Aufführungsraum nicht kennen (und keine Möglichkeit besteht, ihn vorher kennenzulernen), erinnern Sie sich an andere, die Ihnen bekannt

sind. Wie wird die Akustik sein? Stellen Sie sich vor, in einem Raum mit langem Nachhall oder mit sehr trockener Akustik zu spielen oder zu singen. Planen Sie auch ein, dass Sie eventuell noch warten müssen.

Warten auf den Auftritt

In einer Wartesituation sollten Sie Ihre Gedanken besonders gut kontrollieren, damit Angst und Katastrophenphantasien keinen Besitz von Ihnen ergreifen können. Es ist möglich, dass Sie sich bereits jetzt überlegen, woran Sie dann denken wollen:

Malen Sie sich ein angenehmes Bild aus, einen Spaziergang in einer schönen Umgebung oder erinnern Sie sich an ein besonders angenehmes Erlebnis. Negative Gedanken unterbrechen Sie sofort vollständig. Sie helfen Ihnen jetzt überhaupt nicht weiter, denn Sie können keine nützlichen Konsequenzen mehr daraus ziehen.

Es ist wie beim Skifahren. Wenn Sie sich erst einmal entschlossen haben, den schwindelerregenden Steilhang hinunterzufahren und Sie nicht mehr umkehren können oder wollen, müssen Sie Befürchtungen beiseite schieben. Sie dürfen nur an die nächsten Bögen denken und nicht daran, was noch alles vor Ihnen liegt, sonst fallen Sie wahrscheinlich schon auf den ersten Metern.

Sie sollten auch nicht mehr in Gedanken üben, weil dies nun normalerweise mehr irritiert als nützt. Wenn Sie doch unbedingt Ihre Stücke noch durchdenken wollen, müssen Sie spätestens, wenn Befürchtungen auftauchen wie „Ich weiß nicht mehr wie diese Stelle gespielt wird" oder „Hoffentlich bleibe ich hier nicht wieder hängen", das innere Durchspielen sofort unterbrechen. Sie haben genug geübt. Sie werden Ihr Programm spielen können, auch wenn Sie sich jetzt nicht im Geist damit beschäftigen oder wenn Sie Lücken entdeckt zu haben glauben. Ihre Hände haben die Stücke schon so oft zu Ihrer Zufriedenheit gespielt, Sie werden es auch heute tun, auch wenn Ihnen im Augenblick nicht alles präsent ist.
Rufen Sie sich stattdessen positive Sätze ins Bewusstsein: „Ich freue mich auf diesen Auftritt, ich kann den Anforderungen gerecht werden". Denken Sie an Konzerte, die erfreulich waren, und erinnern Sie sich an die Umstände und die positiven Gefühle, die damit verbunden waren.

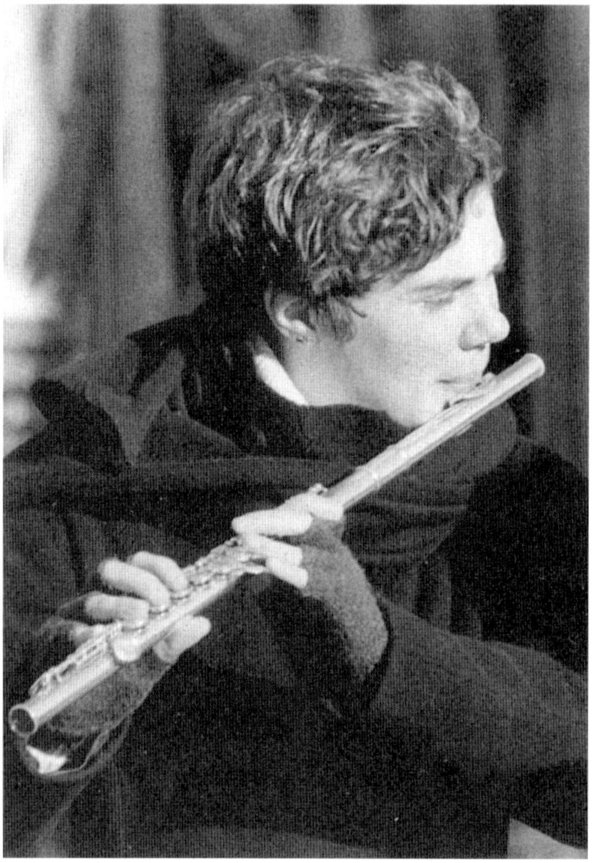

Vielleicht bemerken Sie jetzt beim Warten Ihre kalten Hände oder den trockenen Mund. Es können sich Befürchtungen aufdrängen, dass Sie unter diesen Umständen nicht mehr so spielen können wie sonst. Solche vegetativen Reaktionen, zu denen auch das Zittern der Hände gehört, haben die bemerkenswerte Eigenart, sich zu verstärken, wenn sie bekämpft werden oder sogar bereits, wenn sich ihnen die Aufmerksamkeit zuwendet. Beim Autogenen Training wird dieser Effekt nutzbringend eingesetzt. Wer Erfahrung mit dem Autogenen Training oder ähnlichen Entspannungsübungen hat und regelmäßig übt, kann mit den Wärmeübungen die vor Aufregung kalten Hände in der Regel wieder erwärmen.

Auch können beim Warten ganz einfache Mittel helfen wie das Verschränken der Arme, wobei die Hände in der Ellenbeuge des anderen Armes oder zwischen Brustkorb und Oberarm ein warmes Plätzchen finden. Dies ist vor allem in Verbindung mit Entspannungsübungen und dem Lenken der Aufmerksamkeit weg von den kalten Händen oft ausreichend, diese wieder zu erwärmen. Und gegen Mundtrockenheit hilft, zumindest vorübergehend, ein Schluck Wasser. Zum anderen und in jedem Fall müssen unbedingt die unguten Gedanken verbannt werden, die den beeinträchtigten körperlichen Zustand zu einem größeren Problem werden lassen als er eigentlich ist und die die körperlichen Symptome der Angst noch verstärken. Statt:

„Mit diesen kalten Händen, mit dem trockenen Mund kann ich nicht spielen!“

rufen Sie sich andere Gedanken ins Bewusstsein:

„Ich brauche nicht auf die Temperatur meiner Hände zu achten, sie werden von selbst beim Spielen wieder warm.
Ich weiß, dass ich auch mit trockenem Mund spielen oder singen kann.
Wenn ich erst einmal angefangen haben, werde ich meine kalten Hände, meinen trockenen Mund nicht mehr bemerken, sie sind völlig unwichtig."
Entspannen Sie sich dabei bewusst und denken Sie wieder an ein beruhigendes Bild oder an etwas Ähnliches.

Möglicherweise drängen sich noch andere negative Beobachtungen oder Überlegungen auf:

„Der Raum hat eine schlechte Akustik, hier klingt gar nichts gut.
Dieses Publikum ist mir unangenehm, da kann ich nicht spielen.
Heute Nacht habe ich schlecht geschlafen oder ich habe den ganzen Tag viel zu tun gehabt, jetzt werde ich mich sicherlich nicht konzentrieren können.
Ich bin eigentlich krank, deswegen fehlt mir sicher die Kondition, um das ganze Programm zu spielen.

Wenn Sie sich entschlossen haben, unter diesen Umständen zu spielen, bemühen Sie sich um bessere Einstellungen, die Ihnen erlauben, auch bei weniger günstigen Bedingungen mit Zuversicht und einer positiven Überzeugung von Ihrem Tun aufs Podium zu gehen. Auch wenn der körperliche Zustand nicht optimal ist, hilft oft die Anspannung beim Konzert, dieses Problem zu überwinden, wenn nicht die Gedanken immer wieder darauf gelenkt werden.

Wenn Sie bei einem Wettbewerb auf Ihren Auftritt warten, bemerken Sie vielleicht (oder glauben es vielleicht auch nur), dass andere deutlich besser spielen als Sie. Auch diese Möglichkeit können Sie schon im Vorfeld in Gedanken durchspielen, um die gerade dann besonders wichtige positive Einstellung zur eigenen Leistung nicht zu verlieren.

Fahren Sie fort, den weiteren Ablauf zu durchdenken und schließlich ist es soweit, dass Sie in Gedanken das Podium betreten.

Der Gang aufs Podium

Malen Sie sich aus, wie Sie auf die Bühne gehen. Sie gehen aufrecht, der Blick ist geradeaus gerichtet. Auf den Boden sehen Sie nur, wenn es nötig ist. Ihr Gesicht drückt Zuversicht aus. Sehen Sie sich in Gedanken, wie Sie sich verbeugen und wie Ihr Gesichtsausdruck dabei ist.

Ihre Haltung und Ihre Miene signalisieren nicht nur dem Publikum und den Mitspielern wie Sie sich fühlen, sondern sie wirken auch auf Ihr eigenes Befinden und vermitteln Ihnen positive oder negative Rückmeldungen.

Wie sich die Haltung auf Ihre Befindlichkeit auswirkt, können Sie leicht zu Hause ausprobieren.

Stellen Sie sich vor, Sie wären auf dem Weg zu Ihrem Platz auf dem Podium. Gehen sie dann (real in Ihrem Zimmer oder in Gedanken) in einer ängstlich geduckten Haltung zu Ihrem Instrument oder mit dem Instrument in der Hand zu dem gedachten Platz auf der Bühne: Die Schultern sind etwas nach vorn und oben gezogen, der Kopf leicht geneigt und etwas eingezogen mit angespannten Nackenmuskeln. Auch im Rücken setzt sich die etwas gekrümmte Haltung fort. Ihr Gesicht ist ängstlich. Mit dieser Körperhaltung, in die Sie auch die Arme einbeziehen, beginnen Sie zu spielen.

Wie fühlen Sie sich dabei? Probieren Sie dann dasselbe mit einer selbstsicheren und dabei bewusst gelösten Körperhaltung.

Gehen Sie wieder im Zimmer zu Ihrem gedachten Platz auf dem Podium. Die Schultern sind gesenkt und nicht nach vorn gezogen, der Rücken gerade, aber ohne dass Sie dabei in eine Rücklage geraten. Den Kopf tragen Sie so aufgerichtet, dass der Blick in Augenhöhe bleibt. Nehmen Sie den Kopf also nicht zu weit nach hinten. Der Gesichtsausdruck ist zuversichtlich und gelöst. Vielleicht spiegelt sich darin auch Freude. Wenn Sie beginnen zu spielen, bewegen Sie die Arme frei. Auch jetzt bleiben Schulter- und Nackenmuskeln locker.

Wie fühlen Sie sich in dieser Haltungsvariante? Spüren Sie das veränderte Gefühl und die unterschiedliche Stimmungslage im Vergleich zur ängstlich verspannten Körperhaltung?

Gehen Sie in Gedanken zur Vorbereitung auf ein Konzert so häufig in einer für Sie und das Publikum angenehmen Weise auf das Podium, bis es Ihnen selbstverständlich geworden ist und Sie sich dabei wohl fühlen können. Beziehen Sie auch die Verbeugung in die Vorstellung mit ein und denken Sie daran, dass Sie eventuell den Klavierstuhl auf die richtige Höhe einstellen müssen und andere Vorbereitungen zu treffen sind.
(Wenn Sie sich immer noch unsicher fühlen und Sie Zugang zum Konzertraum haben, sollten Sie Ihren Auftritt auch an Ort und Stelle ausprobieren.)
Es kann sein, dass Sie, wenn Sie in Gedanken auf die Bühne gehen, wieder Ihre Aufregung spüren. Stellen Sie sich ruhig vor, wie Ihr Herz stärker schlägt, wie

der Atem schneller geht, die Knie weich sind, Ihr Mund trocken ist und vielleicht Ihre Hände zittern. Akzeptieren Sie es. Sie dürfen Angst haben, denn dies ist etwas Natürliches, wenn eine schwierige Aufgabe bewältigt werden muss. Entspannen Sie sich dann wieder und wenden Sie sich dem zu, was jetzt zu tun ist. Trotz oder vielleicht gerade durch Ihre Aufregung werden Sie die vor Ihnen liegende Aufgabe bewältigen.

Angst vor Kritikern

Sie können den Auftritt noch mit weiteren Einzelheiten in Gedanken durchspielen. Vielleicht werden Sie einen unangenehmen Kritiker im Publikum bemerken oder es wird jemand anwesend sein, dessen Urteil Sie besonders fürchten.

Wenn Sie Irritation durch bestimmte Personen unter den Zuhörern erwarten, sollten Sie vermeiden, das Publikum nach Bekannten abzusuchen. In der Vorstellung können Sie sich trotzdem darum bemühen, die Anwesenheit ängstigender Personen zu bewältigen, denn manche Mitspieler haben die Angewohnheit den anderen ungefragt zu verkünden, welche gefürchteten Personen sie im Publikum entdeckt haben.

Vielleicht kennen Sie die Situation: Jedes Mal, wenn Sie an einem bestimmten Ort oder in Ihrer vertrauten Umgebung als Solist, Ensemblemitglied oder Dirigent ein Konzert geben, und der Kritiker XY hört zu, können Sie sicher sein, dass sein Urteil vernichtend ausfällt. Da mögen Sie selbst und viele andere noch so zufrieden oder sogar begeistert gewesen sein, XY wird kein gutes Haar an dem Konzert lassen. Natürlich kann es sein, dass die Kritik, auch bei einem angemessenen Maßstab, berechtigt war und Ihre Aufführungen, objektiv gesehen, den üblichen Ansprüchen nicht ganz genügen. Oft wird dies aber nicht der Fall sein, sondern der Kritiker hat sich aus irgendwelchen anderen Gründen auf Sie eingeschossen. Viele Musiker reagieren auf diese Misere, indem sie solche Kritiken nicht mehr zur Kenntnis nehmen oder Sie achselzuckend in den Papierkorb werfen. Andere können dies nicht und neigen dazu, gar nicht mehr an solchen Orten aufzutreten.

Besser ist es, eine Einstellung zu finden die erlaubt, mit der unangenehmen Situation umzugehen:

Überlegen Sie, was die beängstigenden Zuhörer oder ein unangenehmer Kritiker für Sie bedeuten, und finden Sie einen Weg mit ihrer Anwesenheit umzugehen. Vielleicht helfen Ihnen Formulierungen wie:
„Es reicht mir, einige der Zuhörer mit meiner Musik anzusprechen, Herr oder Frau XY sind ganz unwichtig für mich.

Ich spiele für meinen Partner, für meine Freunde.
Ich bin mir meiner Sache sicher, auch wenn Kritiker anwesend sind.
Ich zweifele nicht an meiner Kompetenz für diesen Auftritt."

Viele Ängste beim Auftritt haben ihre tiefere Ursache in einem grundsätzlich geringen Selbstwertgefühl. Deswegen sind vor allem Gedanken, die die eigene Kompetenz ins Bewusstsein rücken, oft mühsame Arbeit am Selbstbild. Zwar wird ein geringes Selbstbewusstsein oft besonders deutlich spürbar, wenn man sich einem Publikum öffnet, das zugrundeliegende Problem ist jedoch zum großen Teil ein allgemeines, das auch in Alltagssituationen überwunden werden sollte. Hier kann auch Selbstsicherheitstraining eine Hilfe sein. Es wird unter anderem an vielen Volkshochschulen in den entsprechenden Rubriken mit unterschiedlichen Bezeichnungen angeboten.

Überraschungen

Eine gewisse Unsicherheit birgt diese vorbereitende Vorstellung aller Einzelheiten, die mit dem Auftritt verbunden sind. Was ist, wenn plötzlich vieles doch ganz anders ist als erwartet? Die Prüfung findet in einem anderen Raum oder auf einem anderen Instrument statt, die Lichtverhältnisse oder die Akustik sind ganz anders oder das Publikum beziehungsweise die Prüfungskommission sorgen für Überraschungen. Auch mit dem Instrument können Pannen auftreten, die Noten können herunterfallen oder andere Dinge geschehen, die Sie nicht eingeplant haben. Nehmen Sie die Herausforderung an, und machen Sie sich klar, dass Sie die Situation auch unter veränderten Umständen meistern werden.

Planen Sie deswegen ein, dass vielleicht nicht alles so sein wird, wie Sie es sich vorgestellt haben. Aber seien Sie sich sicher, dass Sie auch unerwartete Probleme bewältigen können. Eventuell stellen Sie sich auch vor, wie Sie mit der einen oder anderen möglichen Panne (zum Beispiel einer gerissenen Saite) souverän und vielleicht sogar mit einem gewissen Charme oder Witz umgehen können. Vermeiden Sie, beim Auftritt mit den Gedanken länger bei solchen Pannen zu bleiben als unbedingt nötig, sondern wenden Sie sich immer gleich wieder der Musik zu.

Trotz der gedanklichen Vorsorge für alle möglichen Situationen, wie sie auf den vorangehenden Seiten beschrieben wurde, sollte eine gewisse Natürlichkeit und Spontaneität nicht völlig verloren gehen. Vollständige Kontrolle über alles, was mit dem Auftritt zusammenhängt, kann marionettenhaft und aufgesetzt wirken, was sicherlich nicht gewünscht wird.

Der Tag des Auftritts

Die sorgfältige Vorbereitung auf den Auftritt ist eine wichtige Voraussetzung für das Gelingen, aber nicht die einzige. Wenn Sie am Tage des Konzertes einen langen Arbeitstag bewältigen müssen und in letzter Minute auf das Podium hetzen, machen sie vieles wieder zunichte, was Sie mühsam aufgebaut haben. Auch stundenlanges Üben oder Proben, manchmal sogar bis die ersten Zuhörer den Raum betreten, zehrt an der Leistungsfähigkeit. Nicht nur die Konzentration leidet, sondern auch die physische Kondition und das Engagement beim Musizieren.

Wenn Sie Ihr Programm sorgfältig vorbereitet haben, ist es normalerweise sinnvoller, am Tag des Konzertes die Vortragsstücke gar nicht mehr zu üben. Sie können sich darauf verlassen, dass das, was Sie an den vorhergehenden Tagen gekonnt haben, Ihnen auch am Tag des Konzertes zur Verfügung steht. Wenn Sie aber zu denjenigen gehören, die sich hierauf nicht verlassen wollen, sollten Sie sich nicht durch auftretende Fehler verrückt machen lassen. Vertrauen Sie darauf, dass Sie Ihre Stücke spielen können, auch wenn direkt vor dem Auftritt nicht alles so gelingt wie erwartet. Beißen Sie sich vor allem nicht an einzelnen Problemen fest, um Sie kurz vor dem Auftritt noch lösen zu wollen. Die Wahrscheinlichkeit, dass Sie dadurch die Verbesserungen erreichen, die sich in den Tagen und Wochen vorher nicht eingestellt haben, ist mehr als gering, und Sie schüren nur die Angst vor den kritischen Stellen. Auf alle Fälle sollte vor dem Konzert noch eine ausreichende Ruhepause zur Verfügung stehen.

Eine optimale Gestaltung des Konzerttages ist häufig nicht möglich, wenn andere Pflichten erfüllt werden müssen oder eine ausgiebige Probe direkt vor dem Konzert aus organisatorischen Gründen nicht zu vermeiden ist. Manchmal ist es aber nur eine Frage der Planung, die Zeit und Ruhe zu haben, die einem guten Gelingen zuträglich ist.

Die Prüfung

Prüfungen sind eine ganz besondere Art von Auftritt. Während für den einen die an Fehler gewöhnte Prüfungskommission weniger beängstigend ist als ein zahlendes Publikum, das perfekte Leistungen als Selbstverständlichkeit erwartet, sieht ein anderer seinen gesamten weiteren Lebensweg abhängig vom Urteil der Kommission. An manchen Musikhochschulen kursiert die Empfehlung, man solle sich die Prüfer in Unterhosen vorstellen, um Sie ins Lächerliche zu ziehen und ihnen ihre Bedrohlichkeit zu nehmen. Aber wie kann man eine künstlerische Leistung vollbringen, wenn man versucht, die Zuhörer nicht ernst zu nehmen und sie in einem möglichst grotesken Bild erscheinen lassen will?

Lassen Sie sich nicht von der Ansicht beeinflussen, die Prüfungskommission sei eine Versammlung von böswilligen, menschenverachtenden Kritikern. Selbst wenn es sichere Indizien dafür gibt, dass diese Attribute für den einen oder den anderen Ihrer Prüfer zutreffen, versuchen Sie, sich ein anderes Bild zu machen. Gehen Sie davon aus, dass wenigstens einem von ihnen Ihre Musik oder zumindest Teile des Programms gefallen werden. Vielleicht gibt es auch jemanden in der Prüfungskommission, den Sie sehr schätzen. Gehen Sie mit der Vorstellung in die Prüfung, dass Sie für diesen Menschen spielen, so gut wie Sie es können, und dass er Fehler verzeihen wird. Versuchen Sie auch, den Gedanken zu überwinden, Ihr Lehrer könnte enttäuscht sein, wenn Sie nicht sehr gut spielen. Er kennt Sie und weiß ungefähr oder sogar genau, was er von Ihnen erwarten kann. Sie sind sicherlich nicht sein erster Schüler und er hat oft genug die Erfahrung gemacht, dass in einer Prüfung manches anders verläuft als im Unterricht, manchmal besser und manchmal schlechter.
Gehen Sie mit der Vorstellung in die Prüfung, dass sie gut spielen und es der Kommission gefallen wird. Musizieren Sie so schön Sie können und ohne Gedanken an die Zensur.

F: Schrittweises Annähern an die beängstigende Situation

Mentale Vorbereitung wie das Vorstellen eines Konzertes oder einer Prüfung schafft eine gewisse Vertrautheit und Gewöhnung an die Situation und erlaubt Ängste vorwegzunehmen und zu bewältigen. Wenn aber noch keine Vorerfahrungen vorhanden sind, beziehungsweise nur überwiegend negative oder das Konzert ungewöhnlich hohe Anforderungen stellt, ist es sinnvoll, sich in der Realität schrittweise an eine belastende Vorspielsituation anzunähern. Nicht das große Ereignis ist dann die erste Bewährungsprobe, sondern weniger beängstigende Stufen werden vorher erklommen. Jeder einzelne Schritt sollte – mental und physisch – so vorbereitet werden, dass auf allen Belastungsstufen ein weitgehend angstfreier und entspannter Zustand erreicht werden kann. Dies ermöglicht nicht nur eine Gewöhnung sondern auch Erfahrungen, die häufig direkt zu einer positiven Einschätzung der eigenen Kompetenz führen. Wenn das Ergebnis aber nicht gleich als befriedigend empfunden wird, besteht noch Gelegenheit, Strategien zu entwickeln, um die Mängel zu beheben. Ist dies nicht möglich, kann der eigene Leistungsanspruch auf ein realistisches Niveau eingestellt werden, was die Angst vor Versagen vermindert.

Konkret könnte ein solches schrittweises Annähern folgendermaßen ablaufen:

Das geplante Programm

- ohne Unterbrechung mehrmals hintereinander spielen
- spielen mit der Vorstellung, es höre jemand zu
- spielen mit Tonbandaufnahme
- spielen mit Tonbandaufnahme, die man einer Respektsperson als Geschenk versprochen hat
- spielen vor Familienangehörigen
- spielen vor Kommilitonen oder Freunden.

(Auf Seite 26 wurde eine „Gewöhnungsliste" wiedergegeben, die die Stufen zunehmenden Anspruchs und Belastung bis zum Spiel mit Orchester mit Rundfunkaufnahme und Publikum berücksichtigt.)

Wenn Sie beabsichtigen, nach längerer Vorspielpause oder nach unangenehmen Vorerfahrungen wieder vor Publikum zu spielen, sollten die Ansprüche nicht zu hoch sein, weder was das Programm betrifft noch in Bezug auf den äußeren Rahmen. Das heißt, Sie sollten keine zu schweren Stücke spielen, Perfektionsanspruch vermeiden und das Publikum sollte so ausgewählt sein, dass es möglichst wenig Furcht einflößt. Sobald Sie sich auf dem gewählten Anspruchsniveau wohl fühlen, können Sie höhere Stufen erklimmen bis die derzeitigen Grenzen der psychischen und physischen Leitungsfähigkeit erreicht sind.

In diesem Kapitel wurden verschiedene Anregungen gegeben, Ängste zu überwinden, die mit dem Auftritt auf dem Podium verbunden sind. Angst gehört zum Leben eines jeden gesunden Menschen. Ziel der Maßnahmen wird und muss deswegen nicht sein, frei von allen Ängsten das Podium zu betreten. Erstrebenswert sind jedoch eine größere Gelassenheit und weniger von der Angst auferlegte Einschränkungen beim Musizieren.

Medikamente gegen Lampenfieber?

Es ist unter Musikern weit verbreitet, Ängste mit Medikamenten zu bekämpfen. Im ungünstigen Falle handelt es sich bei den konsumierten Medikamenten um sogenannte Tranquilizer, also um Beruhigungsmittel wie zum Beispiel ValiumR oder andere Benzodiazepine. Derartige Medikamente sind für diesen Zweck grundsätzlich abzulehnen: Erstens führen sie je nach Dosierung zu einer mehr oder weniger starken Abnahme der Reaktionsfähigkeit und zweitens besteht die große Gefahr, dass sich eine körperliche Abhängigkeit entwickelt. Solche Medikamente können nur außerhalb der Konzerttätigkeit zur Überbrückung von ungewöhnlichen Krisensituationen in Ausnahmefällen sinnvoll sein.

Häufig werden die sogenannten Betablocker eingenommen, die durch ihre Eigenschaft, die stressbedingten Noradrenalin und Adrenalinwirkungen zu bremsen, auf den ersten Blick fast ausschließlich günstige Auswirkungen haben. Durch sie werden die vegetativen Reaktionen wie Herzklopfen und auch Muskelzittern praktisch vollständig gedämpft. Außerdem kommt es auch zu einer Abnahme des Angstgefühls. Außer von Patienten mit Asthma, bestimmten Herzkrankheiten oder Diabetes, wo derartige Medikamente unter Umständen lebensbedrohliche Situationen auslösen können, und abgesehen von verschiedenen relativ seltenen Nebenwirkungen (manchmal auch Benommenheit), werden die Betablocker im Allgemeinen gut vertragen und sind oft schon in einer sehr niedrigen Dosierung gut wirksam. Trotzdem ist von ihrer bedenkenlosen Verwendung abzuraten. Die Angst, ohne das Medikament zu versagen, kann zu einer ständigen Abhängigkeit führen, die allerdings nicht wie bei einer echten Sucht mit körperlichen Entzugssymptomen verbunden ist (abgesehen von einer unter Umständen überschießenden Gegenregulation des vegetativen Nervensystems mit Herzklopfen beim Abklingen der Medikamentenwirkung). Die leichte Verfügbarkeit eines Medikamentes verhindert, dass langfristig Schritte unternommen werden, die Angst zu bewältigen. Der Griff zum Medikament ist einfacher und wirkt schneller als das Erlernen neuer Einstellungen. Ein anhaltender Erfolg kann jedoch nur eintreten, wenn die Bereitschaft zu tiefgreifenden und dauerhaften Veränderungen besteht.

Die Empfehlung lautet deswegen, das Medikament, wenn überhaupt, nur dort einzusetzen, wo in Ausnahmesituationen außerhalb des beruflichen Alltags eine durch vegetative Reaktionen unbeeinflusste Leistung erbracht werden muss, oder auch, wenn gleichzeitig mit anderen, eventuell auch psychotherapeutischen Maßnahmen der Teufelskreis von Misserfolg und Angst möglichst schnell durchbrochen werden soll. Wenn ein Medikament unumgänglich erscheint, sollte es in jedem Fall vorher, außerhalb der Konzertsituation, ausprobiert werden, damit nicht unerwartete Wirkungen und Nebenwirkungen erst recht zum Versagen führen.

Zielstrebigkeit, ein Schlüssel zum Erfolg

Im Vorhergehenden war mehrmals die Rede davon, dass Fehler einkalkuliert und akzeptiert werden sollten, um ausgeprägte Versagensängste zu vermeiden. Dies mag die Befürchtung wecken, dass eine solche mentale Vorbereitung dazu führen kann, das Anspruchsniveau und in der Folge auch das Leistungsniveau zu

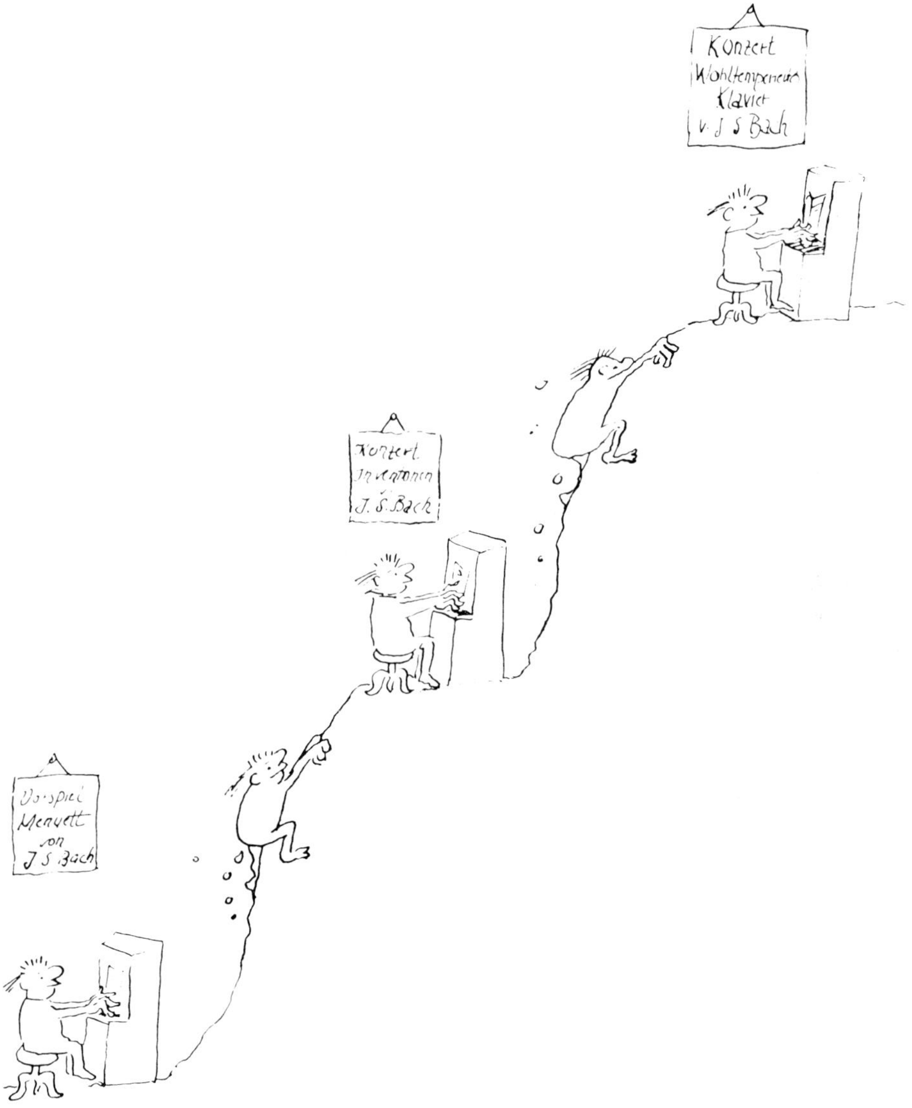

senken. Diese Gefahr kann tatsächlich bestehen, wenn eine zunehmende und unnötige Gewöhnung an Fehler und zweitrangige Leistungen eintritt. Der Musiker, der dies vermeiden will, ohne sich an überhöhten Leistungsansprüchen aufzureiben, begibt sich auf eine Gratwanderung zwischen seinem Bestreben, möglichst gut zu spielen und seiner Angst, den selbst gesteckten hohen Ansprüchen nicht gerecht zu werden. Die richtige Mischung aus Realismus und Optimismus ist erforderlich, damit man sich nicht Maßstäbe setzt, denen man im Augenblick nicht gerecht werden kann. Wenn allerdings ein etwaiger Misserfolg verkraftet werden kann, hilft Mut zum Risiko Grenzen zu überwinden und steigert die Motivation.

Bei erfolgreichen jungen Musikern (in diesem Fall Teilnehmer beim Wettbewerb *Jugend musiziert* auf Bundesebene), hat ein hoher Anspruch an die eigene Leistung, der manchmal auch nicht vor Überheblichkeit zurückschreckt, besonders große Bedeutung:

> *„Der höchste Anspruch, der an mich gestellt wird, den stelle ich selber.“*
> *„Niemand ist für mich so gefährlich wie ich selber.“*
> „Ein Gidon Kremer kann auch nicht zufrieden sein mit dem, was er bringt.“[35]

Damit einher geht eine besondere Zielstrebigkeit:

> *„Ich habe einen sehr starken Willen. Ich habe die Überzeugung, dass alles, was man will, leistungsmäßig zu schaffen ist. Ich habe nie etwas geschafft, was ich nicht wirklich wollte. Die Schwierigkeit liegt nur darin, etwas wirklich zu wollen. Ich weiß, was ich will ... Ich habe das Gefühl, mehr meine Straße zu kennen als viele andere Menschen.“*

> *„Einfach akzeptieren, jeden Tag etwas zu tun. Das muss man verinnerlichen, dann eben auch Ehrgeiz mitbringen... die Zielstrebigkeit, das Höchstmögliche erreichen zu wollen ...“*[36]

Die Auffassung, dass der Zielstrebigkeit und der Intensität des Übens besondere Bedeutung zukommen, wenn Höchstleistungen erbracht werden, vertreten nicht nur Begabungsforscher in unserer Zeit, sondern diese Meinung wurde schon vor weit mehr als 2000 Jahren geäußert. Damals (etwa 400 Jahre vor Christi Geburt) schrieb der griechische Philosoph Demokrit: *Mehr Menschen werden durch Übung tüchtig als durch Naturanlage.*

[35] Hans Günther Bastian, a.a.O., S. 268.
[36] ebda, S. 285.

Viele Menschen, die davon besessen sind, etwas Bestimmtes zu erreichen, scheuen vor keiner Anstrengung zurück, um diesem Ziel näher zu kommen. Andere dagegen kennen diese Zielstrebigkeit, die Grenzen überwindet, nicht. Sie haben keine Ziele, auf die sie mit Nachdruck hinarbeiten oder sie wählen die Ziele so hoch oder so abstrakt, dass sie keinen Weg sehen, der dorthin führt. Erfolgreiche Menschen bevorzugen Ziele, die etwas höher gesteckt sind als das, was sie bereits erreicht haben. Weniger erfolgreiche haben häufig unerreichbare Erwartungen an die eigenen Leistungen oder trauen sich zu wenig zu, beziehungsweise schwanken zwischen diesen Extremen. Wo finden Sie sich wieder? Wenn Sie zur zweiten Gruppe gehören, können Sie dies vielleicht ändern, wenn Sie wollen. Versuchen Sie es doch einmal!

Wenn Sie auf Ziele hinarbeiten wollen, sollten Sie diese so wählen, dass Sie jetzt mit der Realisierung beginnen können. Was Sie auf die lange Bank schieben, werden Sie wahrscheinlich nicht erreichen. Beim Musiker ist ein wesentlicher Teil der Zielstrebigkeit zielgerichtetes Üben. Damit ist an dieser Stelle nicht die Methodik des Übens gemeint (davon war im ersten Teil des Buches die Rede) sondern die längerfristige Planung eines Arbeitspensums.

Machen Sie sich einen Plan, was Sie vordringlich üben und lernen wollen: Was ist an allgemeinen technischen Problemen besonders verbesserungsbedürftig und mit welchen Mitteln können Sie weiter kommen? Welche Stücke wollen Sie spielen können und was müssen Sie vorher bewältigen, um dieses Ziel zu erreichen? Was müssen Sie noch lernen, wenn Sie im Orchester oder in einem Ensemble mitspielen wollen?

Zur Zielstrebigkeit gehört auch der Traum vom Erfolg. Andrew Agassi sagte einmal: „Ich habe Wimbledon 10.000 Mal im Kopf gewonnen.“ Was er sich zunächst nur vorstellte, wurde Realität.

Malen Sie sich ruhig aus, was Sie vielleicht alles erreichen können und welche Anerkennung Ihnen möglicherweise zuteil werden wird. Dies stärkt die Motivation, auf dem langen Weg zum Ziel nicht aufzugeben. Sie müssen ja nicht jedermann verkünden, dass Sie sich sehen, wie Sie den Wettbewerb gewinnen oder in der Prüfung mit „sehr gut“ abschneiden, denn dies zieht Versagensängste nach sich. Für Sie selbst ist eine solche Einstellung aber viel erfolgversprechender, als wenn Sie sich von vornherein unter „ferner liefen“ einstufen. Häufig können Sie Ihre Ziele nicht so geradlinig erreichen, wie Sie erwartet und erhofft haben. Geben Sie nicht gleich auf, wenn Sie auf Probleme stoßen. Suchen Sie Auswege, indem Sie über die Ursachen nachdenken und entsprechend handeln. Sagen Sie sich immer wieder: „Ich werde es schaffen, wenn ich mich nicht entmutigen lassen“.

Nicht nur für den eigenen Fortschritt, sondern auch für Ihre Schüler (wenn Sie unterrichten), sind erkennbare und erreichbare Ziele wesentlich für die Motivation beim Üben. Auch der Schüler hat mehr Freude, wenn er nicht das Gefühl hat, die Auswahl der gespielten Stücke sei beliebig, sondern wenn er sieht, wie eines auf dem anderen sinnvoll aufbaut und er seinen Fortschritt merkt. Selbst langweilige Übungen werden lieber ausgeführt, wenn der Schüler weiß, wozu sie gut sind, und welchen Vorteil er durch sie haben wird.

Regelmäßig an einer Aufgabe zu arbeiten, setzt Disziplin voraus. Wem das konsequente Hinarbeiten auf ein Ziel schwerfällt, tut gut daran, auf dem Weg dorthin Etappenziele einzuplanen und nach einem festgelegten Plan vorzugehen. Dabei ist es nebensächlich, welche Ziele verfolgt werden, ob nun ein Konzertprogramm zu lernen ist oder das Wissen für die Prüfung in einem theoretischen Fach angeeignet werden muss.

Wenn größere Aufgaben bis zu einem bestimmten Zeitpunkt bewältigt werden müssen, bewährt sich ein schriftlicher Plan. Auf diesem steht zum einen das Datum der folgenden zehn oder vierzehn Tage, zum anderen das, was bis zum jeweiligen Datum fertiggestellt werden soll. Bei dieser Einteilung wird unter anderem berücksichtigt, wie viel Zeit voraussichtlich an den einzelnen Tagen zur Verfügung steht und welche Schwierigkeiten bei der Arbeit zu bewältigen sind. Wenn das Pensum größer ist als das Soll, kann der Plan sofort nach oben korrigiert werden, wird das Pensum nicht erfüllt, erfolgt die Korrektur auch, aber erst, wenn sich der Rückstand nach einigen Tagen nicht wieder aufholen ließ. Bei einem nicht mehr ausgleichbaren Rückstand den Zeitplan nicht zu korrigieren, würde ihn wertlos machen.

Beim Erarbeiten von Konzertprogrammen kann sich ein Zeitplan auch darauf beziehen, wann und wie lange welches Stück beziehungsweise welcher Satz geübt werden soll. Hier erfolgen Korrekturen vom vorgeplanten Ablauf immer dann, wenn sich herausstellt, dass ein Stück weniger oder mehr Übung benötigt als eingeplant. Dass die Arbeit an besonders schweren Stücken zu einem früheren Zeitpunkt einsetzen muss als bei leichten, weil für diese insgesamt mehr Zeit benötigt wird als für die anderen, dürfte eine Selbstverständlichkeit sein. Auch das tägliche Übepensum kann entsprechend gegliedert werden.

Alle Pläne müssen nach den individuellen Gewohnheiten und Erfahrungen ausgerichtet werden und können sich statt auf eine vorgegebene Zeitgestaltung, um ein bestimmtes Pensum zu bewältigen, auch auf andere Ziele beziehen. Vielleicht hat Sie der erste Teil des Buches angeregt, auf bisher vernachlässigten Gebieten Ihre Fähigkeiten zu entwickeln, zum Beispiel die Klang- oder Bewegungsvorstellung, die zusammenfassende Wahrnehmung oder irgendetwas anderes zu verbessern. Ob Sie damit Erfolg haben werden, richtet sich zum einen danach, ob Sie ausreichend intensiv üben, zum anderen danach, wie konsequent Sie auf ein klar definiertes Ziel hinarbeiten. Wenn Sie alles auf einmal verbessern wollen, wird das Ergebnis mit größter Wahrscheinlichkeit schlechter sein, als wenn Sie sich für einen längeren Zeitraum auf nur einen oder zwei Punkte beschränken, sich bei diesen aber Schritt für Schritt vorarbeiten. Bezogen auf die Klangvorstellung wird das bedeuten, dass zunächst die einstimmige Vorstellung (eventuell unterteilt in Rhythmik und Tonhöhe), dann die zweistimmige, später die dreistimmige und in einem anderen Schritt das innere Hören von Akkorden geschult wird. Erst wenn kein deutlicher Fortschritt mehr erzielt werden kann, wird ein anderes Ziel ebenso konsequent verfolgt, nicht ohne das auf dem ersten Gebiet Erreichte immer wieder anzuwenden. Auch das nächste Thema braucht Zeit und Geduld. Wenn Sie zu vieles auf einmal verbessern wollen, werden Sie kaum erfolgreich sein. Überlegen Sie, was Ihnen am wichtigsten ist.

Wenn Ihre Formulierungen eher lauten „*Eigentlich würde ich gern, aber ...*" überlegen Sie, ob Sie dieses *Aber* nicht ausräumen können. Manche Menschen richten sich dieses *Aber* selbst ein: Trotz wichtiger Auftritte wird der Terminkalender vollgepackt und die Entschuldigung für mangelhafte Vorbereitung lautet dann „*Ich hatte ja viel üben wollen, aber ich hatte beim besten Willen keine Zeit dazu.*" Durch dieses Verhalten bleibt nicht nur die Anstrengung konsequenten Übens erspart, sondern man hat gleich noch eine Entschuldigung vor sich selbst und den anderen, wenn beim Konzert manches daneben geht.

Der (Wieder-) Einstieg ins Konzertleben

Haben Sie das Ziel, vor Publikum zu spielen, aber trauen Sie es sich bislang nicht? Wenn Sie damit beginnen wollen, fangen Sie am besten klein an, denn zu hoch gesteckte Ziele werden normalerweise entweder gar nicht ernsthaft in Angriff genommen oder führen zu Misserfolgen. Nutzen Sie den Geburtstag eines Familienangehörigen oder eines vertrauten Freundes für ein kleines Ständchen. Leicht und nicht zu lang sollte das Programm sein und nicht mit der Einstellung gespielt werden, gleich beim ersten Mal Ihre Meisterschaft beweisen zu wollen. Das hat noch Zeit und sollte für spätere Gelegenheiten aufbewahrt werden. Freude soll es machen, Ihnen und dem Beschenkten. Vielleicht gibt es auch die Gelegenheit, dieses Debüt zu zweit oder in einem kleinen Ensemble zu bestreiten. Dies vermindert meist die Angst, zumindest wenn die Mitspieler nicht wesentlich besser spielen als Sie und Sie nicht das Gefühl haben, den anderen Musikern Ihr Können beweisen zu müssen. Beim Musizieren sind Sie dann nicht allein im Brennpunkt des Interesses und auch die Verantwortung verteilt sich auf mehrere Schultern.

Wenn Ihnen auch das Ständchen noch eine zu große Herausforderung ist, wird ein Weihnachtslied am Heiligen Abend sicher keine Überforderung sein. Es schadet nicht, wenn Sie so bescheiden anfangen. Wie Sie Ihren (Wieder-) Eintritt in das Konzertleben auch gestalten, muten Sie sich nicht zuviel zu, solange Sie Ihre Fähigkeiten noch nicht genügend einschätzen können, wenn Sie den dauerhaften Rückzug ins stille Kämmerlein vermeiden wollen. Versuchen Sie nicht gleich, ein ganzes abendfüllendes Konzertprogramm allein zu bestreiten und seien Sie nicht enttäuscht, wenn Sie auch ein kurzes Programm nicht fehlerlos über die Bühne bringen. Häufig sind die ersten Minuten am schwierigsten und die kosten Sie auch bei einem kurzen Programm voll aus.

Wenn Sie wissen, dass Sie ein gutes Durchhaltevermögen haben, Sie Ihre Leistungsfähigkeit und voraussichtliche Aufregung einigermaßen einschätzen können und die Stücke Sie mit Sicherheit nicht überfordern, ist ein längeres Programm wahrscheinlich befriedigender: Sie haben damit mehr Gelegenheit, sich an die Situation zu gewöhnen und längere Teile so darzubieten, wie Sie es sich wünschen.

Sollten Ihre ersten Versuche dann nicht so gut verlaufen, wie Sie es von sich erwarten, geben Sie nicht gleich auf. Auch als Erwachsener können Sie noch eine zunehmende Routine erwerben und auch auf Ihrem Instrument noch eine Menge dazulernen. Eine individuelle, unverrückbare Grenze für das erreichbare Niveau gibt es wahrscheinlich auch für Erwachsene nicht.

Was ist nun der Schlüssel zum Erfolg? Ein 19jähriger Bundesteilnehmer von „Jugend musiziert" drückt es so aus:

> *Viel Üben, verbissen sein, selbstbewusst dastehen, an sich selbst glauben, auch Misserfolge wegstecken können. Die kommen immer wieder, jeder hat seine Krisen und Misserfolgserlebnisse.*

Stichwortregister